心不全の緩和ケア

心不全患者の人生に寄り添う医療

編 集

大石醒悟 兵庫県立姫路循環器病センター
高田弥寿子 国立循環器病研究センター
竹原 歩 兵庫県立姫路循環器病センター
平原佐斗司 梶原診療所在宅サポートセンター

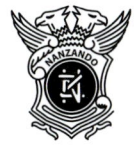

南山堂

■ 執筆者一覧 ■

編　集

大石　醒悟	兵庫県立姫路循環器病センター　循環器内科　医長
高田弥寿子	国立循環器病研究センター　看護部　副看護師長／急性・重症患者看護専門看護師
竹原　　歩	兵庫県立姫路循環器病センター　リエゾン精神看護専門看護師
平原佐斗司	東京ふれあい医療生活協同組合梶原診療所　在宅サポートセンター長／病棟医長

執　筆（執筆順）

横山　広行	横山内科循環器科医院　院長／国立循環器病研究センター　客員部長
平原佐斗司	東京ふれあい医療生活協同組合梶原診療所　在宅サポートセンター長／病棟医長
大石　　愛	東京慈恵会医科大学　臨床疫学研究部
佐藤　幸人	兵庫県立尼崎病院　循環器内科　部長
大石　醒悟	兵庫県立姫路循環器病センター　循環器内科　医長
高田弥寿子	国立循環器病研究センター　看護部　副看護師長／急性・重症患者看護専門看護師
竹原　　歩	兵庫県立姫路循環器病センター　リエゾン精神看護専門看護師
伊藤　弘人	国立精神・神経医療研究センター精神保健研究所　社会精神保健研究部　部長
稲垣（能芝）範子	大阪大学医学部附属病院　集中治療部　急性・重症患者看護専門看護師
藤田　　愛	北須磨訪問看護・リハビリセンター　所長／慢性疾患看護専門看護師／訪問看護師
弓野　　大	ゆみのハートクリニック　院長
仲村　直子	神戸市立医療センター中央市民病院　慢性疾患看護専門看護師
山部さおり	三菱京都病院　慢性心不全看護認定看護師
浅井　　篤	東北大学大学院医学系研究科医療倫理学分野　教授

■ 刊行によせて ■

心不全の緩和医療における本書への期待

　難治性心不全に対する治療の進歩は目覚ましい．移植医療や人工心臓をはじめとする補助循環の導入で，これまで致命的であった症例が救命可能となり，さらには植え込み型の補助人工心臓が使用可能となり，移植適応症例が植え込み後に在宅で待機できるようになった．その装置を移植適応でない末期心不全例に使用する destination 治療が欧米で実施され，今後本邦でも対応が求められることが予想される．また，高齢化に伴い手術不能の大動脈弁狭窄が増加しているが，そのような症例に経カテーテル大動脈弁植え込み術が実施されている．そして，このような新しい治療法の適用について，エビデンスの紹介やガイドラインにおける勧告がなされている．しかし，これらの治療法が適応とならない末期患者への対応や，あるいは治療を開始したが効果が期待できない状態となった場合の中断条件などについては，ほとんど検討がなされず，適切な解説書もないのが現状である．

　心不全は慢性に経過し，増悪と緩解により入退院を繰り返すようになる．専門医による治療と同時に，高度医療の適応も含めた今後の治療手段の適応決定の方法や限界，今後の見通し，治療にもかかわらず必ず迎える終末期のことを説明できるタイミングを見極める必要がある．そのためにはチーム医療によるサポーティブケア（支持療法）が必要であり，がんの緩和ケアとは異なる対応が必要である．これらは決して終末期のみの対応ではなく，心不全の早期から開始し，症状への対応や精神的支援，治療方法の選択支援などに関するチーム医療での取り組みが必要とされる．しかし，このタイミングを見極め，終末期の対応も含め伝えることは，医療者に熟練と精神的な強さが求められる．それには，支持療法が可能となるチームを作り上げることが必要となる．

　このチームには，薬物療法，自己管理の方法，支援体制の利用を促すために，多面的な職種が必要である．日本循環器学会ガイドラインで，「循環器疾患における末期医療の提言」(2010) において緩和ケアの必要性が提言され，それを受けて急性心不全治療ガイドラインの最終章では，緩和ケアが初めて取り上げられた．2013年のAHA心不全ガイドラインでは，心不全の入院患者と外来患者の診療手順を，初回評価から緩和ケアに至るまで包括し，セルフケアを含めた患者家族への教育，運動療法，うつ状態の評価を含めた社会心理学的な取り組み，長期ケアのための診療チームの構成，社会的・経済的な支援体制，緩和ケアなど患者本位のアウトカムについて，いっそう焦点が当てられている．

　本書は，心不全診療に対する支持療法の実践書であり，理解すべき病態や薬物，高度

治療にも触れられ，さらには心不全に対する緩和医療の具体的な取り組み，コミュニケーションの方法，精神的なケア，地域における心不全ケアでの病院と在宅医療との連携，必要とされる生命倫理の解説も含まれ，心不全の全人的な対応を求める医療者への道標になるものと期待される．

　循環器領域では，末期医療における患者家族を含めたチーム医療の必要性は高齢化とともに今後ますます高まっていく．課題の解決に向けて本書が役立つことを願っている．

静岡県立総合病院

野々木　宏

■ 刊行によせて ■

　本書は，心不全の緩和ケアについて体系的に扱った本邦初の成書であり，その内容は緩和ケアの概念，倫理，心不全の病態と治療の基本，身体的苦痛と心理精神的苦痛の緩和，エンド・オブ・ライフケア，在宅ケア，家族ケアと多岐にわたり，緩和ケアに必要な知識と態度について広くカバーするものである．短期間に本書の編集・執筆にあたられた大石，高田，竹原，平原氏をはじめ諸先生方にまずは敬意を表したい．

　緩和ケアは，生命の危機に直面した患者と家族に対して，疾患と病期を問わず，苦痛の緩和とQOLの向上を目指して行われる．その主たる提供者は，緩和ケア専門家ではなく，心不全の緩和ケアについては，循環器内科医を中心とした内科医，診療所医師，そして看護師，薬剤師，ソーシャルワーカー，栄養士，リハビリテーションスタッフなどの一般医療福祉従事者が実践すべきものである．緩和ケアにおける専門性は，苦悩Sufferingへの対処と終末期ケアDeath and Dyingであるといわれており，生と死を見つめ，死にゆく人の生活をどう支えるかであると言い換えることもできよう．

　近年の政策により，がんの緩和ケアにおけるこの10年間の発展には目覚ましいものがあるが，がん以外の領域では大きな進歩は得られていないのが現状である．しかし，いま，まさにこれからが非がんの緩和ケアを考える10年であることを，私は確信している．本書が，その黎明になることを心から願うものである．

神戸大学大学院医学研究科　内科系講座
先端緩和医療学分野　特命教授
木澤　義之

■ 序 ■

　本書は本邦初の"心不全の緩和ケア"に特化したテキストである．"心不全の緩和ケア"という言葉を耳にすると，多くの方々は違和感を覚えるに違いない．事実，循環器領域では，移植医療や補助人工心臓などの先進医療により，これまで致死的であった重症症例が救命可能となり，今後も新たな治療の推進が求められている．一方で心不全は心血管疾患の末期像とされ，医療者，患者，家族を含めた周囲の人々は，その増悪，寛解を繰り返す経過に翻弄され，刀折れ矢尽きるまで闘い，患者は苦痛とともに人生を終え，医療者，家族にも精神的苦痛が残ることも多い．

　このような現状の中で，本書の主旨は副題である"心不全患者の人生に寄り添う医療"のあり方を提言することである．緩和ケアとは，生命を脅かす疾患に直面している患者とその家族に対して，疾患の早期より全人的苦痛（身体的苦痛，精神的苦痛，社会的苦痛，スピリチュアルな苦痛）に対処し，QOLを改善するためのアプローチであると定義されており，がん患者のみならず心不全患者にも享受されるべき医療である．

　前述の通り，心不全は増悪，寛解を繰り返す経過を辿るため正確な予後予測は困難であるが，適切な治療を行うとともに，医療者，患者，家族を含めた周囲の人々で経過を共有し，見直しを繰り返しながら末期に至るまで患者の意思決定を支え，全人的苦痛に対処することは可能であり，その過程が"心不全の緩和ケア"である．

　そのような観点から，1章で心不全における緩和ケアのニーズを，2章で適切な治療を提供するうえで知っておくべき病態，治療，予後についての既知を，3〜6章までに心不全患者の人生に寄り添うための具体的な方策を，7，9章では実臨床での取り組みを，8章は多職種連携の実践について，10章では医療者の精神的苦痛へのケアを，11章では倫理的問題についてそれぞれ取り上げた．さらに，心不全診療には在宅から病院まで連続した医療の提供が必須であるとの観点から，在宅から病院関係者まで各領域の専門家の先生方に執筆いただいた．他書に類をみない内容であり，忙しい中ご尽力いただいた諸先生方への感謝の念に堪えない．

　本書は臨床での実践知を含んでいる一方で，我々が正しいであろうと考えているが十分にコンセンサスの得られていない内容も含まれており，未完成で今後修正が必要であることは論を待たない．今後，本書が多くの方々に利用され，批判されることにより，版を重ねるとともにさらに充実した実践書となることを期待したい．

　最後に，本書の発行に際し，南山堂編集部 橘 理恵氏，佃 和雅子氏には貴重な機会をいただき，さらに辛抱強く編集いただいたことを心から感謝申し上げる．

2014年5月

大石　醒悟
高田弥寿子
竹原　歩
平原佐斗司

目 次

第1章 心不全における緩和ケアのニーズ　1

A．循環器内科医の視点から　横山広行　1
1. 本邦の心不全末期患者の現状と問題点―症例から―　2
2. 心不全の末期状態　3
3. 心不全の緩和ケアを導入するにあたり医療従事者が考慮すべきこと　5
4. 心不全の緩和ケアにおける生命倫理的検討　7
5. 末期医療における心不全緩和ケアと積極的診療の関係　7

B．緩和ケア全体および在宅医療の視点から　平原佐斗司　9
1. 緩和ケアの概念　9
2. 非がん疾患の緩和ケアの世界的な動向　10
3. 本邦の死亡統計からみた心疾患　12
4. 在宅医療と心不全　14
5. 非がん疾患の終末期の軌跡と心不全の軌跡の特徴　15
6. 苦痛，症状からみた特徴　19
7. 終末期の軌跡学と意思決定支援　21

C．心不全の病みの軌跡 illness trajectory と緩和ケアニーズ　大石　愛　23
1. Illness trajectory　病みの軌跡とは　24
2. 心不全の病みの軌跡　24
3. その他の患者のニーズとギャップ　26

第2章 心不全症候群の病態・治療・経過と予後　31

A．病　態　佐藤幸人　31
1. 心不全の原因と悪化因子　31
2. 心不全の疫学　31
3. 心不全のステージ分類と早期からの投薬の必要性　32
4. 収縮機能障害と拡張機能障害　33
5. 神経体液因子説　33
6. 心筋リモデリング　38
7. 心不全の症状　38
8. 末期心不全に認められる低栄養　40

目次

- B．慢性心不全の治療 .... 佐藤幸人　40
  - 1. 左室収縮機能低下に対する治療　41
  - 2. うっ血に対する治療　45
  - 3. 合併する冠動脈疾患に対する治療　46
  - 4. 合併する心房細動に対する治療　46
  - 5. リスク管理　46
  - 6. 心不全疾病管理プログラム　47
  - 7. その他　47
- C．経過と予後 .... 大石醒悟　51
  - 1. 経　過　51
  - 2. 予　後　52
  - 3. 予後予測因子　53
  - 4. 予後予測スコア　57
  - 5. 予後予測のタイミングと意義　60

第3章　末期心不全の症状緩和　63

- A．症状評価 .... 大石醒悟／高田弥寿子　63
  - 1. 症状評価総論　63
  - 2. 症状評価各論　67
- B．非薬物療法 .... 高田弥寿子　73
  - 1. 呼吸困難時の非薬物療法　73
  - 2. 疼痛時の非薬物療法　76
  - 3. 和温療法　78
- C．薬物療法 .... 大石醒悟　79
  - 1. 薬物療法の留意点　79
  - 2. 症状緩和のための治療選択肢　80

第4章　末期心不全における支持療法（サポーティブケア）　竹原　歩／伊藤弘人　91

- A．支持療法（サポーティブケア）とは 91
- B．全人的苦痛（トータルペイン） 91
- C．精神的苦痛 93
  - 1. 精神的苦痛と精神・心理的支援　93

        2. 不　眠　94
        3. せん妄　96
        4. 認知症　100
        5. 抑うつ　102
        6. 循環器医療と精神科医療の地域連携　106
    D．社会的苦痛（ソーシャルペイン） ·· 107
        1. 心不全患者の社会的苦痛と相談窓口　107
        2. 心不全患者が利用できる制度　108
        3. ピアサポートとしての患者会　109
    E．霊的苦痛（スピリチュアルペイン） ··· 109
        1. 霊的苦痛とは　109
        2. 霊的ケア　110

第5章　心不全診療におけるコミュニケーション　　能芝範子　113

    A．心不全における病期の共有の必要性と意義 ·· 113
        1. 心不全のステージ分類　114
        2. 病期の共有の必要性と包括的ケアの考え方　115
        3. 二項対立 Hope for the best and prepare for the worst　117
    B．アドバンス・ケア・プランニングの概念 ··· 118
        1. アドバンス・ケア・プランニングとは　118
        2. 心不全患者にとってのアドバンス・ケア・プランニング　119
    C．心不全の包括ケアで必要となるコミュニケーション技術 ·· 120
        1. ask-tell-ask アプローチ　120
        2. 悪い知らせの伝え方とタイミング　121
        3. 意思決定支援の形 Shared Decision Making　122
    D．重要な局面における意思決定支援のあり方 ·· 123
        1. 年一回の心不全レビュー　123
        2. 病態の変化に対応した話し合い　124
        3. エンド・オブ・ライフケア・プランニング　127

第6章　心不全で死にゆく患者・家族のケア　　高田弥寿子　131

    A．死にゆく心不全患者の苦痛緩和 ·· 132

1. 苦痛緩和と包括的アプローチの意義　132
　　　2. 終末期患者の症状評価と症状マネージメントのアプローチのあり方　133
　　　3. 終末期の主要症状のマネージメント　133
　B．心不全末期・終末期における意思決定支援 ……………………………………………… 135
　　　1. 意思決定の観点からみた心不全　135
　　　2. 心不全における意思決定の望ましいあり方　135
　　　3. 心不全末期・終末期における選択肢と意思決定支援の留意点　136
　　　4. 意思決定支援のポイント　138
　C．死にゆく患者・家族に対するグリーフケア ……………………………………………… 139
　　　1. グリーフケアとは　139
　　　2. 悲嘆のプロセス　140
　　　3. 終末期におけるグリーフケア　141
　　　4. 臨終時のグリーフケア　142
　　　5. 死別後のグリーフケア　142
　D．看取りのパス　Liverpool Care Pathway（LCP）………………………………………… 143
　　　1. 死期の診断（LCP 使用基準）　143
　　　2. 鍵となる 3 つのセクションの概要　144

第 7 章　在宅における心不全緩和ケア　147

　A．総　論 ……………………………………………………………………… 平原佐斗司　147
　　　1. 在宅療養者における心不全の頻度　147
　　　2. 在宅療養者の心不全の特徴　148
　　　3. 在宅末期心不全の緩和ケアの特徴　149
　　　4. 在宅における末期心不全患者の合併症と死因　149
　　　5. 在宅末期心不全患者の終末期の軌跡　150
　　　6. 在宅における心不全の評価　151
　　　7. 在宅末期心不全患者の苦痛　152
　　　8. 在宅における末期心不全の治療と緩和ケア　152
　B．看護の立場から …………………………………………………………………… 藤田　愛　154
　　　1. 心不全患者の経過と各期における看護の視点　154
　　　2. 心不全患者の緩和ケアにおける訪問看護師の役割　154
　　　3. 訪問看護アセスメント・計画シートの作成と試行　159
　　　4. 心不全患者の緩和ケアの実際　159

C．循環器専門医の立場から―重症心不全患者の在宅管理― ………………… 弓野　大　169
　　1. 心不全在宅管理の役割　169
　　2. 心不全在宅管理を行うにあたり　170
　　3. 在宅医療での症状緩和　172
　　4. 重症心不全の在宅管理の実際　176
　　5. 今後の課題　179

第8章　心不全診療における多職種連携　　　　　　　　　　　　佐藤幸人　181

A．心不全の多職種連携とは …………………………………………………………………… 181
B．多職種連携に必要な準備 …………………………………………………………………… 182
　　1. 手帳作成　183
　　2. 多職種カンファレンス　186
　　3. 簡単な症状指標の設定　186
　　4. 簡単な検査項目の設定　186
C．多職種連携で行うこと ……………………………………………………………………… 188
　　1. ガイドライン推奨治療法の徹底　188
　　2. 基本的な日常生活指導，塩分，水分制限　188
　　3. 心臓リハビリ　189
　　4. 入退院回避の工夫　189
　　5. 低栄養への注意　190
　　6. 終末期医療　190
D．多職種連携の実践 …………………………………………………………………………… 190
　　1. 入院中と退院後をつなぐ院内連携　190
　　2. 院外連携の強化　191

第9章　症例から学ぶ緩和ケア実践の流れ　　　　　　　　　　　仲村直子　193

A．緩和ケアを難しくする心不全診療の問題 ………………………………………………… 193
B．症例紹介 ……………………………………………………………………………………… 195
　　1. エンド・オブ・ライフ・ケアのディスカッションの導入（心不全入院 6 回／年頃）　195
　　2. 最大限の心不全治療（僧帽弁形成術）の検討　197
　　3. 最期の場の検討（手術から 6 か月後）　198
　　4. 本当の意味での QOL を再検討（持続点滴をした在宅での生活の光と影）　199

5. 緩和ケアのタイミングの検討（最期の看取り）　200
　C．最大限の心不全管理の中で行う緩和ケア 202

第 10 章　緩和ケアに携わる医療者のこころのケア　　山部さおり　205

　A．医療者のストレス 205
　　　1. 患者との関わり　206
　　　2. 家族との関わり　206
　　　3. 看取り　206
　　　4. 医師と看護師の関わり　207
　　　5. 看護師間の関わり　207
　　　6. 他職種との関わり　207
　　　7. ケアの環境　207
　　　8. 看護師自身の問題　207
　B．バーンアウト 208
　　　1. 症　状　208
　　　2. 生じる問題点　208
　C．バーンアウトの対策 209
　D．援助者の支え 210

第 11 章　緩和ケアに関連する倫理的問題　　浅井　篤　213

　A．疾患の悪性・非悪性で倫理的アプローチは変わらない 213
　B．終末期における意思決定を困難にしている要因と混乱 215
　C．医療倫理総論 216
　D．終末期と日本文化 219
　E．緩和的鎮静の倫理原則とまとめ 221

　　　索　引　225

第1章
心不全における緩和ケアのニーズ

A．循環器内科医の視点から

はじめに

　心不全に対する新しい治療法が開発され，人工心臓をはじめ補助循環装置や心臓移植医療が導入されたことにより，これまでは致命的であった症例が，治療できる可能性が高まり，末期医療における選択が広がった．一方で，心不全末期状態の患者に対する積極的補助循環治療を開始するかしないか，いかなる状況で侵襲的治療を中断するかの決定には，より高度な医学的・倫理的判断が求められるようになった．末期医療はがん治療において発展した歴史があり，がん患者の疼痛・精神的負担に対する緩和ケアが中心であったが，これからは循環器内科医が心不全末期医療に関わる時代になった．しかし，進行した心不全は多くの随伴する身体的・社会的，心理学的・精神問題を含む複雑な症候群であり，また，心不全末期医療に対する取り組み方は医療制度，心臓移植治療の状況，文化的背景に影響されるため，緩和ケアの介入時期，方法，倫理的問題は多くの課題を抱えている．

　心不全の緩和ケアには，心不全の治療体系に則り，時代に即した医学的・社会的コンセンサスに基づいた判断が必要である．欧米では米国心臓病協会などの循環器関連学会が心不全の末期医療に関するガイドラインを発表[1~3]し，非がん患者としての心不全患者に対する緩和ケアの考えが定着しつつあり，急性心不全の成書に，必ず末期医療に関する解説がまとめられている．しかし，心不全に対する緩和ケアの先進国である欧米においても，実際に緩和ケアを享受している症例は限られており，その理由として心不全の予後予測が困難であること[4]，心不全末期医療に関する正確な情報を共有するためのコミュニケーションを取ることの難しさ[5]が挙げられている．

1. 本邦の心不全末期患者の現状と問題点—症例から—

そこで，はじめに具体例を提示し，本邦における心不全末期患者に対する緩和ケアの現状と問題点について紹介する．

慢性心房細動と中等度の大動脈弁狭窄症（最大圧格差 35 mmHg），中等度 CKD による慢性心不全により，入退院を繰り返す症例である．脳梗塞既往歴・運動障害はなく，改訂長谷川式簡易知能評価スケール（HDS-R）は 22 点の境界型であり，家族が隣接した敷地に住むが独居で，身の回りのことは自分で行い昼食と夕食は減塩の宅配弁当を利用し，開業医の循環器科には，自ら電動自転車で来院する 90 歳代の男性である．

この男性が心不全増悪により二次病院に入院した際，退院時には，患者，患者家族，入院主治医，入院病棟看護師，訪問看護ステーションのスタッフ，外来診療を担当する開業医らによる多職種カンファレンスが行われ，入院中の治療内容，退院後の投薬を含む治療方針，生活上の注意点などが確認された．退院 2 日後に訪問看護ステーションスタッフと開業医が患者宅を訪問し，服薬状況，食事，生活環境を観察すると，服薬は不規則で，すでに怠薬による余薬を認めたため，患者と患者家族に服薬指導を再度実施した．しかし退院 5 日目には，開業医が訪問看護師から，下腿浮腫出現との連絡をうけ自宅訪問すると，服薬管理は不十分で余薬を認めた．また，減塩宅配弁当への多量の醤油添加による過剰塩分摂取が判明した．翌日，診療所における診察では，顔面・下腿浮腫に加え，胸部レントゲンで軽度の肺うっ血を認め，血清 BNP 値は 198 mg/dL に上昇していた．フロセミド（ラシックス®）20 mg を静脈内注射したが，受診 2 日後に浮腫継続を訴え自ら診療所を再受診したため，再度フロセミド 20 mg を静脈内注射した．塩分制限の重要性を繰り返し説明し，服薬回数は 2 回に減じることで服薬忘れに対応し，家族に怠薬がないことの見守りを依頼した．その後，訪問看護師による観察と開業医への定期的連絡，薬剤師の訪問服薬指導，介護職の介入，家族の見守りにより，患者の生活の質が保持され，再入院が抑えられている．

本症例は，慢性心不全により入退院を繰り返しているが，心不全症状が増悪すると自ら医療機関を受診し診療に積極的で，100 歳になり表彰されることを生きがいにしている超高齢者である．多職種の介入による適切な服薬と塩分制限の実施により，うっ血は一時的にコントロールされているが，このように治療に積極的であるが心不全末期のために入退院を繰り返す症例に対して，予測される予後と緩和ケアについて，患者にいつ・どのように説明するか，さらに急変した場合の事前指示についてどのように患者に相談するかは医療従事者にとってストレスフルな作業である．特に，本症例のように介護度が要支援レベルであるが，訪問診療を検討すべき症例では，末期心不全の緩和ケアとしてきめ細かい診療を行うための診療方針の選択に難渋することが多い．

本書では各項において末期心不全の症状緩和，支持療法，末期心不全における患者・家族とのコミュニケーション，患者・家族の精神的ケア，本邦における在宅での心不全

A. ● 循環器内科医の視点から

緩和ケアについて専門家が解説するため，本項においては末期心不全の背景と本邦における現状を提示しながら，心不全患者の末期医療，緩和ケアの必要性と問題点についてガイドライン[1~3)]にも触れながら概説する．

2. 心不全の末期状態

a. 心不全における末期状態と終末期の違い

心不全の緩和ケアを考えるうえで，初めに心不全の末期状態と終末期の違いを正確に理解することが必要である．心不全の末期状態 end-stage とは，最大限の薬物療法を実施していてもなお治療に難渋している状態であり，補助人工心臓装着 Ventricular Assist System（VAS）や心臓移植治療を含めた先進的治療を検討する余地が残されている．末期状態と生活の活動範囲の制限は必ずしも一致するものではないが，欧米では心不全による末期状態にあると判断されると，患者本人や家族に対して，これから起こる病気の状態や，ホスピスを含めた選択し得る治療方法について説明することが推奨されている．欧米では"アドバンス・ディレクティブ"といわれる，終末期における蘇生処置の希望において，患者の意思を尊重するための事前指示書が法的に認められ，心不全の末期状態を対象としたホスピスが存在しているという背景のもとで，「末期状態において，医師は患者に対して病態を説明する必要があり，義務がある」ということがガイドラインに定められている．しかし，本邦では循環器疾患患者を対象としたホスピス，尊厳死の選択肢はなく，文化的・社会的背景に違いがあるため，欧米のガイドラインの内容はそのまま当てはめることはできず，本邦の医療制度・社会情勢のなかで選択肢を検討することが必要である[6)]．

末期状態と終末期の疾病による違いを，病状の進行様式と患者の肉体的・精神的活動性で示した概念図を示す[7)]．突然死（図1-1A）では，通常の日常生活から突然亡くなるため，病院収容前後の限られた時間が終末期であり，末期も同一時期である．緩和ケアの先駆的領域であるがん（図1-1B）では，徐々に病態が進行するため，活動性がなだらかに下り坂になる時期が末期状態で，緩和ケアの介入時期であり，多くの患者・患者家族は最後に安らかな終末期をむかえることを希望する．認知症や老衰の場合（図1-1D）は，徐々に病態が悪化するため，症状が出現した時期が末期状態であり，最後に病態が悪化し終末期となる．一方，心不全の場合は，図1-1Cに示すように，症状の増悪と緩解，入退院を繰り返して徐々に病態が悪化するため，初めて症状が顕在化し入院加療が必要になり，肉体的・精神的活動性が落ち始めた時期を末期と捉えることができる．心不全における終末期は，繰り返す病像の悪化の末に，急激な症状増悪から死が間近に迫った状態であり，治療の可能性のない状態を「終末状態 end-of-life」と定義する．

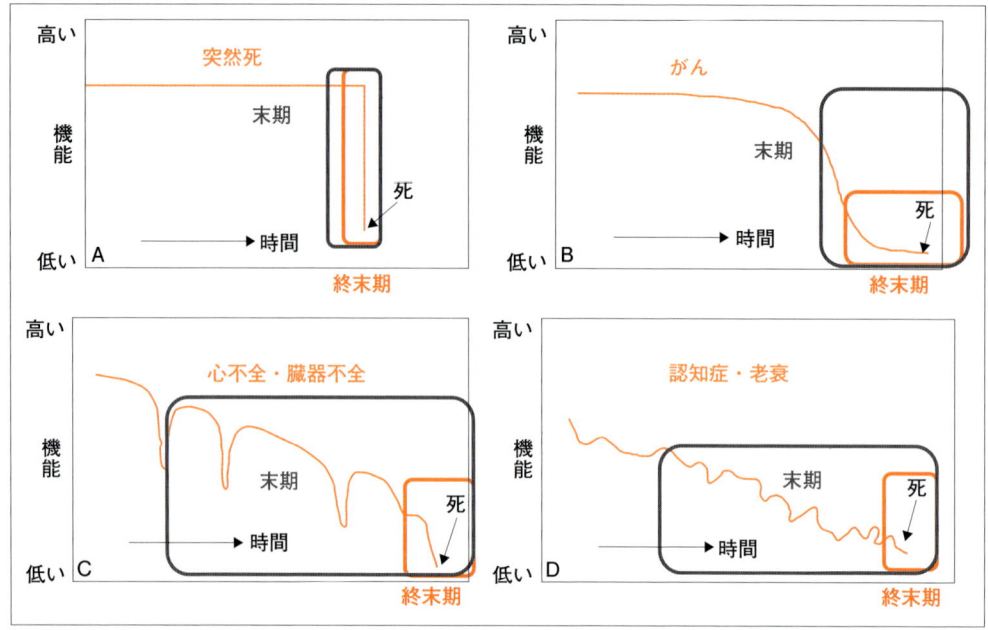

図1-1 病態別にみた末期状態から終末期までの病気の進行様式

(Martinez-Selles M, Vidán MT, López-Palop R, et al：End-stage heart disease in the elderly. Rev Esp Cardiol, 62（4）：409-421, 2009)

b. 心不全における進行様式と病態の変化の特徴

　心不全では，急激に病態が増悪して身体活動が著しく低下し入院するが，積極的治療により退院時にはある程度病態が回復し，自覚症状が軽快する．しかし入退院を繰り返すたびに徐々に身体活動能力は低下することが多い（図1-2）[8]．心不全の末期状態 end-stageでは，人工呼吸器管理や血液浄化装置，IABP（Intra-Aortic Balloon Pump），PCPS（Percutaneous Cardio Pulmonary Support），ペースメーカー植え込み，ICDなどの高度な侵襲的治療が検討され，大きな特徴は，VAS装着や心臓移植治療が可能な場合には，末期になってからでも劇的に状況が回復し得ることである．すなわち，心不全の末期医療に携わる循環器専門医は心臓移植やPCPSの適応と問題点を理解し，必要に応じて高度医療を選択し，専門施設に紹介できる能力が求められている．

c. 心不全末期の定義

　心不全末期患者の確定診断には，心不全に対する適切な治療を実施していることが原則である[3]．病気の末期にすべての選択可能な適切な治療を検討したうえで，初めて末期心不全が確定する[3]．心不全の末期であることの条件を列挙すると，

①心不全に対してすべての適切な治療を実施している．
②器質的心機能障害により，適切な治療にも関わらず，慢性的にNYHA Ⅳ度の症状を訴え，頻回または持続的点滴薬物療法を必要とする．

A. ● 循環器内科医の視点から

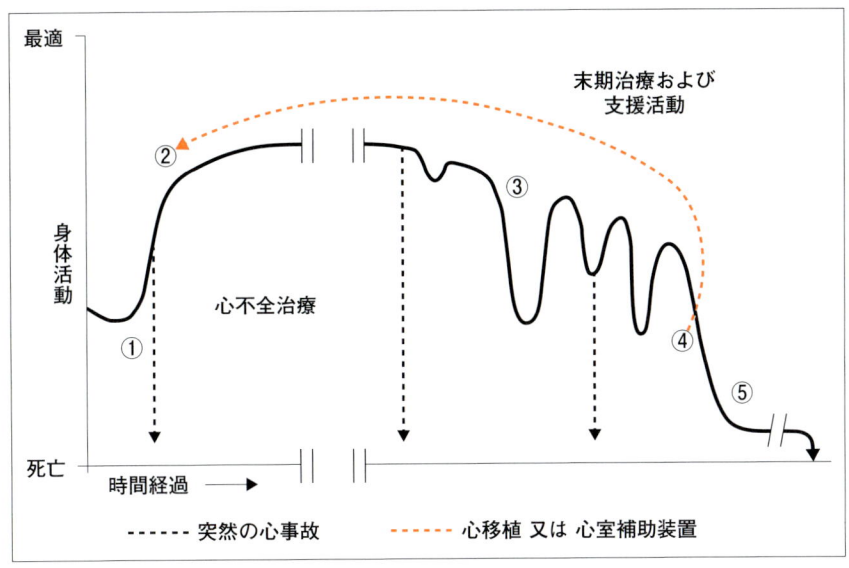

図 1-2　包括的な心不全治療に関する概要

① 心不全の初期症状が出現，心不全治療を開始する時期
② 初期薬物治療，機械的補助循環や心移植により小康状態が継続する時期
③ さまざまな程度に身体機能が低下する時期，断続的に心不全は増悪する
④ ステージD心不全，難治性の症状を伴い，身体機能が制限される時期
⑤ 終末期

(Goodlin SJ：Palliative care in congestive heart failure. J Am Coll Cardiol, 54（5）：386-396, 2009. より引用改変)

　③6か月に1回以上の入院歴があり，左室駆出率＜20％の低心機能など低心機能の基準と，具体的病歴を満たしている．

　④終末期が近いと判断される．

などが基準として挙げられる．

3. 心不全の緩和ケアを導入するにあたり医療従事者が考慮すべきこと

　心不全末期患者に緩和ケアを導入する場合，患者および患者家族の支援体制を確立することが重要である．NYHA Ⅲ度の末期状態では，生存期間の延長と症状軽減を目標として，患者および患者家族・介護者を教育するとともに，自己管理を行うための支援を行う．欧米ではこの時期に患者と患者家族に，末期心不全の病名と病因を正確に伝え，治療および予後について説明する．診療にあたる医療従事者が心不全症候群の経過と予後を理解することが大切である．NYHA Ⅲ～Ⅳ度に進行すると入退院を繰り返すため，循環器専門医による積極的な心不全治療と同時進行で，心不全に対する緩和ケアとほかの支持療法について説明を行うことが推奨されている．心不全に対する緩和ケア介入の時期は，本邦においてもNYHA Ⅲ～Ⅳ度で入退院を繰り返すこの時期であろう．緩和ケアの導入により，末期心不全患者にとっての治療目標は生活の質を保持することに移行していき，最終的には終末期として，患者と患者家族の精神的情緒的支援を行う

表 1-1 心不全の予後と支援計画に関して，患者とコミュニケーションを取るためのガイドライン

評　価	患者に自分の病気の状態についてどのように理解しているか尋ねる．
予　後	予後が不確実なことは，進行した心疾患の意味を伝えられない理由にならないと認識すべきである．
準　備	患者に起こりうることに対する精神的準備をさせる． 予測されるおおよその時間（数か月・数年）を示す． 予測される筋書きついて話す．
選　択	使用されている ICD・CRT・VAS の停止を話し合う． 医療支援の代理，慢性的脳障害時の目標，心肺蘇生，人工呼吸，ケアの場所について話し合う．
最悪時に対する計画	順次生じてくる経済的・精神的問題を示す． 緩和ケア・自宅ケア・ホスピスなど，社会・家族の支援を集約する手助けをする．

(Hunt SA, Abraham WT, Chin MH, et al.: 2009 focused update incorporated into the ACC/AHA 2005 Guidelines for the Diagnosis and Management of Heart Failure in Adults: a report of the American College of Cardiology Foundation/American Heart Association Task Force on Practice Guidelines: developed in collaboration with the International Society for Heart and Lung Transplantation. Circulation, 119 (14): e391-479, 2009 より作成)

ことが支持療法の主体になる．支持療法には，服薬の自己管理を的確に実施するための薬剤師，看護師を含めた支援体制，精神的・心理社会的ニーズに対する支援体制を適切に利用するための多面的チームによる支援があり，支持療法を行うには身体的，神経学的，社会的，精神的評価を頻回に繰り返すことが必要である[3]．

　AHA ガイドラインには末期心不全の患者管理において，患者とコミュニケーションをとるために考慮すべき項目が提唱されている（**表 1-1**）[2]．末期心不全の病態と進行は均一ではなく，典型的心不全末期状態であっても，患者自身が自らの病状を正確に理解し，的確に予後を予測することは困難なことがしばしばある[7]．NYHA Ⅳ度の 1 年生存率は約 40～50％[9] と報告され，大部分の末期患者は心不全により死亡するが，実際には，欧米においても患者や患者家族は心不全と診断された時点，または亡くなる 1 年以内に予後について説明されていないことが多く[7]，自分の状況を現実の病状より重症度が軽いと評価するため，実際より予後を良好であると考えることが多い[2,10]．また，心不全末期患者は，外来診察時には 23％の患者が急変時に蘇生を希望しないと答えるが，入院してから再度意志確認すると，40％の患者は心変わりすることが報告されている[2]．

　心不全の末期治療における緩和ケアとして，継続的に患者・患者家族に対して機能的予後と生命予後について説明することが必要である[9]．そのためには末期心不全患者と患者家族に対しては，たとえ悪い情報 bad news であっても最新の情報を的確に説明することが必要である．実際には悪い情報を説明することは大変困難なことも多く，医療従事者にとって大きなストレスである．

　一つの方法として，初めに患者や患者家族に現在の状況をどのように理解しているかをたずね，もし誤解があるなら訂正し，それから悪い情報を伝えたうえで，再度患者と患者家族に質問があるかを尋ねることが勧められている．この Ask-tell-ask の手順をとり，説明には単純で素直な言語と端的な表現を用い，婉曲的な表現や統計データの羅列を避けることが大切である[8]．

4. 心不全の緩和ケアにおける生命倫理的検討

　心不全の緩和ケアにおいて，生命倫理的検討は大変重要なテーマである．日本集中治療医学会による「集中治療における重症患者の末期医療のあり方についての勧告」では，倫理的に適正な判断と手続きを取ることの必要性が強く勧告され，重症患者の終末期状態での治療の進め方について提言が示されている．終末期状態であることの判断は，担当医が終末期状態であると推定した場合，患者や患者家族の意思を把握した段階で，施設内での合意を得るべきであると勧告されている．透明性・公平性を高める方策として，複数の医師が患者本人と患者家族の意思を確認すること，終末期状態の判断について施設内の公式な症例検討会などに付議すること，診療録に経過を記載することが不可欠な要件であると勧告されている．

　生命倫理に関する施設における検討方法として，国立循環器病研究センターでは，2006年から倫理的アドバイザーシステムとして病院内のすべての重症例に対する多職種による重症例検討制度を実施している．死亡例の異状死届け出やモデル事業への届け出病院としての判断，終末期への診療方針決定に関する医学的倫理的妥当性の検討，臓器提供の可能性を確認することが目的であるが，心不全末期患者における緩和ケアとしての支援療法に関する検討も実施している．副院長と各部長を中心とした医師，医療安全管理者の看護師，事務職からなる多職種チームにより，症例発症ごとに担当医チームと病棟看護師長を交えた検討会を実施している．末期・終末期，および死亡例に対して月平均12例の検討を行い，担当診療チーム単独では判断が困難な末期医療にかかわる事象に対して，検討会により担当診療チームへの支援を行い，院内心停止事例の全例登録とあわせて重症例の全例把握システムを確立した[11]．重症例検討制度の内訳を検討すると，2008年の1年間で検討した146例中検討会後1日以内に死亡した症例は23％，1週以内は19％，生存退院は25％であり，末期あるいは終末期と判断した症例においても1/3の症例が長期生存しており，循環器疾患患者では終末期においても，死亡時期を予測することが困難であることが示唆されている．

5. 末期医療における心不全緩和ケアと積極的診療の関係

　重症疾患の末期状態に対する積極的診療と緩和ケアのバランスは，基礎疾患や医療制度により異なる．図1-3は末期医療における積極的診療と緩和ケア（終末期医療），死別に対するグリーフケアの概念を示している[12]．がん治療において米国では積極的治療が限界であると判断すると，ホスピスによる支援療法に移る（図1-3A）．英国では積極的診療と同時に緩和ケアを導入し，死別後の家族・介護者のグリーフケアも末期治療に含めている（図1-3B）．英国における高齢心不全患者の治療は，がん治療とは異なり，生命を延ばす積極的治療を行うと同時に，緩和ケアを導入し，最後まで積極的診療と緩

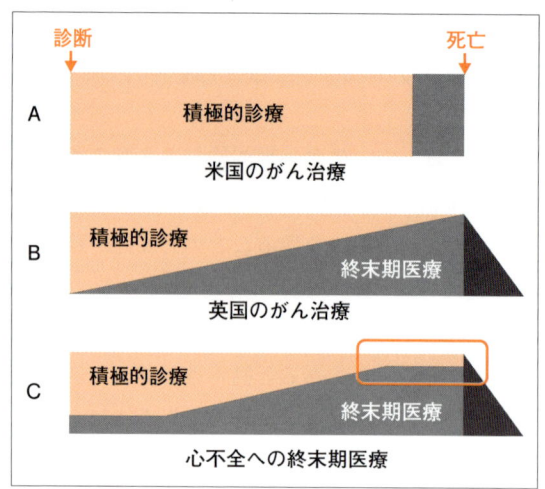

図 1-3 心不全治療の推移と緩和療法の役割

(Gibbs JS, McCoy AS, Gibbs LM, et al.：Living with and dying from heart failure: the role of palliative care. Heart, 88 Suppl 2：ii 36-39, 2002)

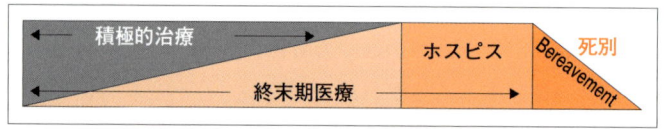

図 1-4 重症心不全治療における緩和療法

(Adler ED, Goldfinger JZ, Kalman J, et al.：Palliative care in the treatment of advanced heart failure. Circulation, 120（25）：2597-2606, 2009)

和ケアが同時に継続される（**図 1-3C**）．緩和ケアは症状や疼痛の抑制，QOL向上が含まれるが，末期心不全患者の治療には死別後の家族・介助者のメンタルケアも含まれることが多くなった[12]．米国では心不全末期に積極的治療と同時に緩和ケアの導入が提唱されているが[13]，最後はホスピスでの緩和ケアに移ることが多い（**図 1-4**）．末期心不全患者の治療において，積極的診療と緩和ケアのバランスについて，本邦ではこれから具体的方策を考えなくてはいけない時代である．

おわりに

末期医療における取り組み方は，各国の置かれた医療制度，医療環境，心臓移植実施状況に影響される．近年，本邦においても，再入院を繰り返す低心機能症例の重症心不全患者が増加している．心臓移植医療の変化により末期心不全に対する治療選択肢は増えたが，心不全末期状態の患者とより深く向き合うこと，緩和ケアに対するしっかりした知識を身につけることが求められている．本項が，本邦の現状を踏まえ，末期心不全に対する緩和ケア対応を的確に実施するための一助となることを切に願っている．

●文 献

1）Hunt SA, Abraham WT, Chin MH, et al.：ACC/AHA 2005 Guideline Update for the Diagnosis and Management of Chronic Heart Failure in the Adult: a report of the American College of Cardiology/American

Heart Association Task Force on Practice Guidelines (Writing Committee to Update the 2001 Guidelines for the Evaluation and Management of Heart Failure): developed in collaboration with the American College of Chest Physicians and the International Society for Heart and Lung Transplantation: endorsed by the Heart Rhythm Society. Circulation, 112 (12): e154-235, 2005.
2) Hunt SA, Abraham WT, Chin MH, et al.: 2009 focused update incorporated into the ACC/AHA 2005 Guidelines for the Diagnosis and Management of Heart Failure in Adults: a report of the American College of Cardiology Foundation/American Heart Association Task Force on Practice Guidelines: developed in collaboration with the International Society for Heart and Lung Transplantation. Circulation, 119 (14): e391-479, 2009.
3) Dickstein K, Cohen-Soral A, Filippatos G, et al.: ESC guidelines for the diagnosis and treatment of acute and chronic heart failure 2008: the Task Force for the diagnosis and treatment of acute and chronic heart failure 2008 of the European Society of Cardiology. Developed in collaboration with the Heart Failure Association of the ESC (HFA) and endorsed by the European Society of Intensive Care Medicine (ESICM). Eur J Heart Fail, 10 (10): 933-989, 2008.
4) Gadoud A, Jenkins SM, Hogg KJ: Palliative care for people with heart failure: summary of current evidence and future direction. Palliat Med, 27 (9): 822-828, 2013.
5) Lemond L, Allen LA: Palliative care and hospice in advanced heart failure. Prog Cardiovasc Dis, 54 (2): 168-178, 2011.
6) 日本循環器学会循環器病の診断と治療に関するガイドライン（2008 − 2009 年度合同研究班報告　班長　野々木宏　『循環器領域における末期医療に関する提言』. Circ. J, 2010.
7) Martinez-Selles M, Vidán MT, López-Palop R, et al.: End-stage heart disease in the elderly. Rev Esp Cardiol, 62 (4): 409-421, 2009.
8) Goodlin SJ: Palliative care in congestive heart failure. J Am Coll Cardiol, 54 (5): 386-396, 2009.
9) Pantilat SZ, Steimle AE: Palliative care for patients with heart failure. JAMA, 291 (20): 2476-2482, 2004.
10) Allen LA, Yager JE, Funk MJ, et al.: Discordance between patient-predicted and model-predicted life expectancy among ambulatory patients with heart failure. JAMA, 299 (21): 2533-2542, 2008.
11) 横山広行，野々木宏：院内心停止登録の意義：登録方法と米国 NRCPR との比較検討．医療安全．2009；6：26-28，2009.
12) Gibbs JS, McCoy AS, Gibbs LM, et al.: Living with and dying from heart failure: the role of palliative care. Heart, 88 Suppl 2: ii 36-39, 2002.
13) Adler ED, Goldfinger JZ, Kalman J, et al.: Palliative care in the treatment of advanced heart failure. Circulation, 120 (25): 2597-2606, 2009.

［横山広行］

B．緩和ケア全体および在宅医療の視点から

1. 緩和ケアの概念

　WHO は，「緩和ケアとは，生命を脅かす疾患による問題に直面している患者とその家族に対して，痛みやその他の身体的問題，心理社会的問題，スピリチュアルな問題を早期に発見し，的確なアセスメントと対処（治療・処置）を行うことによって，苦しみを予防し，和らげることで，クオリティ・オブ・ライフを改善するアプローチである」（2002 年）と定義している．

　この定義には，緩和ケアの対象は患者とその家族であること，緩和ケアの目的は，患者と家族の QOL を高めることにあることが明確に述べられている．さらに，緩和ケア

は，がん患者にだけ提供されるものではなく，すべての「生命を脅かす疾患による問題に直面している患者と家族」に提供されるべきものであると述べられており，非がんも含むあらゆる疾患，そして，小児から高齢者まであらゆる世代に届けられるべき基本的ケアであることが謳われている．

また近年，緩和ケアは，特別なケアではなく，プライマリ・ケア・モデルが基本であると考えられるようになっている．すなわち，緩和ケアは，緩和ケア病棟という特殊な場所において，緩和ケアの専門家だけによって提供されるべきものではない．緩和ケアは，生活の場である在宅や地域を中心としつつも，急性期病院や施設などあらゆるセッティングで提供されるべきケアであると考えられている．緩和ケアは，それを求める人がいる限り，誰にでも，どこにでも届けられるべきものである．

今世紀に入り，緩和ケアの考え方は，発展的に広がりを見せている．英国の国会（下院）は，「緩和ケアは社会保障の重要な柱」として位置づけた「緩和ケア宣言書」を採択した（2004年）．また，ヨーロッパ緩和ケア協会は，「プラハ憲章」[1]の中で，「人権としての緩和ケア」を謳い，「政府は全ての人が緩和ケアにアクセスできるようにする義務がある」と述べている（2012年）．

もはや，緩和ケアは単に医療やケアの一つの領域を表す概念ではない．「苦悩から解放されることは人としての基本的権利」であり，必要な場所で患者中心の緩和ケアを受けられるように健康政策と社会保障政策を確立し，人々を苦悩から解放する施策の実行を促すことは国の責務だと考えらえるようになっている．

緩和ケアは，がん患者から非がん疾患患者も含めたあらゆる人に対象を広げ，そして緩和ケア病棟から，在宅，急性期，施設などあらゆるセッティングへと実践の場を広げてきている．このような過程の中で，緩和ケアの実践は多様化し，新たな課題を生み出している．我々は，緩和ケアの多様性を受け入れながら，新たな課題を一つひとつ丁寧に探究していかなくてはならない．本書のテーマである心不全の緩和ケアの確立も，このような重要な課題の一つであろう．

そして，このように緩和ケアの実践が多様化していく過程は，一方で緩和ケアが創設時の基本理念を堅持しつつ，「あらゆる人と場所に届けられる基本的ケア」という普遍的価値を構築し，「人権としての緩和ケア」というより大きな概念に発展していく過程でもあろう．

2. 非がん疾患の緩和ケアの世界的な動向

非がん疾患の緩和ケアの対象となる患者とは，「生命を脅かす疾患を患い，何らかの緩和ケアを必要とする患者のうち主たる疾患が悪性腫瘍でない患者」[2]のことを指す．

非がん疾患の緩和ケアが欧米で注目され始めたのは1990年代である．欧米では，さまざまな研究から，非がん疾患の終末期に緩和ケアの光が当たっていないことが明らかになった．

米国では，1995年に発表されたSUPPORT（The Study to Understand Prognoses and Preference for Outcomes and Risks of Treatment）研究[3]によって，がんだけでなく多くの非がん疾患患者が，病院で苦痛の中で最期をむかえていることが明らかになり，非がん疾患の緩和ケアの重要性が注目されるようになった．この研究でも，心不全を有する高齢者が，死亡する前の3日間に強い呼吸困難を63％に，高度の疼痛を41％に認めていることが報告されている．

米国のホスピスは，1982年から高齢者に対する公的医療保険メディケアからの給付が可能となり，現在では全死亡者の44％（2004年）という多数の国民がその恩恵を受けている．ホスピスケアを受ける患者の基礎疾患は，90年代はほとんどが末期がん患者であったが，非がん疾患の割合は徐々に増加し，2009年には60％が非がん疾患となった．心疾患は，2009年のホスピス利用者の11.5％を占め，がん（30％），老衰（13.1％）に次いで多い基礎疾患となっている．

英国で1990年に行われた大規模な研究であるRSCD（Regional study of care for the dying）[4]の目的の一つは，非がん疾患で死にゆく人のホスピスケアと，適切なサービス供給のニーズを把握することであった．20の地域の5,375のサンプル（がんによる死亡者2,062名，非がん疾患による死亡者1,471名）について，大規模な遺族調査がなされた．非がん疾患患者が死亡前1年間および1週間に，多くの苦痛を感じており，その苦痛の頻度はがんと比べても決して少なくないことが明らかになった．RSCDのサブ解析では，末期心不全患者においては，気分の落ち込み59％，疼痛50％，不安45％，呼吸困難43％など，さまざまな苦痛がみられることが報告されている．

当時の英国では専門的緩和ケアサービスの96％以上が，英国の死因の25％（1994年）を占めるがん患者に提供されており，死因の4分の3を占める非がん疾患患者に対してほとんど専門的緩和ケアが提供されていなかいことが問題となっていた．英国では，「がん以外の疾患で死が近い患者にとっては，まさにがんにおけるのと同様のサービスが適切であり，そのようなサービスが開発されるべきであるという認識を持つことが重要である」[5]と考えられるようになり，今世紀に入り，非がん疾患の緩和ケアが幅広く実践されるようになっている．

当時から非がん疾患患者の緩和ケア上の最大の課題は，①非がん疾患患者の終末期にどのような苦痛があり，どのようにそれを緩和するべきかという方法論が確立していないこと，②終末期の診断（予後予測）の方法が確立していないことの2つであると言われていた．

そして，これらと密接に関係する，③非がん疾患の終末期の意思決定の支援も困難な課題であり，心不全の緩和ケアにおいてもこれら3つが大きな課題となっていると考えられる．

一方，本邦では，今世紀に入っても，総死亡者の多くを占める非がん疾患の終末期患者に緩和ケアの光が十分あたっていないという状況は何ら変わってはいない．

本邦の緩和ケアの歴史は，緩和ケア病棟の歴史であり，長い間，緩和ケアの対象疾患

は末期がんとAIDSに限られていた．

　本邦は2007年に超高齢社会に突入し，高齢者の緩和ケア，非がん疾患の緩和ケアのニーズが潜在的に増加してきた．しかし，同じ2007年にがん対策基本法が施行され，世界の潮流に反して「緩和ケア＝がんの緩和ケア」という認識が強まり，非がん疾患も含め「すべての人に緩和ケアを届ける」という世界的な緩和ケアの流れから，ますます取り残されることとなった．

　そのような中でも，日本在宅医学会や日本老年医学会などでは，非がん疾患の緩和ケアに関する研究が報告され，重要な課題としてしばしば取り上げられるようになった．

　一方で，2010年ころから，非がん疾患の緩和ケアに関する新たな動きが生まれてきた．各専門領域の学会で，終末期のガイドラインや提言が出されるようになったのである．

　2010年には，「循環器疾患における末期医療に関する提言」（日本循環器学会），2011年には，「高齢者ケアの意思決定プロセスに関するガイドライン 〜人工的水分・栄養補給の導入を中心として〜」（日本老年医学会），「医療・介護関連肺炎（NHCAP）ガイドライン」（日本呼吸器学会），2012年には，「『高齢者の終末期の医療およびケア』に関する日本老年医学会の『立場表明』2012」（日本老年医学会），「慢性血液透析の非導入と継続中止に関する提言」（日本透析医学会）などが出され，2013年には，「COPD（慢性閉塞性肺疾患）診断と治療のためのガイドライン 第4版」（日本呼吸器学会）で，初めてCOPD末期の緩和ケアについて詳細に記載された．

　専門領域の学会のこのような共通した動向は，先端医療や各専門領域の医療の現場において，日進月歩で進歩する医療技術を，超高齢社会の中で，高齢化し脆弱化する目の前の患者にいかに適応するかという現場の葛藤が増していることを反映していると推測できよう．

　今後，本邦は，本格的な「超高齢社会」と介護の必要な人が急増する「需要爆発」，そして年間死亡者数が急増する「大量死時代」をむかえる．死亡者に占める後期高齢者の割合は増え続け，2035年には死亡者の6人に5人近くが後期高齢者になると予測されている．このような中で，高齢者を中心とした非がん疾患患者の終末期の緩和ケアがこれからの医療の最重要課題の一つになるのは確実であろう．

　本邦の非がん疾患研究は，欧米の非がん疾患の緩和ケアの動向に影響を受けながらも，超高齢社会に突入した在宅医療や高齢者医療の現場のニーズの中から生まれ，その重要性が発信されてきた．そして，同様に超高齢社会の影響を受けた専門領域の医療現場のニーズから，各非がん疾患の緩和ケアの方向性を模索している状況にあるといえよう．

3. 本邦の死亡統計からみた心疾患

　2011年の日本人の年間死亡者1,253,463人のうち，死因の1位は悪性新生物（がん）（357,185人；28.5％）である．全死亡者数から，悪性新生物（がん）と5位の不慮の事故（59,596人，4.75％），7位の自殺（28,874人，2.30％）を除いた807,808人（64.4％）

B. 緩和ケア全体および在宅医療の視点から

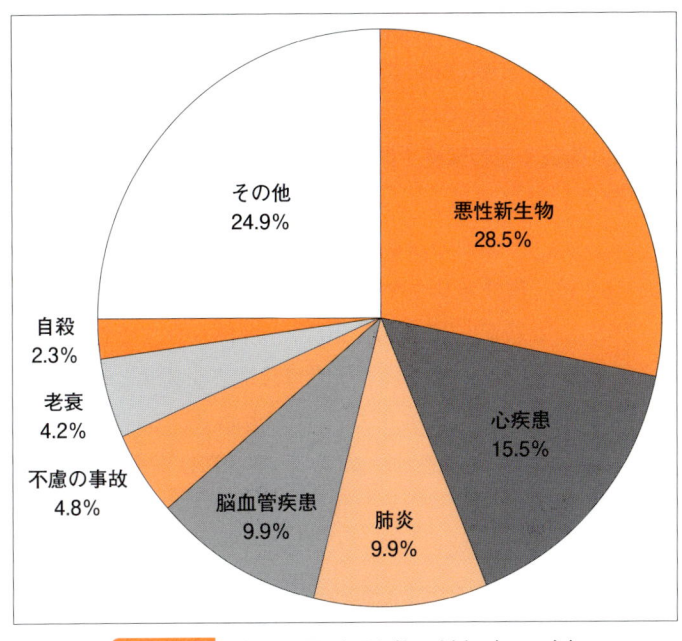

図 1-5　主な死因別死亡数の割合（2011年）
（厚生労働省：平成23年人口動態統計月報年計（概数）の概況）

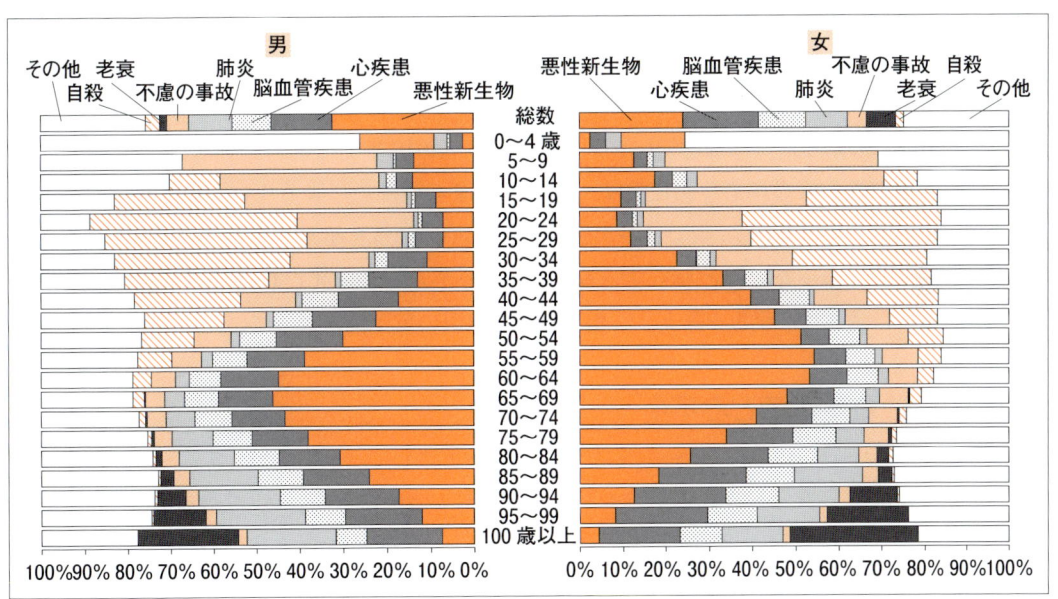

図 1-6　性・年齢階級別にみた主な死因の構成割合（2011年）
（厚生労働省：平成23年人口動態統計月報年計（概数）の概況）

が非がん疾患による死亡である．このうち，第2位の心疾患（194,761人，15.5%），第3位の肺炎（124,652人，9.94%），第4位の脳血管疾患（123,784人，9.88%），第6位の老衰（52,207人，4.17%），8位の腎不全（24,493人，1.95%），9位の慢性閉塞性肺疾患（16,620人，1.33%），10位の肝不全（16,362人；1.31%）を合わせると552,879人（44.1%）で，これらが非がん疾患による死亡の7割近くを占めている（図1-5）[6]．

このように心疾患は，非がん疾患の死亡の中で最も多い死因である．日本人の死亡原因を年齢別にみると，心疾患は50～89歳まで日本人の死因の第2位であり，90～99歳までは死因の第1位，女性では85～99歳まで死亡原因の第1位となっており，超高齢者においては，肺炎や悪性腫瘍を抑えて心疾患の死亡が最も多い（**図1-6**）．

心疾患で死亡した原疾患としては，心不全（66,858人，35.3%），急性心筋梗塞が（42,629人，22.5%），その他の虚血性心疾患（34,588，18.3%），不整脈および伝導障害（25,119人，13.3%），慢性非リウマチ性心内膜疾患（9,125人，4.8%），その他の心疾患（4,876人，2.6%），心筋症（3,749人，2.0%），慢性リウマチ性心疾患（2,416人，1.3%）であり，心不全（35.4%）と虚血性心疾患（急性心筋梗塞とその他の虚血性心疾患の合計）（40.8%）で，心疾患による死亡の3／4を占めている（2010年）[7]．

また，慢性心不全の基礎疾患としては，一般的には虚血性心疾患，高血圧，心筋症，弁膜症が多いとされている．海外では慢性心不全の原因として虚血性心疾患が最も多く（54%），次いで高血圧（24%），弁膜症（16%）[8]と続く．わが国の疫学調査では，虚血性心疾患が約1／3を占める[9]ことがわかっている．また，弁膜症では加齢とともに，大動脈弁狭窄症などの非リウマチ性弁膜症が増加すると考えられる．

本邦の死亡統計によると，虚血性心疾患による死亡も，心不全による死亡も年齢とともに増え続け，虚血性心疾患による死亡は80～84歳に，心不全による死亡は85～90歳にピークを認める．また，虚血性心疾患で死亡した68.6%が後期高齢者であったが，心不全で死亡した86.5%が後期高齢者であった．両疾患とも高齢者に多いが，心不全による死亡のほうがより高齢期にシフトしている（2010年）[7]．

虚血性心疾患による死亡数は，30～84歳まで心疾患による死亡の原因疾患の第1位である．特に40～74歳では心疾患の死亡原因の50%を超えており，中年期から前期高齢期までの主な死因となっている．一方，心不全による死亡数は，85歳以上の超高齢者では虚血性心疾患を抑え，心疾患の死亡原因の第1位となっていた．

4. 在宅医療と心不全

介護が必要になる原因疾患の統計としては，脳血管疾患（21.5%）認知症（15.3%），高齢による衰弱（13.7%），関節疾患（10.9%），骨折・転倒（10.2%），心疾患（3.9%），パーキンソン病（3.2%），糖尿病（3.0%），呼吸器疾患（2.8%）となっており，心不全は6番目に多い疾患[10]となっている（**表1-2**）．また，介護を要する心不全患者は，他の疾患と比べて要支援など介護度の低いものが多い．

心疾患は死因としてはがんに次いで多いが，介護が必要になる要因としてはそれほど多くはない．これは，心疾患による死亡の中には，虚血性心疾患や不整脈および伝導障害による比較的突然の死亡が多く，これらの疾患で介護を要する期間がほとんどないことに加え，心疾患は内部障害のため全般的ADLが保たれる傾向があるため，要介護状態と認定されていないことなどが要因ではないかと推測される．

B. ● 緩和ケア全体および在宅医療の視点から

表1-2 要介護度別にみた介護が必要となった主な原因の構成割合（平成22年）

（単位：％）

要介護度	脳血管疾患（脳卒中）	認知症	高齢による衰弱	関節疾患	骨折転倒	心疾患（心臓病）	パーキンソン病	糖尿病	呼吸器疾患	悪性新生物（がん）	視覚聴覚障害	脊髄損傷
総数	21.5	15.3	13.7	10.9	10.2	3.9	3.2	3.0	2.8	2.3	2.1	1.8
要支援者	15.1	3.7	15.2	19.4	12.7	6.1	2.4	3.5	3.5	2.3	2.5	1.9
要支援1	11.1	4.1	15.9	21.8	12.7	6.8	2.2	3.6	4.3	2.5	2.2	1.6
要支援2	18.4	3.4	14.7	17.5	12.8	5.4	2.6	3.4	2.9	2.2	2.7	2.1
要介護者	24.1	20.5	13.1	7.4	9.3	3.2	3.6	2.8	2.5	2.2	1.9	1.7
要介護1	16.5	22.0	14.5	8.7	8.9	6.2	3.0	3.7	3.2	2.9	2.8	1.5
要介護2	22.4	19.0	13.9	9.6	10.2	2.6	2.7	3.3	2.6	1.3	2.6	1.3
要介護3	26.4	22.5	11.6	6.4	8.4	2.6	3.9	2.1	1.7	2.8	1.0	1.3
要介護4	30.3	19.3	9.7	6.3	11.1	1.5	3.3	2.3	2.1	2.6	1.7	3.6
要介護5	33.8	18.7	15.0	2.3	7.5	1.1	7.7	1.5	3.2	1.2	—	1.4

（厚生労働省：平成22年 国民生活基礎調査の概況より引用改変）

在宅医療対象者における心不全の頻度は，少なくとも25.5％以上あると考えられ，心不全患者は決して少なくはないが，その不動性，認知症が高頻度で合併するなどの在宅患者の特性のため，多くの患者で心不全は顕在化していない．また，在宅心不全患者は同時に多くの疾患を合併しており，心疾患が直接の死因となる患者や，心不全末期の緩和ケアの対象となる患者はそれほど多くない（第7章-A参照）．

非がん疾患の6年7か月の連続在宅死亡例242例（男性101例，女性141例）を対象にした多施設研究[11]では，在宅で死亡した非がん疾患患者の基礎疾患は，脳血管障害（22.7％），認知症（19.4％）が多く，次いで神経難病（11.6％），老衰（11.2％），呼吸器疾患（10.3％），慢性心不全（5.8％），慢性腎不全（5.0％），整形疾患（2.9％），リウマチ・膠原病（2.1％），肝不全（1.2％）であり，心不全は在宅緩和ケアの対象となる疾患としては6番目に多い疾患であった．

また，本研究において，在宅で死亡した非がん疾患患者の死亡時平均年齢は84.5±11.3歳（mean±SD）であったが，在宅で死亡した末期心不全患者14例の死亡時年齢は90.3±7.8歳で，多くが超高齢者であった．

5. 非がん疾患の終末期の軌跡と心不全の軌跡の特徴

a. 終末期の軌跡モデル

Lynnらは終末期の疾患軌跡を，「がんなどのモデル」，「心肺疾患などの臓器不全モデル」，「認知症・老衰モデル」の3つに分類[12]した（図1-7）．

がんは，再発したがんのほとんどは治癒が困難であり，非がん疾患に比べると予後の

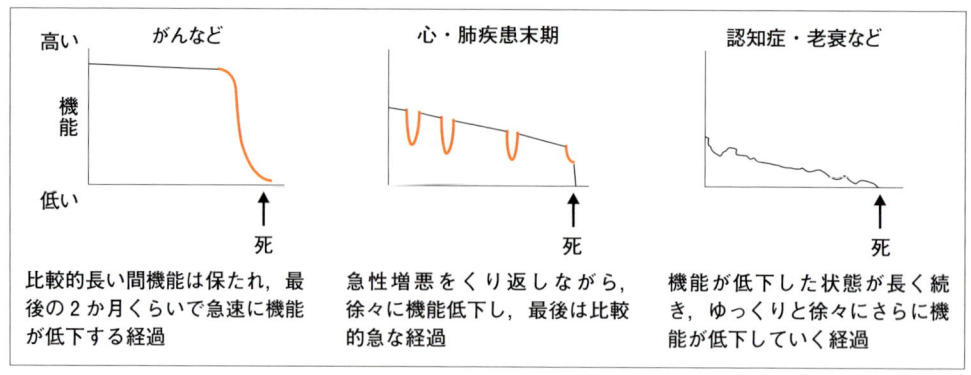

図 1-7　疾患群別予後予測モデル

(Kannel WB, Ho K, Thom T：Changing epidemiological features of cardiac failure. Br. Heart J. 72 (2 Suppl)：S3-9, 1994 より引用改変)

予測が容易である．軌跡としては，最期の 1〜2 か月で急速に全般的機能が低下することが特徴である．

　がんは，原発巣や種類が違っても，症状や臨床経過において，一定の共通性・法則性が認められ，その共通性・法則性は終末期になるほど顕在化するという特徴をもつ．これは，がんの基本的病態が自律増殖と浸潤・転移であり，進行したがんは，比較的早期から出現する疼痛に加え，原発巣や転移臓器において生体臓器の機能不全を引き起こし，末期には悪液質という異常な内分泌・代謝状態をもたらすという共通性があるからだ．

　非がん疾患は，Lynn らのモデルでは，大きく認知症・老衰モデルと臓器不全モデルに分けられる．

　認知症・老衰モデルでは，ゆるやかにスロープを下るように機能が低下する．例えば，アルツハイマー型認知症（AD）では，認知機能障害や重度期の身体症状が一定の順で進行し，およそ 10 年かけて死が訪れる．

　一方，呼吸器疾患や心疾患の臓器不全モデルでは，急性増悪と改善を繰り返しながら，徐々に悪化する軌跡をたどり，最期は比較的突然に訪れることが多い．この群では，全般的 ADL は末期まで比較的保たれる傾向があるが，ケアを要する期間が長期間に及ぶこと，終末期と急性増悪の区別が容易でないことが特徴である．

　非がん疾患はもともと障害される臓器も多様であり，軌跡についても，脳卒中のように突然発症するもの，腎不全や肝不全のように潜在的に進行するもの，心不全や呼吸器疾患のように急性増悪を繰り返すもの，アルツハイマー型認知症（AD）のように緩やかに機能が低下するもの，筋委縮性側索硬化症（ALS）のように比較的早くから呼吸や嚥下機能が低下し，生命の危機が訪れるものなど多種多様であり，もともとの疾患の軌跡に共通性がほとんどない．これは，非がん疾患の多くは，細胞壊死や退行性変化による衰退が基本的病態であり，疾患や個人によって機能が低下する部位や臓器，進行の仕方やスピードがさまざまであるからだ．

　さらに，非がん疾患では，「標準的な治療やケアが行われたかどうか」，「延命治療を

B. 緩和ケア全体および在宅医療の視点から

選択したかどうか」が，軌跡や予後に大きく影響を与える．心不全においても，標準的な治療がなされているかが，疾患の軌道や予後に大きく影響すると言われている．

これらの理由により，非がん疾患では，全経過を通じてその軌道は非常に複雑で多様となる．そのため，非がん疾患では，がんのような月単位，週単位の予後の予測は困難で，共通した予後予測ツールは存在しない．

b. 慢性心不全患者の軌跡モデルと予後予測

1) 慢性心不全患者の軌跡モデル

慢性心不全は，慢性期の状態と急性心不全の状態を繰り返しながら，進行するという軌跡をたどる．急性増悪によって心筋細胞はダメージをうけ，心機能は急激に低下する．急性期を脱すると心機能は部分的に回復するが，次に急性増悪を起こすとさらに一段と心機能が低下する．

2) 慢性心不全患者の予後と予後予測

日本人の慢性心不全の1年死亡率は約7%[13]であり，慢性心不全の入院中の死亡は4.7%，平均観察期間2.4年のうちの全死亡率は21%，心不全増悪による再入院率が36%であったと報告されている[14]．入院を必要とした心不全患者は予後不良の状態であることが知られている．

一方，慢性心不全の予後予測法は確立されていない．その最大の理由は，心不全の軌跡においては，不整脈死などの突然死の発生，予測しない急性増悪がまれでないことである．また，慢性心不全患者がもつ多くの合併症が軌跡に影響を与えることも原因であるだろう．

さらに，心不全では，正しいアセスメントと標準的治療がなされていたかどうかによって，予後が異なると考えられている．特に循環器専門医でない在宅医が，診療ガイドラインを遵守し，標準的治療がなされているかどうかは，予後に影響する可能性があるだろう．これらの理由から，心不全の予後の予測は困難な課題となっている．

しかし，医療者が心不全の末期であることを疑う方法がまったくないわけではない．医療者が末期であることを認識するタイミングが，積極的な緩和ケアを導入することを決断するタイミングにもなり得ることから，医療者の判断を助ける指標は必要である．

心不全の予後予測の指標として，現在までさまざまなツールが開発されている．その中には，BNP値，クレアチニン値，6分間歩行試験，最大酸素摂取量のような一つの項目からなる単純な指標と複数の項目を組み合わせた複雑な指標が提案されている．また，複数の項目を組み合わせた指標には，急性増悪時に用いるものと慢性期に用いるものがある（第2章-C参照）．いずれにしても，それぞれの指標に強みと弱みがあり，心不全の予後予測法として現在まで確立されたものはない．

表1-3は，さまざまな心不全の予後予測指標で用いられている項目の一覧である．患者の年齢，既往歴，心機能，バイタルサイン，血液データ，合併症，そして治療内容などが指標として用いられている．

表 1-3　心不全患者における予後不良の指標

指　標		予後不良の基準
患者の年齢		高ければ高いほど予後不良，75歳以上では予後不良
既往歴		原因不明の意識消失の既往，心停止や心肺蘇生の既往，症状のある上室性・心室性の不整脈
心機能	NYHA class	class Ⅳ（安静時に心不全症状がある）
	EF	20% 未満
バイタルサイン	収縮期血圧	120 mmHg 未満，収縮期血圧が低いほど予後不良
	呼吸回数	20/分 以上
血液データ	BUN	30 mg/dL 以上，高ければ高いほど予後不良
	Crea	2.75 mg/dL 高ければ高いほど予後不良
	Na	135 mEq/L 未満
	Hb	10 g/dL 以下
	BNP	BNP の 100pg/mL の増加は，35% の死亡率増加。BNP 値 500 pg/mL 以上ではかなり悪く，1,000 以上では極めて悪い状態．最善の治療でも改善しない or 上昇する場合は予後不良
合併症		虚血性心疾患，治療抵抗性不整脈，脳血管障害（心原性），末梢性血管疾患，認知症，COPD，肝硬変，がん
治療内容		ACE 阻害薬，βブロッカー，ARB，アルドステロン，スタチンなどの治療薬の使用の有無

（Seattle Heart Failure score, ADHERE risk tree, Heart Failure Risk Scoring system, 7 item risk score, Hospice Eligibility などより作成）

心機能や心疾患に関連した既往歴の他，75歳以上の後期高齢者であること，収縮期血圧が低下（115 あるいは 120 mmHg 未満）していること，血液データでは，BUN（43 mg/dL 以上は予後不良）や Cre.（2.75 mg/dL 以上は予後不良）の上昇，低ナトリウム血症（135 mEq/L 未満は予後不良）や高度の貧血は予後不良のデータである[15～17]．特に，心不全に合併する腎不全は，近年心腎症候群として注目されている．急性心不全の 30% に腎不全が合併しており，入院時の BUN とクレアチニンは，院内死亡の強い因子であると言われている．

単独の指標としては，BNP が参考になる．BNP の 100 pg/mL の増加は，35% の死亡率増加[18]につながる．BNP が 500 pg/mL 以上では予後はかなり悪く，1,000 pg/mL 以上では極めて不良である．慢性心不全患者では腎不全の合併が多いため，主に腎で排泄される NT-proBNP よりも BNP を用いることが多い．ただし，BNP は，採血から時間がたつと不正確となりやすいので，在宅での採血では注意を要する．

一方，腎機能に異常がない場合は，BNP より安定で，迅速検査も可能な NT-proBNP を用いてもよい．

カットオフ値は，BNP 100 pg/mL をカットオフとすると，感度 90%，特異度 74%，正診率 83.4% で心不全と診断できる．NT-proBNP と BNP は，NT-proBNP ≒ BNP × 7.5-107.0 で換算することができる．

BNP 値による評価においては，いくつか注意する点がある．利尿薬投与では心負荷が軽減される結果，心不全の改善効果以上に BNP が低下することがあること，逆に β

遮断薬導入直後にはBNPが上昇すること，心房細動の合併によって100〜150 pg/mL程度値が上がってしまうことがあるので注意を要する．いずれにしても，BNPのみで治療効果を判定することは避け，総合的な判断をすべきであるだろう．

また，虚血性心疾患や治療抵抗性不整脈などの心疾患や，脳血管障害（特に心原性脳塞栓の合併），末梢性血管疾患，認知症，COPD，肝硬変，がんなどの心疾患以外の合併症の存在も予後不良因子となる．

前述したように，心不全は，疾病の治療が最適であったかどうかによって予後が変わる．心不全の末期と判断するためには，適切なアセスメントと適切な治療がされているかどうかが前提である．

在宅医療でも，循環動態をある程度正確にとらえ，病態を把握することがなければ，標準的な治療を行うことは困難である．そのためには在宅でのBNP測定に加えて，少なくとも心エコー検査が必要なことが多い．

入院による積極的治療を選択しない患者で，病態をある程度把握しながら在宅で可能な治療（利尿薬などの薬剤治療が中心）を行っても，安静時呼吸困難や浮腫など心不全末期の症状が出現し，それ以上の治療方法がないときに末期であると判断することが多い．

また，在宅患者の心不全の特徴としては，他にいろいろな併存疾患をもっており，肺炎など他の合併症によって心不全が悪化する場合が多い（第7章-A参照）．そのため，他の併存疾患の評価も同時に行う必要がある．

末期心不全では，最期の瞬間が近づいているということはわかるが，今日看取りということがわからないことも少なくない．

6. 苦痛，症状からみた特徴

a. 非がん疾患の苦痛の特徴

がんと非がん疾患の症状には明らかな違いがある．がんは基本的には，自律増殖し，侵害受容器や神経そのものに浸潤するため，疼痛が早期から発生し，増強しながら，長期に持続する．さらに，がんが原発巣や転移先で増大することによって，呼吸不全，麻痺，肝不全など生体臓器の機能不全を起こす．そして，末期には悪液質という異常な内分泌・代謝を引き起こし，だるさと食思不振，やせなどの全身症状を引き起こす．がんは，その種類にかかわらず，症状においてもこのような共通性・法則性が認められ，それは終末期になるほど顕著となる．

一方，非がん疾患は，細胞壊死や退行性変化によって衰退していく病態が基本であるが，障害される部位や速度は疾患や個人により異なり，法則性に乏しい．非がん疾患の多くは，最期は生体保持に必要な呼吸機能や嚥下機能が侵されることが多いため，終末期の苦痛としては呼吸困難や嚥下障害，食思不振が出現しやすい．

在宅で死亡した非がん疾患患者242名のうち，主治医が死を予測し得た159例の終末

期の症状についての調査[11]では，有効回答の78%に緩和すべき症状が存在し，最期の1週間における全体的な安らかさは，やすらか37%，少し苦しそう36%，苦しそう13%，非常に苦しそう3%であった．

最期の1週間の19の苦痛についてその出現率を検討したところ，全体では食思不振（83.3%），嚥下障害（72.3%），呼吸困難（70.9%）の3つが多く，疾患別では，慢性心不全，呼吸器疾患，神経難病では呼吸困難と喀痰が，認知症，脳血管障害，神経難病では嚥下障害，慢性腎不全でむくみや食思不振の出現率が高いという特徴があった．

最期の1週間における痛みと呼吸困難の出現率をみると，疼痛は全体の27%に，呼吸困難は68%に出現し，疼痛は弱い疼痛がほとんどであったのに対して，呼吸困難は中等度以上の呼吸困難がほとんどで，特に呼吸器疾患と神経難病ではそれぞれ50%，61.6%に強い呼吸困難を認めた．

緩和すべき症状ありと答えた109例を対象に，主治医が終末期に緩和すべきと考えた症状（3つまで記載）を調査すると，呼吸困難が最も多く52.2%，次いで嚥下障害26.1%，食思不振25.4%，喀痰23.2%，疼痛8.0%，褥瘡7.2%，発熱5.1%，咳4.3%であり，がんの症状緩和で最も問題となる疼痛は，非がん疾患ではそれほど多くはなかった．

このように，非がん疾患終末期の症状緩和では，呼吸困難を中心に，嚥下障害，感染症に伴う発熱，喀痰や唾液などの分泌物の管理，褥瘡など老年症候群に伴う諸症状のマネジメントが必要となる．

b. 末期心不全患者の苦痛

末期心不全の苦痛について詳細な解説は第3章に譲るが，心不全末期の苦痛として重要な症状としては，呼吸困難や浮腫，抑うつ，だるさ，疼痛などが挙げられる[19]．

前述の非がん疾患研究においても，心不全末期の中等度以上の苦痛は25%の患者に認め，COPD，慢性腎不全末期に次いで多かった．また，死亡前1週間の症状の出現率

表1-4　在宅非がん疾患患者の疾患別症状

N = 242

疾患群	N	中等度以上の苦痛	最期の1週間の症状　（有効回答数）		
			1	2	3
脳卒中	55	12.9%（31）	嚥下障害80%（30）	喀痰73.3%（30）	呼吸困難68.8%（32）
認知症	47	6.9%（29）	食思不振75%（24）	嚥下障害70.9%（31）	発熱63.3%（30）
神経難病	28	21.4%（14）	嚥下障害100%（16）	呼吸困難94.4%（18）	喀痰94.1%（17）
老衰	27	4.8%（21）	食思不振100%（21）	便秘81%（21）	嚥下障害77.3%（22）
呼吸器疾患	26	50%（14）	呼吸困難100%（17）	喀痰88.2%（17）	食思不振87.5%（16）
慢性心不全	14	25%（8）	呼吸困難100%（8）	喀痰87.5%（8）	便秘87.5%（8）
慢性腎不全	12	30%（10）	浮腫81.8%（11）	食思不振81.8%（11）	呼吸困難，排尿障害，だるさ50%（10，10，6）
全体	242	16%（159）	食思不振83.3%（132）	嚥下障害72.3%（148）	呼吸困難70.9%（148）

では，呼吸困難が100％で最も多く，喀痰や便秘などの症状が認められていた（**表1-4**）．

末期心不全においては，呼吸困難を中心としたこれらの苦痛をいかに緩和するかが重要である（詳細は第3章参照）．

c. 末期心不全の緩和ケアの実際

末期心不全においては，症状緩和のためにも積極的な心不全の治療の継続が必要と考えられている[20]．標準的治療の継続のためには，BNP測定や心臓超音波検査など，非侵襲的検査によって循環動態をある程度正確に評価することが望ましい．

入院治療を選択しない患者で，病態をある程度把握しながら，最大限の利尿剤投与を含む薬剤投与や酸素療法など在宅で可能な治療を行っても改善がみられないときは，末期と判断することが多い．このような標準的な心不全治療を行ったうえで，安静時や夜間の呼吸困難が出現する場合は，積極的に少量のモルヒネを用いる．

7. 終末期の軌跡学と意思決定支援

a. 病みの軌跡を理解し，終末期であることを伝える

終末期において，病みの軌跡を理解する意義と効果は一般的に考えられているより大きい．患者や家族にとって，病みの軌跡を理解するということは，単に残された時間の長さを知るということではない．死に向かっての軌跡を知ることによって，これから病がどのように変化し，どのように自分の心身や生活に影響を与えていくのか，また，それを支えてくれる資源はどこにあって，どのタイミングで何を準備し，何を利用すればよいのかが理解できる．病みの軌跡の理解は，その"変化"に自分を適合させることを助け，自分自身の生活をコントロールすることを容易にする．

むろん，実際の軌跡は不確実であり，死を確実に予測できない中で，意思決定の支援を行うことは容易ではないが，医療者は前述のさまざまな指標を用いて，終末期であることを判断し，それを率直に話すことから始めなくてはならない．

b. 治療の選択の説明

意思決定を支援する場合，心不全の治療の効果と限界についてある程度の説明ができなくてはならない．

在宅患者の心不全末期の患者への治療としては，在宅で行われる亜硝酸製剤や利尿薬，βブロッカー，［カルベジロール（アーチスト®）］，ACE阻害薬など標準的な治療の継続や変更は在宅でも十分可能であろう．

唯一の根治治療である心臓移植や心肺補助装置は，高齢者には対象とならない．高齢者でも実施可能な治療としては，ヒト心房性ナトリウム利尿ペプチド（ANP），ホスホジエステラーゼ（PDE）-Ⅲ阻害薬［オルプリノン塩酸塩水和物（コアテック®）な

ど］，カテコラミン製剤などの点滴治療を集中的に行うかどうかを検討する．これらの治療は，ときに外来点滴治療が，まれに在宅持続静脈内投与が試みられているが，基本的には入院管理の上で行うことが望ましい．

　カテコラミン製剤は血圧の低下，臓器灌流障害のあるときのみに使用すべきとされ，個別の状況に応じて，特に血圧低下が著しい急性増悪例には使用されている．また，ヒト心房性ナトリウム利尿ペプチド［ネシリチド，カルペリチド（ハンプ®）］などの使用については，症状を緩和させ，循環動態を改善する可能性がある．

　デバイスの選択や特殊な治療の選択も，ケースによっては検討する必要がある．不整脈死を予防するための植え込み型徐細動器や大動脈弁狭窄症（AS）などに対する弁形成術（カテーテル治療）については，終末期ではなく，より早い段階で選択肢として提示する必要があろう．

　中枢性無呼吸の合併に対してNPPVなどが用いられるが，超高齢者が多い在宅医療の現場で，末期になってから導入を検討することは多くはない．一方，中枢性無呼吸に関して，夜間在宅酸素の予後改善の有用性についての十分なエビデンスはないが，苦痛緩和という意味からも酸素療法は積極的に用いることが多い．

c. 在宅末期心不全患者の意思決定の実際

　在宅末期心不全患者は，多くが85歳以上の超高齢者であり，他の併存疾患や合併症も多く，多くの場合，入院治療を希望しない患者や家族が多い．また，在宅心不全患者の54.2％に認知症日常生活自立度Ⅱa以上の認知症を合併[21]しているため，意思決定の支援においては，家族など代理意思決定者の支援も重要になる．

　前述したような薬剤の持続注射やデバイスなどを含むいずれの治療も，現在のところ確実に末期心不全に対する延命効果があるとはいえず，患者の全身状態や合併症，家族背景や生活背景，患者と家族の治療内容や療養・看取りの場の希望，そして緩和ケア的文脈の中で，患者と家族を含めた納得する話し合いの中で決定していくことが重要である．

　また，心不全の末期では，急な心停止が起こり得るため，そのような場合，どこまで治療を行うかについて，蘇生措置拒否 Do Not Resuscitate（DNR）も含めて，十分な話し合いを行っておく必要がある．

　そして，どのような場合でも，在宅で可能な適切な心不全の治療は，症状緩和のためにも継続することを説明するとともに，呼吸困難や浮腫といった苦痛に対して，在宅酸素療法やモルヒネの使用など積極的な緩和ケアを行うことを約束することが重要である．

●文　献

1）The Prague Charter
　http://www.avaaz.org/en/petition/The_Prague_Charter_Relieving_suffering
2）平原佐斗司：非がん疾患患者．在宅医療辞典，中央法規，251，2009．
3）A Controlled Trial to Improve Care for Seriously Ill Hospitalized Patients：The Study to Understand Prognoses and Preferences for Outcomes and Risks of Treatments（SUPPORT）JAMA, 274（20）：1591-1598, 1995.
4）Addingtom-Hall JM, Karlsens：Age is not the crucial factor in determining how the palliative care needs

of people who die from cancer differ from those of people who die from other causes, Journal of Palliative care. 15 (4): 13-19, 1999.
5) Addington-Hall JM: Reaching out: Specialist Palliative Care for Adults with Non-Malignant Diseases; National Council for Hospice and Specialist Palliative Care Services, 1998.
6) 厚生労働省:平成23年人口動態統計月報年計(概数)の概況.
http://www.mhlw.go.jp/toukei/saikin/hw/jinkou/geppo/nengai11/kekka03.html#k3_2
7) 厚生労働省:平成22年人口動態統計月報年計(概数).
http://www.mhlw.go.jp/toukei/saikin/hw/jinkou/geppo/nengai10/kekka03.html
8) Kannel WB, Ho K, Thm T: Changing epidemiological features of cardiac failure. Br. Heart J, 72: S3-9, 1994.
9) Tsutsui H, Tsuchihashi-Makaya M, Kinugawa S, et al.: Characteristics and outcomes of patients with heart failure in general practices and hospitals. Circ J. 71: 449-54, 2007.
10) 厚生労働省:平成22年 国民生活基礎調査の概況.
http://www.mhlw.go.jp/toukei/saikin/hw/k-tyosa/k-tyosa10/4-2.html
11) 平原佐斗司ほか:非がん疾患の在宅ホスピスケアの方法の確立のための研究.2006年度在宅医療助成・勇美記念財団助成研究.
http://www.zaitakuiryoyuumizaidan.com/data/file/data1_20100507092236.pdf?PHPSESSID=876518 1aeffa155914db62062ce1839e
12) Lynn J: Serving patients who may die soon and their families. JAMA, 285 (7): 925-32, 2001.
13) 柴信行,後岡広太郎,高橋瑞穂ほか:わが国における心不全治療のEBM.CHART研究.総合臨床,58: 693-696, 2009.
14) Tsutsui H, Tsuchihashi-Makaya M, Kinugawa S, et al.: Clinical characteristics and outcome if hospitalized patients with heart failure in Japan. Circ J. 70: 1617-1623, 2006.
15) Gregg CF, Kirkwood FA, William TA, et al.: Risk Stratification for In-Hospital Mortality in Acutely Decompensated Heart Failure Classification and Regression Tree Analysis. JAMA, 293 (5): 572-580, 2005.
16) Lee DS, Austin PC, Rouleau JL, et al.: Predicting mortality among patients hospitalized for heart failure: derivation and validation of a clinical model. JAMA, 290 (19): 2581-2587, 2003.
17) Bao CH, Aleksandr R, Michael WR, et al.: Long-term Survival in Elderly Patients Hospitalized for Heart Failure 14-Year Follow-up From a Prospective Randomized Trial. Arch Intern Med, 166 (17): 1892-1898, 2006.
18) Doust JA, Pietrzak E, Dobson A, et al.: How well does B-type natriuretic peptide predict death and cardiac events in patients with heart failure: systematic review. BMJ, 330 (7492): 625, 2005.
19) Adler ED, Goldfinger JZ, Kalman J, et al: Palliative care in the treatment of Advanced Heat failure. Circulation. 120: 2597-2606, 2009.
20) Gottlieb SH: Palliative Care in Heart Failure advanced Studies in Medicine, vol 3, No. 8. September, 2003.
21) 齋木啓子,平原佐斗司:在宅医療の場における心不全・閉塞性動脈硬化症の診かた.JIM, 21 (4): 292-295, 2011.

[平原佐斗司]

C. 心不全の病みの軌跡 illness trajectory と緩和ケアニーズ

はじめに

　本項においては,今までになされている諸外国の研究から心不全の病みの軌跡 illness trajectory について何がわかっているのか,その過程において患者や家族にどのようなケアのニーズが生じているのかを解説する.また,心不全の終末期医療のコミュニケーションの現状を文献レビューをもとに概説し,現場にどのように生かしていけるかを考察し,臨床,研究,制度の側面から今後取り組むべき課題について整理する.

1. Illness trajectory　病みの軌跡とは

　看護の世界ではCorbinとStraussの慢性疾患の病みの軌跡が引用されることが多い．この中では，慢性の病気は長い時間をかけて多様に変化していく一つの行路courseを持つと考えられ，彼らが病みの軌跡のどの時期phaseにいるかを理解し，そのphaseに合わせたケアを提供することを目的としている[1]．

　緩和ケアにおいても，心不全を代表とする非がん慢性疾患の緩和ケアが注目を浴びるようになってから，病みの軌跡についての論文が目立つようになった．

　緩和ケアにおける病みの軌跡の理解は，特に軌跡の予想projectionに焦点が置かれることが多い．その時々のニーズに合わせてケアを提供することと同様，またはそれ以上に重要なのは，今後患者に起こりうる局面移行trajectory phasingにいかに備えていくべきかということである．最期の期間をどこでどのように過ごしたいかなどの終末期のケアに一般的に重要な患者の希望を把握しておくことはもちろん，特に心不全の患者については，ICDの機能停止など具体的に話し合っておくべきことがいくつかある．病みの軌跡を理解することは，患者に残された時間を意識することにつながり，これらの課題にproactiveに取り組める可能性が高まるといえる（**表1-5**）．

2. 心不全の病みの軌跡

　終末期患者の病みの軌跡について，有名なものはLunney and Lynnが示した4つのパターン[2]であり，これによると，心不全およびCOPD患者においては，急性増悪を繰り返しながら全体のレベルが落ちていくことが特徴であるとされている．

表1-5　Corbinによる慢性疾患の病みの軌跡

Pretrajectory	前軌跡期
Trajectory onset	軌跡発現期
Stable	安定期
Unstable	不安定期
Acute	急性期
Crisis	クライシス期
Comeback	立ち直り期
Downward	下降期
Dying	臨死期

（黒江ゆり子，藤澤まこと，普照早苗：病いの慢性性（Chronicity）における「軌跡」について―人は軌跡をどのように予想し，編みなおすのか―．岐阜県立看護大学紀要．4（1）：154-160, 2004より作成）

C. 心不全の病みの軌跡 illness trajectory と緩和ケアニーズ

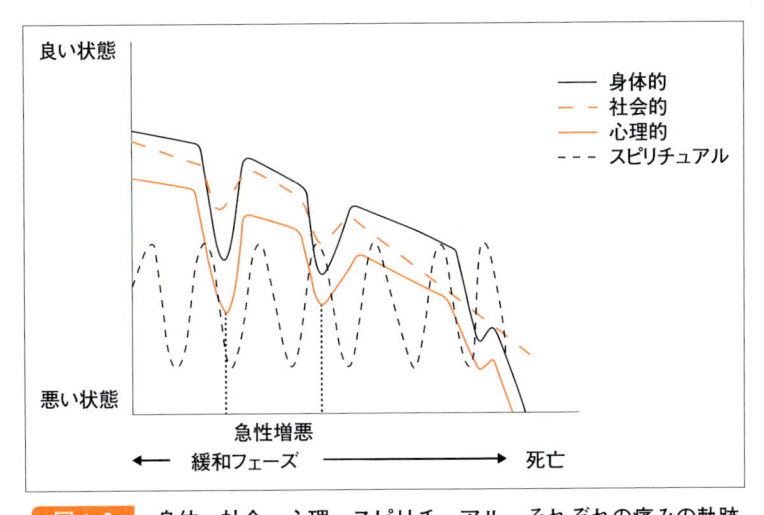

図 1-8 身体・社会・心理・スピリチュアル それぞれの痛みの軌跡
(Murray SA, Kendall M, Grant E, et al.: Patterns of Social, Psychological, and Spiritual Decline Toward the End of Life in Lung Cancer and Heart Failure. J. Pain Symptom Manage, 34 (4): 393-402, 2007 より引用改変)

a. 身体機能，社会的，心理的，スピリチュアルの軌跡

　Lunney and lynn が示した病みの軌跡は，主に身体機能にフォーカスを当てたものであるが，WHO の緩和ケアの定義[3]や，Saunders が提唱した Total pain theory にもあるように，患者の苦痛を身体面だけから理解しても十分とはいえない．心理面，社会面，スピリチュアルな苦痛についての把握も必要である．Murray らは，肺がん患者と心不全患者および患者家族を対象とした縦断的質的研究の結果をもとに，身体的のみならず，心理的・社会的・スピリチュアルな面からの軌跡を描くことを試みた[4,5]（図 1-8）．ここでは Murray らの研究の内容を中心に，関連するほかのエビデンスも交えて各軌跡の特徴について解説する．

b. 身体的 well-being の推移

　Gott らは，27 名の心不全患者の経過を前向きに検討し，末期心不全患者の身体機能の経過は人によって異なり一般的なパターンはなかったと結論し，Lunney らが提唱した急性増悪をはさみながら徐々に状態が悪化するという心不全の病みの軌跡に疑問を呈した[6]．実際，同じ心不全患者においても，患者の年齢や基礎疾患，罹患期間などにより病みの軌跡のパターンが異なることは，想像が容易である．Lunney らのエビデンスも心不全だけを対象としているわけではないこともあり，今後心不全の病みの軌跡についてのエビデンスの蓄積が期待される．

　また，病みの軌跡で描かれているのは，主に身体機能の推移であり，身体症状を直接反映してはいない．終末期心不全患者においては，倦怠感，呼吸苦が最も顕著な身体症状とされ，ほかに，疼痛，嘔気，不眠，動悸，食思不振，口腔内乾燥，咳嗽，四肢腫脹

などの症状が治療が必要な症状として挙げられている．心不全患者は少なくともがん患者と同等，もしくはそれ以上の症状を経験していると予測されている[7~10]．

c. 社会的 well-being の推移

急性増悪による入院が頻回になり身体機能が低下していくとともに，患者の社会とのつながりは縮小していく．身体状態そのものが不安定であること，利尿薬により排尿が頻回になりトイレを探さなければならなくなることが，外出への恐れにつながる[5]．家族が無意識のうちに患者を病人扱いすることによって，患者の閉塞感は強まり，自立やアイデンティティを喪失したことを再認識することになる[5]．多くの患者は在宅療養を希望しているが，肺がん患者と比較すると在宅介護へのサポートは得られにくいことが多い[4,11]．

d. 心理的 well-being の推移

心理状態は，身体的・社会的状態を反映することになる．急性増悪の際には急な不安が伴うことが多く，特に呼吸困難感はパニック発作を起こし得る．身体衰弱が緩徐に進行し社会的孤立が顕著になるとともに，気分の落ち込みが目立つようになる．Bekelmanらは，終末期がん患者と終末期心不全患者における抑うつの有病率は同程度（約30％）であると報告している[9]．一方で，患者によってはつらい状況にもかかわらず「なるようになる」と達観した態度で受け入れる人もいる[4]．

e. スピリチュアル well-being の推移[4]

心不全のスピリチュアル well-being は，自立の喪失に相関し一般的には緩徐に落ちていく．家庭内における役割の変化は，より大きな枠組み，つまり社会における自分の存在意義への疑問へとつながることがある．疾患により生活の制限が大きくなればなるほど，患者は自分の存在に意味を求めようとする傾向がある．主治医が患者を尊重することで，患者は生活に折り合いをつけやすくなるだけでなく，自身の存在意義を維持しやすくなる．病いの体験は，愛や希望，信頼，許しなどのポジティブな側面とも関連しているが，宗教的信条の重要度は患者によって異なる．死が近づいてきたときには，患者はより明確にスピリチュアリティに関連した質問をすることが多い．

3. その他の患者のニーズとギャップ

a. 情報提供

心不全患者は，がん患者に比べると，利用できる社会的資源についての情報を提供されることが少ない[12]．心不全においては，特に，医療者と患者の会話は，疾患管理に関することが中心で，終末期をどのように迎えたいかに触れられることは多くない[13]．

COPDやがんと比較すると，終末期心不全患者においては，侵襲性の高い延命治療のオプションを提供され，実際にこれらの治療を受ける傾向がある[14]．

b. 患者の疾患の理解

自分が心不全であると認識していることは多いが，自分が困っている身体症状については加齢からくるものと理解している患者も多い[11,15]．がん患者が，自分の予後について具体的にどのくらいの期間残っているのかを気にかけているのに対して，心不全患者はなぜ自分が心不全になったのか，自分の状況がどれだけ悪いのか，これからどうなるのかという，より曖昧な疑問を抱えている[15]．一部の患者は，心不全は良性の疾患と理解し，予後について非現実的な希望を持っている[13]．Devらは，残り時間が短いことを知り準備期間を経て死にたいという患者より，苦しまずに突然死したいという患者の方が多いと結論している．この傾向は高齢者でより明らかであるが[16]，目の前にいる患者がどちらの希望を持っているかを予測するのは難しい[17]．

c. コミュニケーションに関する患者の希望

英語圏を中心に，終末期ケアについて話し合うことを患者がどのように考えているかについての研究は多くなされているが，患者の好みにはっきりとした傾向は見られない．終末期に関する会話を歓迎する患者もいるが，多くは自分自身の重症度を認識していないか，そのような話をしたいと思っていない[18]．病状の深刻さの認識が低ければ，終末期ケアに思いが至らないのも当然のことともいえ，まずは現状の理解を促すような会話が必要であることが示唆される．終末期に関する会話を阻害する患者側の要因として，医師に予後について尋ねると「難しい患者」と思われるのではないかという恐れ，医師を近寄りがたい存在だと感じている，何を尋ねたらいいのかわからない，などの理由が挙げられる[13]．Gottらは，高齢者においては「自律 autonomy」の意味が若年者と異なることもあり，予後についてはっきりとした告知を希望していないことも多く，通常緩和ケアで重要視されている価値観が高齢者には通用しない可能性を指摘している[16]．

d. 臨床家の認識

医師を対象とした，心不全の緩和ケアの認識についての質的研究では，医師も心不全の緩和ケアの重要性を認識しているものの，心不全の予後の不確実性，医療システム上の問題，各専門医（循環器内科医，緩和ケア医，家庭医・総合診療医）の役割分担の不明瞭さがバリアとなっていることが明らかになった[19]．看護師を対象とした研究では，心不全の緩和ケアは薬物による症状コントロールが中心となっており，他の面のケアが欠けていると指摘されている[20]．複数の系統的レビューでも心不全の症状コントロールに関する話題よりも，コミュニケーションへの戸惑い，ケアのコーディネーションの欠如のほうがより多く指摘されている[11]．

臨床家の多くは，終末期ケアに関するコミュニケーションに困難さを感じている．患

者が自分の状況をよく理解していない傾向があることはすでに述べたが，臨床家も患者の予後の不確実性に戸惑い，不確実な予後や突然死のリスクについてどのように話したらいいのか困惑している[13]．早すぎる告知で希望を壊すことを懸念し，できることなら患者から尋ねてきてほしいと思っている[13]．高齢者の場合には，身体症状がはっきりしない，ほかの合併症の可能性も否定できないなどの理由から，心不全そのものの診断が難しいこともコミュニケーションのバリアとして指摘されている[18]．

　ケアのコーディネーションの欠如もさまざまな立場から指摘され，チーム間の連携不足のため不必要な入院が生じていることが指摘されている[19,21]．具体的に，緩和ケアと循環器の専門分野の違いが，よりよい緩和ケアの提供の障壁となっていることを指摘するものもいる[22]．この傾向は特に医師に強く，循環器専門医は緩和ケアニーズを認識するのが苦手で，患者の状態が悪化したときには挫折感を感じることを自覚している一方で，緩和ケア医は循環器領域の経験・知識不足を認識している[19,23,24]．緩和ケアと循環器の連携はもちろん，プライマリ・ケア従事者を含む他の多職種領域との連携が，よりよい緩和ケア提供のためには欠かせない[25]．

おわりに

　心不全の予後予測が困難であることは，繰り返し指摘されている．しかし予後予測が困難であるから緩和ケアが提供できないわけではない．病みの軌跡を理解することの意味は，予後予測を正確に行うことではなく，患者のニーズを把握することである．「予後や診断にもとづいてケアを提供する」というパラダイムから「患者のニーズに基づいてケアを提供する」というパラダイムへのシフトが必要なのである．この章では，身体機能面だけではない病みの軌跡について紹介した．一方で，この軌跡の形にとらわれることなく，一人ひとりの患者と真摯に向き合い患者のニーズを把握することが必要である．終末期心不全患者のケアにあたるものは，心不全の病みの軌跡は不確実性に満ちていることを認識し，その中で医療を行っていることを自覚する必要がある．これは従来の医学の専門性が不確実性を排除する方向で進んでいることと対照的ともいえる．

　ここで引用したほとんどの論文は欧米からのものであるが，多くの論文がコミュニケーションの問題や，医療システム・組織について言及していることは注目に値する．前述の不確実性に対応するためには，医療者─患者・家族間，医療者間の良好なコミュニケーションや連携が必要であることの表れといえよう．特に多職種連携については不確実で揺らぐ終末期心不全患者を受け止めケアしていくうえで，不可欠な要素である．日常診療では，多職種によるケア会議を開く，紹介や情報共有の仕組みを改善するなど組織的な取り組みも有効であるが，大きな改革はせずとも今までよりももう一歩前向きな気持ちで，他の職種や他の事業所と積極的にコミュニケーションを図ることでケアが改善する面もあると考えられる．

　欧米からの研究結果について，医療者が自覚している困難さ，連携の難しさなどは本邦の状況と共通する点も多いだろう．しかしながら，本邦のコンテクストにおける心不

全の緩和ケアについてのさらなるエビデンスの蓄積が必要である．特に必要な情報として，本邦の心不全患者の症状の有病率，病状認識やケアに対する希望，医師をはじめとする医療従事者の心不全の緩和ケアへの認識などが挙げられる．一個人を対象としたケア，地域におけるケア，各医療機関や介護事業所をつなぐ連携システムなどさまざまなレベルでケアの改善が望まれている．

● 文 献

1) 黒江ゆり子，藤澤まこと，普照早苗：病いの慢性性（Chronicity）における「軌跡」について―人は軌跡をどのように予想し，編みなおすのか―．岐阜県立看護大学紀要．4(1)：154-160, 2004.
2) Lunney J, Lynn J, Foley D：Patterns of functional decline at the end of life. JAMA, 289 (18)：2387-2392, 2003.
3) World Health Organization：WHO Definition of Palliative Care. 2002.
http://www.who.int/cancer/palliative/definition/en/
4) Murray SA, Kendall M, Boyd K, et al.：Archetypal trajectories of social, psychological, and spiritual wellbeing and distress in family care givers of patients with lung cancer：Secondary analysis of serial qualitative interviews. BMJ, 340 (7761)：1401, 2010.
5) Murray SA, Kendall M, Grant E, et al.：Patterns of Social, Psychological, and Spiritual Decline Toward the End of Life in Lung Cancer and Heart Failure. J. Pain Symptom Manage, 34 (4)：393-402, 2007.
6) Gott M, Barnes S, Parker C, et al.：Dying trajectories in heart failure. Palliat. Med, 21 (2)：95-99, 2007.
7) O'leary N：The comparative palliative care needs of those with heart failure and cancer patients. Curr. Opin. Support. Palliat. Care, 3 (4)：241-246, 2009.
8) Blinderman CD, Homel P, Billings JA, et al.：Symptom distress and quality of life in patients with advanced congestive heart failure. J. Pain Symptom Manage, 35 (6)：594-603, 2008.
9) Bekelman DB, Rumsfeld JS, Havranek EP, et al.：Symptom burden, depression, and spiritual well-being：A comparison of heart failure and advanced cancer patients. J. Gen. Intern. Med, 24 (5)：592-598, 2009.
10) Janssen DJA, Spruit MA, Wouters EFM, et al.：Symptom distress in advanced chronic organ failure：Disagreement among patients and family caregivers. J. Palliat. Med, 15 (4)：447-456, 2012.
11) Low J, Pattenden J, Candy B, et al.：Palliative care in advanced heart failure：An international review of the perspectives of recipients and health professionals on care provision. J. Card. Fail, 17 (3)：231-252, 2011.
12) Murray SA, Boyd K, Kendall M, et al.：Dying of lung cancer or cardiac failure：prospective qualitative interview study of patients and their carers in the community. BMJ, 325 (7370)：929, 2002.
13) Barclay S, Momen N, Case-Upton S, et al.：End-of-life care conversations with heart failure patients：A systematic literature review and narrative synthesis. Br. J. Gen. Pract, 61 (582)：e49-e62, 2011.
14) Cosgriff JA, Pisani M, Bradley EH, et al.：The association between treatment preferences and trajectories of care at the end-of-life. J. Gen. Intern. Med, 22 (11)：1566-71, 2007.
15) O'Leary N, Murphy NF, O'Loughlin C, et al.：A comparative study of the palliative care needs of heart failure and cancer patients. Eur. J. Heart Fail, 11 (4)：406-12, 2009.
16) Gott M, Small N, Barnes S, et al.：Older people's views of a good death in heart failure：implications for palliative care provision. Soc. Sci. Med, 67 (7)：1113-21, 2008.
17) Dev S, Abernethy AP, Rogers JG, et al.：Preferences of people with advanced heart failure-a structured narrative literature review to inform decision making in the palliative care setting. Am. Heart J, 164 (3)：313-319. e5, 2012.
18) Barnes S, Gott M, Payne S, et al.：Communication in heart failure：Perspectives from older people and primary care professionals. Heal. Soc. Care Community. 14 (6)：482-490, 2006.
19) Hanratty B, Hibbert D, Mair F, et al.：Doctors' perceptions of palliative care for heart failure：focus group study. Addington-Hall Blue, Davis, Fraser, Gibbs, Gore, Hanson, Lloyd-Williams, McCarthy, Rich, Rogers, Silverman, Skilbeck, Sloan, Stewart, Tobin, Ward A, ed. BMJ, 325 (7364)：581-585, 2002.
20) Wotton K, Borbasi S, Redden M：When all else has failed：Nurses' perception of factors influencing palliative care for patients with end-stage heart failure. J. Cardiovasc. Nurs. 20 (1)：18-25, 2005.
21) Fitzsimons D, Mullan D, Wilson JS, et al.：The challenge of patients' unmet palliative care needs in the final stages of chronic illness. Palliat. Med, 21 (4)：313-322, 2007.
22) Chattoo S, Atkin KM：Extending specialist palliative care to people with heart failure：semantic, historical and practical limitations to policy guidelines. Soc. Sci. Med, 69 (2)：147-53, 2009.
23) Hanratty B, Hibbert D, Mair F, et al.：Doctor's understanding of palliative care. Palliat. Med, 20 (5)：493-497, 2006.
24) Selman L, Harding R, Beynon T, et al.：Modelling services to meet the palliative care needs of chronic

heart failure patients and their families: Current practice in the UK. Palliat. Med, 21 (5): 385-390, 2007.
25) Borgsteede S: Good end-of-life care according to patients and their GPs. Br. J. Gen. Pract, 56 (522): 20-26, 2006.

［大石　愛］

第2章
心不全症候群の病態・治療・経過と予後

A. 病態

1. 心不全の原因と悪化因子

心不全とは，①心臓の収縮能力や拡張能力が低下するなどの原因により，②心臓の内圧が上昇，心拍出量が低下し，③その結果，臓器うっ血や呼吸困難，運動能力の低下をきたす症候群である．心不全の自覚症状には特徴的なものはないが，呼吸困難，息切れ，動悸，むくみ，体重増加など，水貯留の症状が前面に出ることが多い．心不全は，ほとんどすべての心疾患の終末像であり，①虚血性心疾患，心筋梗塞後，②高血圧，③頻脈性不整脈，④拡張型心筋症，⑤弁疾患，先天性心疾患などが心不全の主な原因である．

心不全の悪化因子には，①内服中断，②通院中断，③塩分，水分過多，④過労，⑤感染症合併（特に呼吸器），⑥血圧上昇，⑦虚血の悪化，⑧不整脈の悪化などが挙げられ，これらを契機として急激に状態が悪化して急性心不全となることがある．

2. 心不全の疫学

慢性心不全の疫学研究として，本邦では2,000～3,000例規模のCHART（Chronic Heart failure Analysis and Registry in Tohoku district）やJCARE-CARD（Japanese Cardiac Registry of Heart Failure in Cardiology）が報告されている．平均年齢は70歳前後と高齢であり，心不全患者の1年死亡率は7～9％，1年心不全再入院率は15％前後，高血圧は約30％，虚血は約30％，心房細動は約35％に合併すると報告されている．

急性心不全は，心不全が代償しきれなくなって症状が急激に悪化し，呼吸困難を生じた状態であるが，慢性心不全とはまた違ったデータが得られる．急性期には収縮期血圧，心拍数は上昇していることが多く，呼吸困難や末梢浮腫といった非代償の症状が高

率に認められる．最近，急性心不全の日本の疫学調査として ATTEND（Acute decompensated heart failure syndromes）が報告された．欧米の急性心不全データである ADHERE（Acute Decompensated Heart Failure National Registry）と比較すると，欧米では入院期間の中央値が4日であるが，本邦では21日と，国によってもかなり社会的背景が異なることも判明した．

3. 心不全のステージ分類と早期からの投薬の必要性

分類には従来からの NYHA（New York Heart Association）分類や（表2-1），最近は AHA/ACC ステージ分類などが用いられる（表2-2）．ステージ分類は時間的な心不全悪化の流れの中での現在の位置を示し，予防の段階のステージA，無症状である心不全のステージBからの早期治療介入が求められている．ステージDの患者は心臓移植や補助循環などの高度先進医療を受ける患者と，在宅，ホスピス（本邦では心不全は認められていない）などの終末期医療を行うかの両極端になることに注意が必要である．また慢性心不全は，急性心不全という急激な病態悪化を繰り返して悪化することから，最近は慢性心不全と急性心不全を連続した病態として捉えるようになってきている．

表2-1　NYHA 心機能分類

Ⅰ度	心疾患を有するが，そのために身体活動が制限されることのない患者 通常の活動では疲労・動悸・呼吸困難・狭心症状はきたさない．
Ⅱ度	心疾患を有し，そのために身体活動が軽度から中等度制限される患者 安静時無症状であるが，通常の活動で疲労・動悸・呼吸困難・狭心症状をきたす．
Ⅲ度	心疾患を有し，そのために身体活動が高度に制限される患者 安静時無症状であるが，通常以下の身体活動で疲労・動悸・呼吸困難・狭心症状をきたす．
Ⅳ度	心疾患を有し，そのために非常に軽度の身体活動でも愁訴をきたす患者 安静時においても心不全あるいは狭心症状を示すことがあり，少しの身体活動でも愁訴が増加する．

（佐藤幸人：心不全の基礎知識100．文光堂，2011）

表2-2　AHA/ACC ステージ分類

ステージA	危険因子を有するが心機能障害がない 対策：高血圧，耐糖能異常，脂質異常症，喫煙などの危険因子を除去する．
ステージB	無症状の左室収縮機能不全 対策：ACE 阻害薬または ARB，β遮断薬の投与を開始．
ステージC	症候性心不全 対策：上記に加え，利尿薬，抗アルドステロン薬を加え，必要に応じて入院加療．
ステージD	治療抵抗性心不全 対策：心臓移植，補助人工心臓を考慮．または終末期ケアを行う．

（佐藤幸人：心不全の基礎知識100．文光堂，2011）

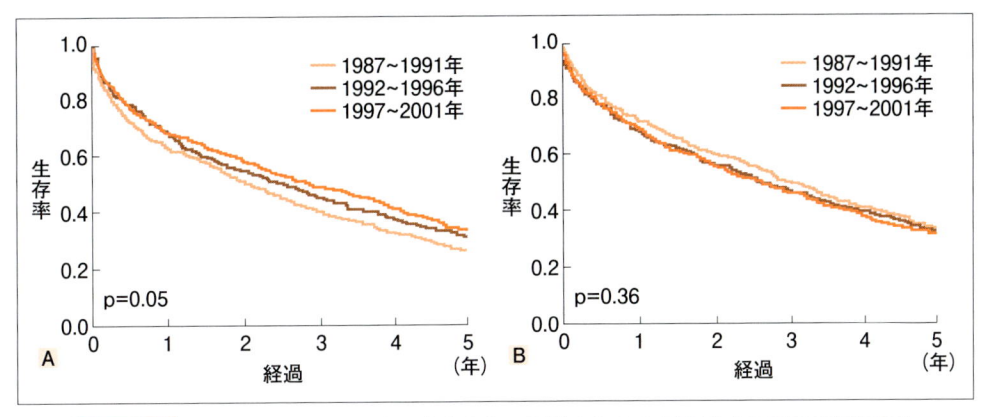

図 2-1 収縮能が低下した心不全患者と，保持された心不全患者の予後の経年変化
収縮能が低下した心不全患者では予後は改善してきている（A）が，収縮能が保持された心不全患者では予後の改善は認められない（B）．
(Owan TE, Hodge DO, Herqes RM, et al.：Trends in prevalence and outcome of heart failure with preserved ejection fraction. N Engl J Med, 355（3）：251-259, 2006 より引用)

4. 収縮機能障害と拡張機能障害

　従来，心不全は心臓の収縮力が低下して生じると考えられていたが，心不全症状をきたした患者の収縮能を心エコーなどで評価すると，収縮能は保持されている心不全患者が半数近く存在することがわかってきた．実臨床においては拡張能力の指標を測定することが困難であるために，「収縮能が保持された心不全」を近似的に「拡張機能障害心不全」と考えている．

　収縮能が保持された心不全患者は，収縮能が低下した心不全患者と比較して高齢の女性で高血圧の合併が多く見られる．収縮能が低下した心不全患者，収縮能が保持された心不全患者ともに予後不良である．また，収縮機能障害の治療法は，ACE阻害薬，ARB，β遮断薬を中心に予後改善効果が確認されているが，収縮能が保持された心不全患者に対する（拡張障害に対する）有効な薬剤は証明されておらず，経年的にも拡張性心不全患者の予後は改善していない（図2-1）．このためリスクの段階である高血圧からの心不全発症予防が重要である．

5. 神経体液因子説

　慢性心不全の治療は，歴史的に強心薬は心臓に鞭打つために生命予後を悪化させ，ACE阻害薬，ARBやβ遮断薬は心臓を休ませて生命予後を改善させると考えられている．これらはいずれも大規模多施設試験の結果を踏まえてそう判断されたわけであるが，ACE阻害薬，ARB，抗アルドステロン薬はレニン―アンジオテンシン系を抑制し，β遮断薬は交感神経系を抑制する．心不全で活性化しているレニン―アンジオテンシン系と交感神経系は心不全を悪化させる系とされ，一方で，ナトリウム利尿ペプチドであ

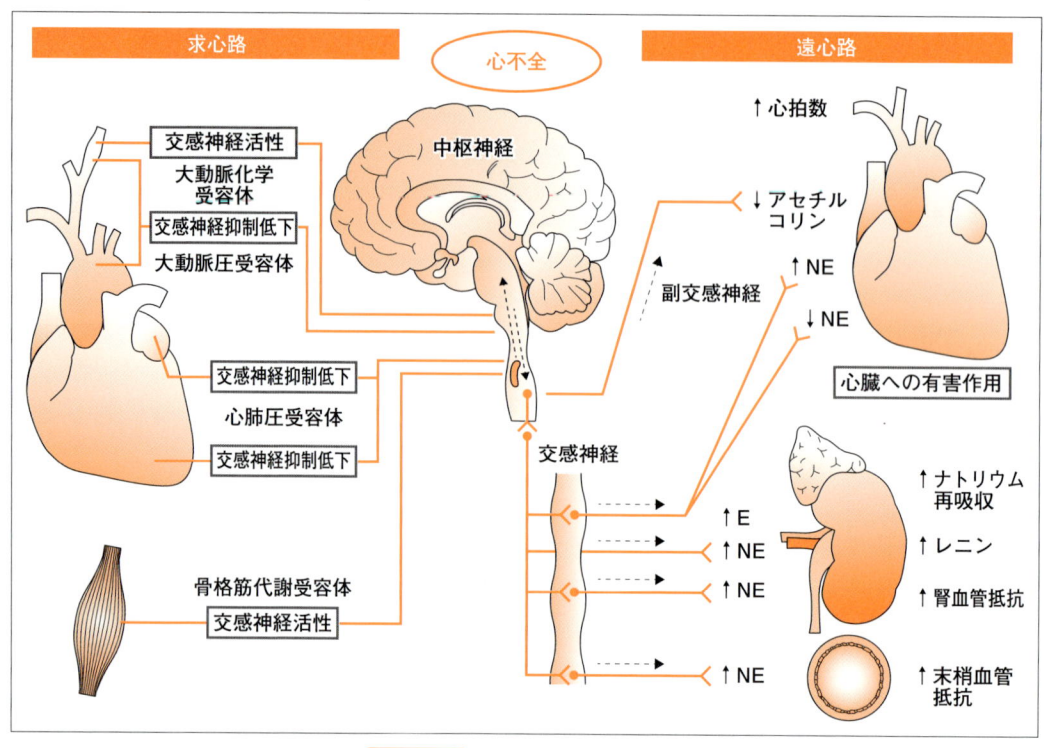

図2-2　心不全と交感神経系

NE：ノルエピネフリン，E：エピネフリン
（Libby P, Bonow R, Mann D, et al.（ed）：Braunwald's Heart disease. Saunders/Elsevier. 2008 より引用改変）

るANP，BNPは心不全を改善する系としてバランスを取っていると仮定されている．心不全の初期には，交感神経系，レニン—アンジオテンシン系が活性化し，水分貯留と血管収縮などを促すことにより臓器低環流を代償する．しかしながら，この活性化が過度に生じることで悪循環に陥り，心不全が顕性化することとなる．

a. 交感神経系の活性

生体では，①大動脈弓部，頸動脈洞の高圧系圧受容体により動脈系圧が，②心肺の低圧系圧受容体により循環血液量がモニターされている．心不全では圧受容体の交感神経抑制が低下し，化学受容体，骨格筋代謝受容体は交感神経を刺激し，刺激中枢からの交感神経系の活動が強くなる（図2-2左）．その結果，交感神経からのノルエピネフリン分泌が増加し，神経末端からの再取り込みが減少し，血液中にノルエピネフリンがあふれ出る．ノルエピネフリンが放出される結果，心臓の心拍数，収縮力は増大し心不全初期には代償機転として働くが，その一方で，①心臓に直接，心筋障害，心肥大，不整脈をきたし，②腎臓ではレニン分泌が亢進し，③末梢血管が収縮して血管抵抗が増加する（図2-2右）．交感神経系の活性化は長期的には心不全を悪化させるとされ，系を遮断する薬剤としてβ遮断薬が必要となる．

A. ● 病　態

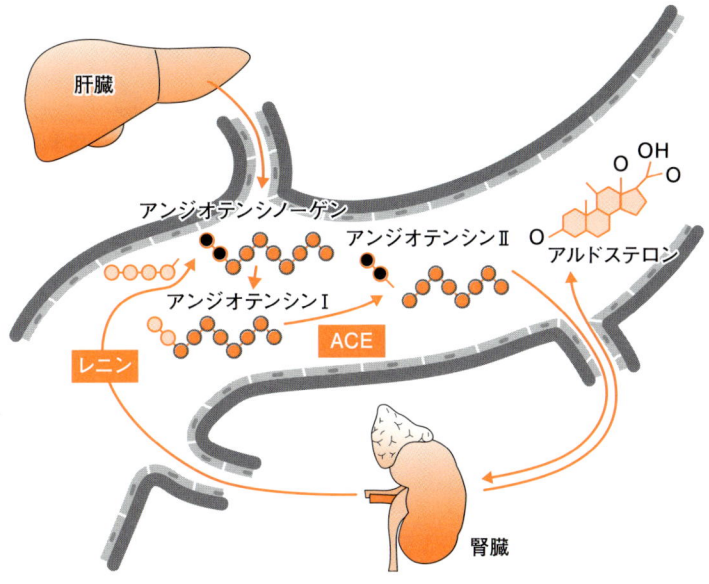

図 2-3　循環中のレニン―アンジオテンシン系

肝臓で産生されたアンジオテンシノーゲンが，腎臓より産生されたレニンによってアンジオテンシン I に，さらに内皮細胞表面の ACE によって活性を有するアンジオテンシン II になり，アンジオテンシン II は副腎皮質からアルドステロンの産生を促す．
(Weber KT：Aldosterone in congestive heart failure. N Engl J Med, 345：1689-1697, 2001 より引用)

b. レニン―アンジオテンシン―アルドステロン系

　レニン―アンジオテンシン系の活性も心不全を悪化させるとされるが，もともとは体液量を増加させて，心不全による低心拍出量を補おうとする代償機転と考えられている．レニン―アンジオテンシン系には循環中の系と，組織での系が独立して存在する．循環中の系として，肝臓で産生されたアンジオテンシノーゲンは，腎より産生されたレニンによってアンジオテンシン I に，さらに内皮細胞表面の ACE によって活性を有するアンジオテンシン II になり，アンジオテンシン II は副腎皮質からアルドステロンの産生を促す（図 2-3）．一方，心臓組織の局所でもアンジオテンシノーゲン，レニン，ACE，アンジオテンシン II の存在が確認され，組織では ACE だけでなくキマーゼによってもアンジオテンシン I からアンジオテンシン II が産生されることが知られている．アンジオテンシン II の受容体には，AT 1，AT 2 の 2 種類があり，AT 1 受容体を介して血圧上昇，血管収縮，血管平滑筋増殖，心肥大，心筋線維化，アルドステロン，カテコラミン分泌など，心不全を悪化させる機序が生じる．レニン阻害薬，ACE 阻害薬，ARB，抗アルドステロン薬は，それぞれ作用点は異なるが，いずれもレニン―アンジオテンシン系の上流，下流を抑制する薬剤である（図 2-4）．

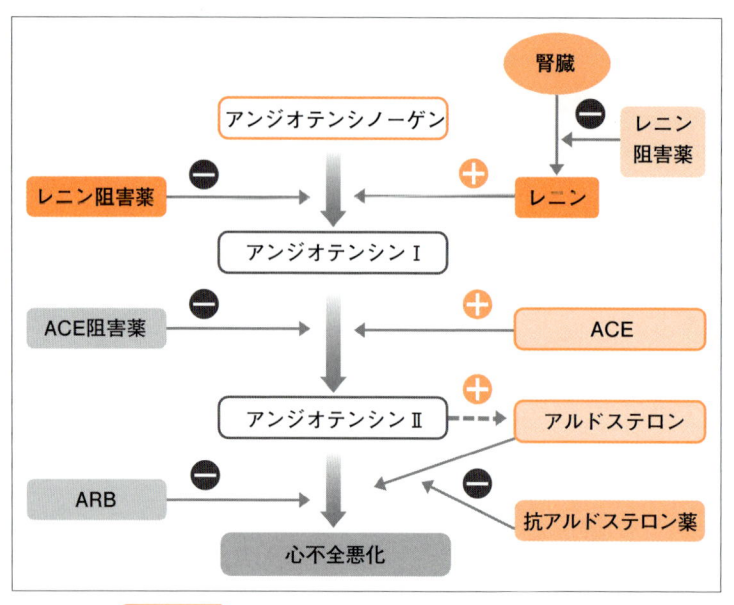

図 2-4 レニン―アンデオテンシン系の阻害薬

レニン阻害薬，ACE 阻害薬，ARB，抗アルドステロン薬は作用点は異なるが，レニン―アンジオテンシン系の上流，下流を抑制する．

(Duprez DA：Role of the renin-angiotensin-aldosterone system in vascular remodeling and inflammation：a clinical review. J Hypertens, 24：983-991, 2006 より引用)

C. ナトリウム利尿ペプチド系

　ナトリウム利尿ペプチドファミリーは心房性ナトリウム利尿ペプチド（ANP）と B 型ナトリウム利尿ペプチド（BNP），C 型ナトリウム利尿ペプチドの 3 種類からなる．ANP は，心房壁の伸展や血管内容量の上昇によって心房の細胞から分泌され，BNP は主に心室への容量負荷により心室の細胞から分泌される．ナトリウム利尿ペプチド系には細胞内情報伝達に関わる 2 つの受容体「natriuretic peptide receptor（NPR）-A」，「NPR-B」と一つのクリアランス受容体「C 受容体」がある．これらの受容体は主として血管平滑筋，心筋，腎尿細管上皮細胞に存在し，ANP，BNP の作用は NPR-A 受容体を介して細胞内 cGMP を上昇させることにより発揮される．また ANP，BNP の血中からのクリアランスは，C 受容体を介して行われるほか，腎近位尿細管，血管内皮にも認められる中性エンドペプチダーゼで分解を受ける（図 2-5）．

　ANP と BNP はともに血管拡張作用，利尿作用を持つペプチドであるが，交感神経系，レニン―アンジオテンシン系に拮抗する作用を有し，心臓，腎臓，血管に直接作用する．特に心血管への作用として，ANP，BNP ともに血管拡張作用，肺動脈楔入圧低下作用があるために，日本では遺伝子組み換え ANP 製剤であるカルペリチドが，米国では BNP 製剤であるネシリチドが急性心不全の薬剤として使用されている．

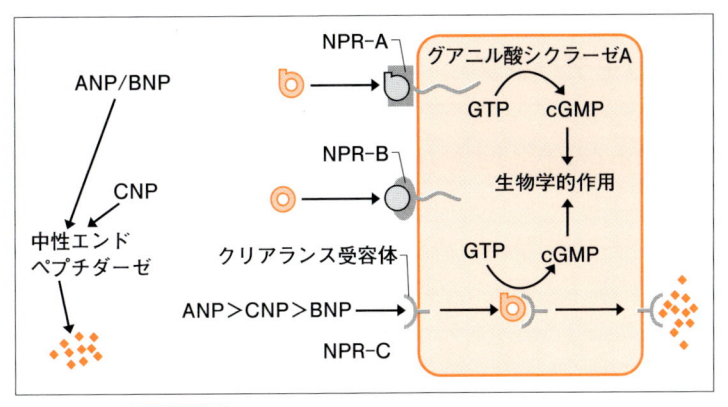

図 2-5　ANP, BNP の受容体とクリアランス

ANP, BNP の作用は NPR-A を介して細胞内 cGMP を上昇させることにより発揮される. ANP, BNP の血中からのクリアランスは, NPR-C を介して行われるほか, 腎近位尿細管, 血管内皮にも認められる中性エンドペプチダーゼで分解を受ける.
(de Lemos JA, McGuire DK, Dranzer MH：B-type natriuretic peptide in cardiovascular disease. Lancet, 362：316-322, 2003 より引用)

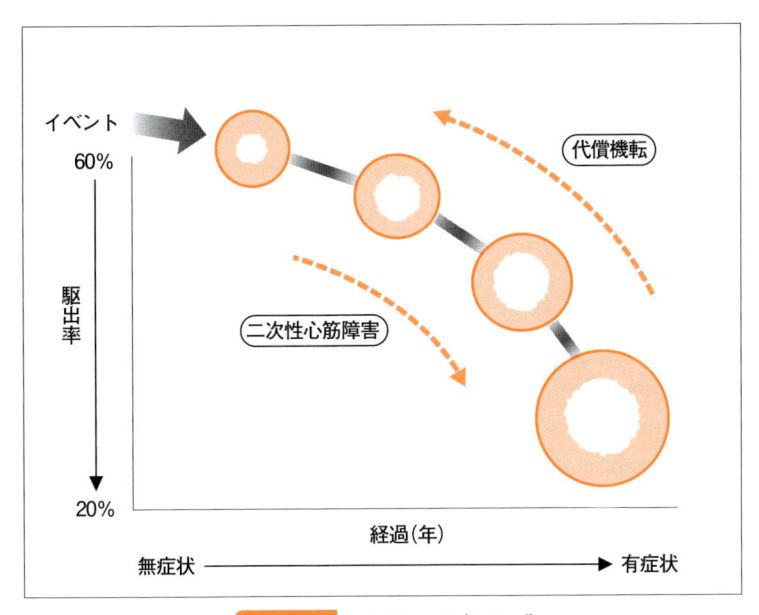

図 2-6　心筋リモデリング

心臓に心不全を惹起するイベントが生じると, 代償機転として交感神経系, レニン―アンジオテンシン系が活性化する. 最初はこれらの代償機転により患者は無症状であるが, 年単位でこれらの系が活性化すると細胞レベルの心筋障害から心筋リモデリングが生じ, 非代償性の心不全状態となって症状も生じてくる.
(Mann DL, Bristow MR：Mechanisms and models in heart failure：the biomechanical model and beyond. Circulation 111：2837-2849, 2005 より引用)

6. 心筋リモデリング

　予後不良である心不全患者においては，病態が進行するにつれ，心拡大と収縮能の低下が徐々に進行する．心筋梗塞後でも予後不良患者では同様の現象が観察されるが，心筋が壊死した梗塞部が線維化するにしたがって，非梗塞部も進行性に拡大する．心筋が細胞レベルから肥大，変性し，組織的には線維化を伴って，心拡大と心収縮力低下が悪化する現象を心筋リモデリングと呼び，予後不良因子である（図2-6）．心筋リモデリングが進行する機序としては血行動態的心負荷，交感神経系とレニン—アンジオテンシン系，炎症性サイトカイン系の亢進などが考えられており，抗心筋リモデリング効果はACE阻害薬，β遮断薬を中心に報告されている．

7. 心不全の症状

　歴史的に心不全の自覚症状と身体所見を組み合わせたものに，1971年に発表されたフラミンガム研究の心不全診断基準がある（表2-3）．しかし，臨床現場では簡単な指標を組み合わせることが必要であり，表の中でも体重増加，浮腫，呼吸困難といった水分貯留に起因する症状は患者自身も把握しやすい．

表2-3　フラミンガム研究の心不全診断基準

大基準
- 発作性夜間呼吸困難
- 頸静脈怒張
- ラ音
- 胸部X線での心拡大
- 急性肺水腫
- Ⅲ音ギャロップ
- 中心静脈圧上昇（>16 cmH$_2$O）
- 循環時間延長（≧25秒）
- 肝・頸静脈逆流
- 剖検での肺水腫，内臓うっ血や心拡大

大または小基準
- 治療に反応して5日間で4.5 kg以上の体重減少

小基準
- 両足首の浮腫
- 夜間咳嗽
- 労作性呼吸困難
- 肝腫大
- 胸水
- 肺活量の低下（最大の1/3以下）
- 頻脈（≧120 bpm）

2つ以上の大基準，1つの大基準と2つ以上の小基準で心不全と診断

心不全の自覚症状，他覚所見が列挙してある．

（佐藤幸人：心不全の基礎知識100．文光堂，2011）

A. 病態

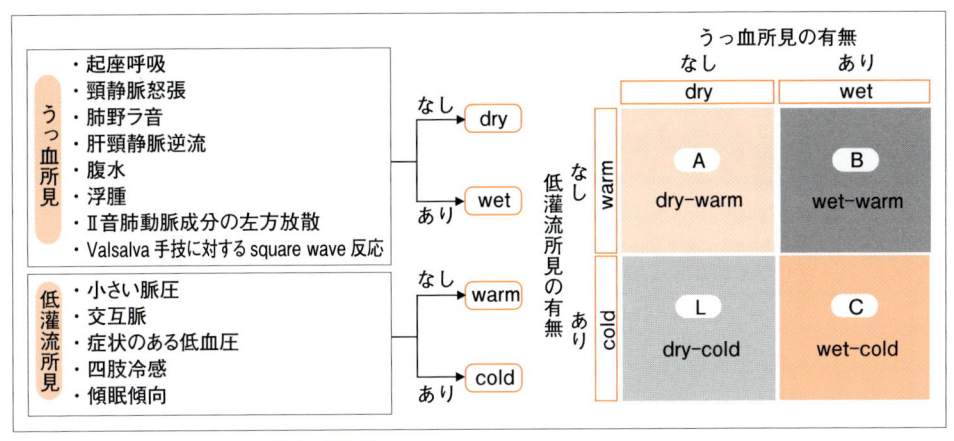

図 2-7 Nohria-Stevenson 分類の概念

うっ血の指標があるものを wet, ないものを dry, 臓器低灌流の指標がないものを warm, あるものを cold とし, 患者を4分割した.
(Nohria A, Tsang SW, Fang JC, et al.: Clinical assessment identifies hemodynamic profiles that predict outcomes in patients admitted with heart failure. J Am Coll Cardiol, 41 (10): 1797-1804, 2003 より引用改変)

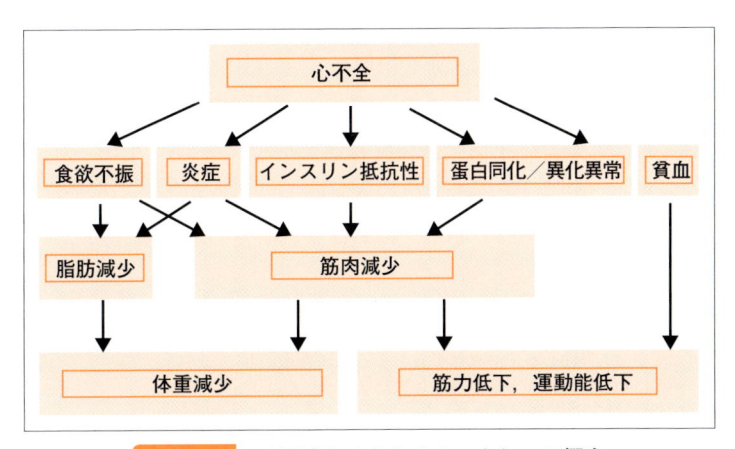

図 2-8 心不全にみられるカヘキシーの概念

炎症の亢進, 蛋白異化の亢進, インスリン抵抗性, 脂肪融解, 食欲低下など多くの因子を包括した概念として提唱された.
(Evans WJ, et al.: Cachexia: a new definition. Clin Nutri, 27: 793-799, 2008 より引用)

a. Nohria-Stevenson 分類

重症心不全の病態把握, リスク評価において簡便なものに, 最近提唱された Nohria-Stevenson の分類（図 2-7）がある. 患者は簡単な臨床指標からうっ血の指標があるものを wet, ないものを dry, 臓器低環流の指標がないものを warm, あるものを cold と4群に分類された結果, 1年後の生存率はプロファイル A (dry-warm), B (wet-warm), C (wet-cold) の順に予後がよいことが示された. このように, 循環器専門医でなくても, また特別な機器を用いなくても, 簡単な臨床症状の組み合わせからリスク評価が可能なことが示された. 治療法の方針としては, プロファイル B (wet-

表 2-4 カヘキシーの診断基準

1. 慢性疾患の存在
2. 12 か月における 5% 以上の体重減少
3. 以下の 3 つを満たすこと
   ・筋力低下
   ・倦怠感
   ・食欲不振
   ・低 fat-free mass index
   ・生化学指標異常（炎症，ヘモグロビン＜12 g/dL，血中アルブミン＜3.2 g/dL）

(Evans WJ, et al.：Cachexia：a new definition. Clin Nutri, 27：793-799, 2008 より引用)

warm）ではうっ血が主体なので利尿と血管拡張が主体となり，プロファイル C（wet-cold）ではうっ血と低還流が同時にあるので，点滴強心薬が必要と考えられる．

8. 末期心不全に認められる低栄養

　肥満は心不全発症の危険因子であるが，心不全発症後は逆に低体重が予後不良因子となる．2008 年のコンセンサスミーティングにおいて，心不全にみられるカヘキシーは，炎症の亢進，蛋白異化の亢進，脂肪融解，インスリン抵抗性，食欲低下，吸収不良など多くの因子を包括した概念として提唱された（図 2-8，表 2-4）．表 2-4 にコンセンサスミーティングによるカヘキシーの診断基準を示す．最新の 2013 ACCF/AHA 心不全ガイドラインでは，肥満は心不全発症の危険因子であるが，心不全発症後の低体重は低栄養を示唆するとされ，初めて心不全における低栄養の注意喚起がなされた．

● 文　献
・ 佐藤幸人：心不全の基礎知識 100．文光堂，2011．
・ 日本循環器学会：慢性心不全治療ガイドライン 2010 年改訂版．
　http://www.j-circ.or.jp/guideline/pdf/JCS2010_matsuzaki_h.pdf
・ 2013 ACCF/AHA Guideline for the management of heart failure：A Report of the American College of Cardiology Foundation/American heart Association Task Force on Practice Guidelines.

［佐藤幸人］

B．慢性心不全の治療

慢性心不全治療について同時に考えるべきこと

　心不全の原因は，高血圧性，心筋梗塞後，心筋症，弁膜症などがあるが，頻度が多いものは高血圧性心不全と，心筋梗塞後心不全である．心不全患者を診た場合，心不全の治療以外にも，狭心症に対する治療，心房細動に対する治療，動脈硬化の危険因子の管

B. 慢性心不全の治療

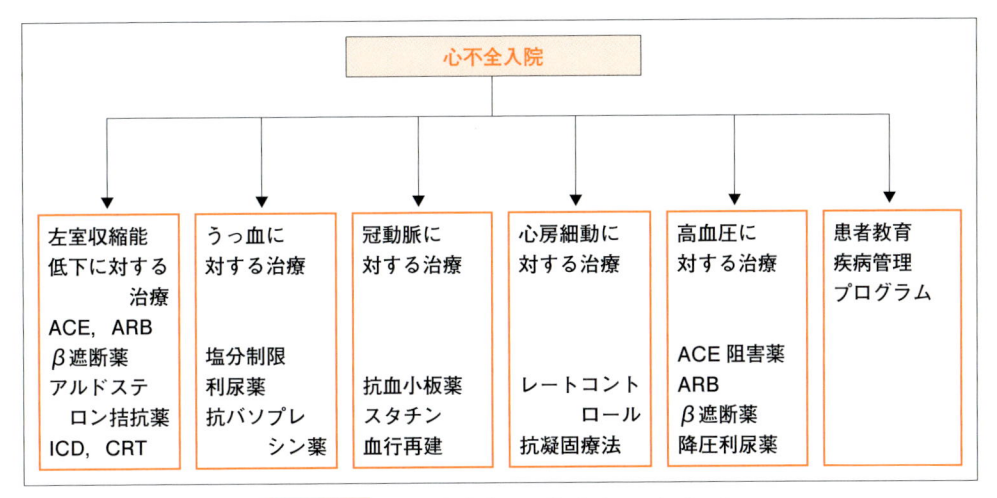

```
                          心不全入院
   ┌──────┬──────┬──────┬──────┬──────┬──────┐
左室収縮能    うっ血に    冠動脈に    心房細動に   高血圧に    患者教育
低下に対する  対する治療  対する治療  対する治療  対する治療  疾病管理
治療                                                         プログラム
ACE, ARB    塩分制限                            ACE 阻害薬
β遮断薬     利尿薬      抗血小板薬  レートコント ARB
アルドステ  抗バソプレ  スタチン     ロール       β遮断薬
ロン拮抗薬  シン薬      血行再建    抗凝固療法   降圧利尿薬
ICD, CRT
```

図 2-9　心不全患者の入院時チェックリスト

ガイドライン推奨治療を，左室収縮能低下，うっ血，冠動脈疾患，心房細動，リスクファクター管理，患者教育の観点より多角的に同時にとらえる必要がある．
(Gheorghiade M, Pang PS：Acute heart failure syndromes. J Am Coll Cardiol, 53：557-573, 2009 より引用改変)

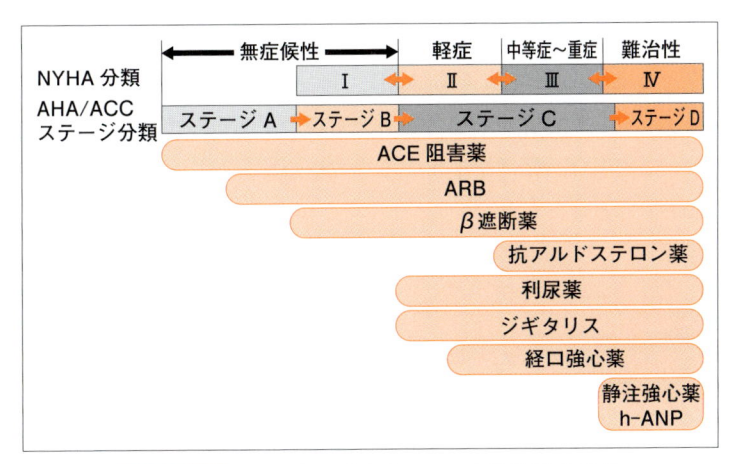

図 2-10　心不全の重症度からみた薬物治療指針

無症状，軽症の時期からのリスク是正と早期からの投薬，特に ACE 阻害薬または ARB，β遮断薬の投与が求められている．
(日本循環器学会：循環器病の診断と治療に関するガイドライン．慢性心不全治療ガイドライン (2010 年改訂版)．http://www.j-circ.or.jp/guideline/pdf/JCS2010_matsuzaki_h.pdf)

理，患者教育など同時に考えておくべき事項は多い（図2-9）．以下に，それぞれの項目について説明する．

1. 左室収縮機能低下に対する治療

慢性心不全においては，レニン―アンジオテンシン―アルドステロン系と交感神経系が活性化している．これらの系は最初，心不全の代償機構として働くが，過剰な系の亢

進が心不全の病態と予後を悪化させると考えられている．ACE 阻害薬と ARB はレニン—アンジオテンシン—アルドステロン系を抑制するために使用され，β遮断薬は交感神経系を抑制するために使用される．いずれも収縮能が低下した心不全患者において生命予後の改善効果が確認されており，慢性心不全においては基本投与薬として，ガイドラインでは無症状の早期段階からの投与が推奨されている（図2-10）．なお，心不全患者の40%を占めると考えられている，拡張能が低下し，収縮能は保持されている心不全においては，予後改善効果が証明された薬剤は現時点において報告されていない．

a. 心不全治療の必須薬①　ACE 阻害薬，ARB

ACE 阻害薬は心不全の予後改善薬の中でも歴史的な薬剤で，1987年の CONSENSUS をはじめ，SOLVD などの大規模試験などの結果より，心不全患者の生命予後の改善効果が証明されている．しかし副作用として咳があるために，しばしば患者から敬遠されることがある．アンジオテンシンⅡ受容体拮抗薬（ARB）は，ELITE Ⅱ，Val-HeFT，CHARM などの試験を経て，心不全に対し ACE 阻害薬と同等の心血管イベント抑制効果が考えられており，実臨床においては ACE 阻害薬または ARB のいずれかが投薬されていればよいという考えにシフトしてきている（図2-11）．

注意点として，ACE 阻害薬も ARB も降圧薬としても使用される薬剤であり，過度の血圧低下が生じて患者が不都合を訴える場合がある．また腎機能の悪化にも注意が必要である．この場合，薬剤を中止するのではなく，減量してでも可能な限り投与を継続することが大切と考えられている．

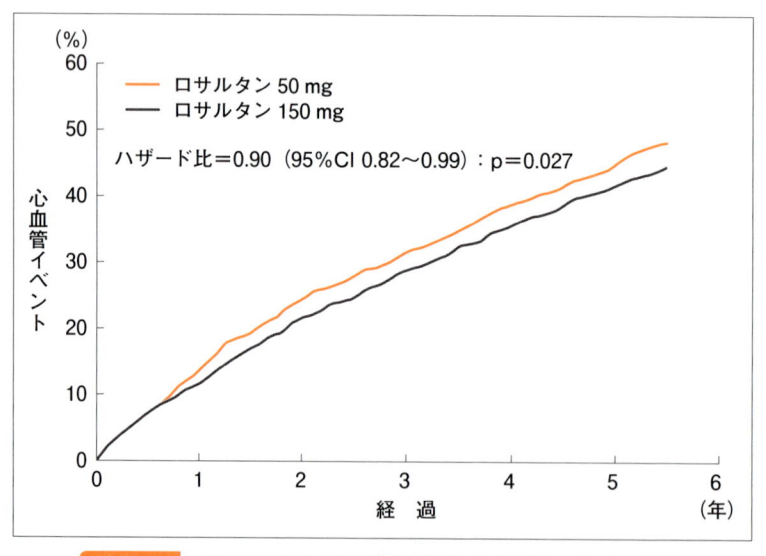

図 2-11　**ARB ロサルタン高用量投与の心不全における効果**
ロサルタン高用量投与は，低用量投与と比較して心血管イベントを有意に抑制した．
(Konstam MA, Neaton JD, Dickstein K et al.：Effects of high-dose versus low-dose losartan on clinical outcomes in patients with heart failure（HEAAL study）：a randomised, double-blind trial. Lancet, 28：374：1840-1848, 2009 より引用)

> **処方例** エナラプリル（レニベース®）
> （ACE阻害薬）
>
> 適　応：本態性高血圧，慢性心不全
> 用法・用量：1日1回5〜10 mg，20 mgまで増量可能
> 副作用：血管浮腫，高カリウム血症，腎不全
> 注　意：腎障害合併時では減量，2.5 mgから投与開始

> **処方例** カンデサルタン（ブロプレス®）
> （ARB）
>
> 適　応：本態性高血圧，慢性心不全
> 用法・用量：1日1回4〜8 mg
> 副作用：高カリウム血症，腎不全
> 注　意：腎障害合併時では減量，2 mgから投与開始

b. 心不全治療の必須薬②　β遮断薬

　β遮断薬はUS Carvedilol study，CIBIS IIなどの大規模試験を経て，生命予後の改善効果が証明されており（図2-12），国内外の心不全ガイドラインでも基本薬としての投与が強く推奨されている．本邦で使用できるエビデンスのある薬剤はカルベジロールとビソプロロールだけである．注意点は，心不全患者がうっ血状態にあるときに通常量を投与すると，かえって心不全の状態が悪化して肺水腫になる可能性があるため，カルベジロールであれば1.25〜2.5 mg/日から投与を開始し，徐々に増量する方法がとられる（図2-13）．副作用には徐脈，倦怠感，血圧低下があるが，薬剤を中止するのではな

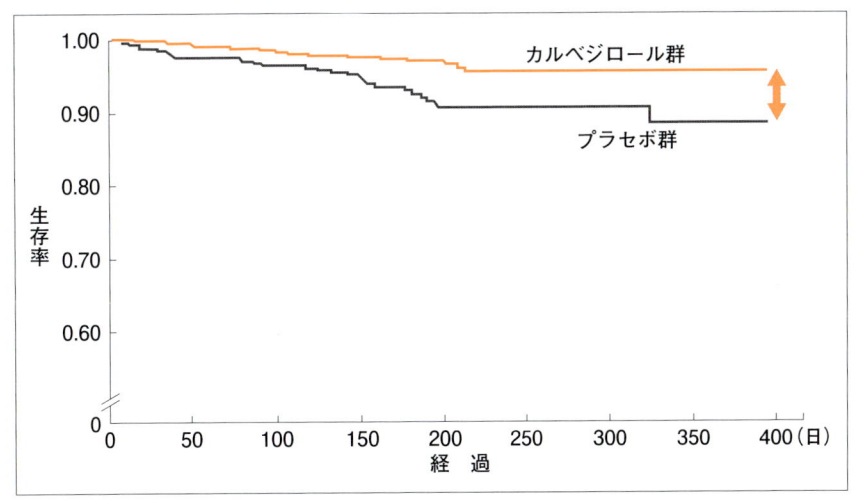

図2-12　US carvedilol studyにおけるβ遮断薬の生存率改善作用

全死亡のリスクは，カルベジロール群においてプラセボ群に比べ有意に低下した．
(Packer M, et al.: The effect of carvedilol on morbidity and mortality in patients with chronic heart failure. U.S. Carvedilol Heart Failure Study Group. N Engl J Med, 334：1349-1355, 1996より引用改変)

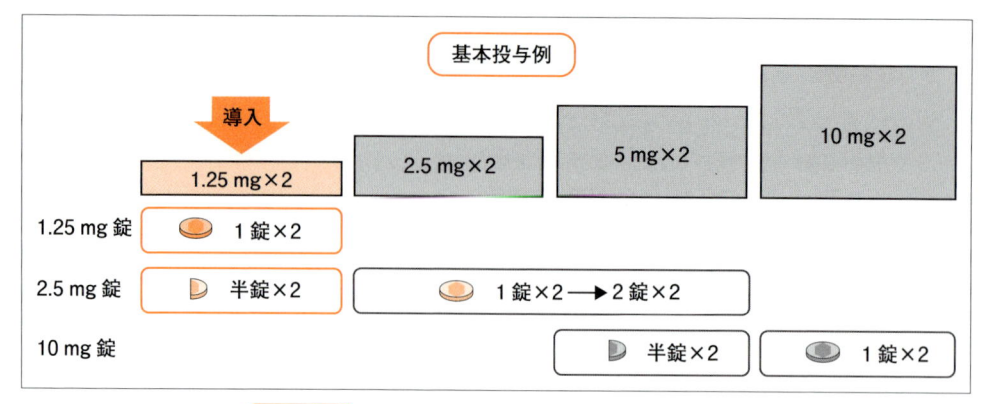

図 2-13 β遮断薬カルベジロールの基本投与例

β遮断薬は少量から開始し，漸増する．

（カルベジロール Drug Information より改変）

く，少量でも可能な限り投与を継続することが大切である．なお，β遮断薬と ACE 阻害薬の必須治療薬をどちらから投与開始しても効果は同じと考えられている．

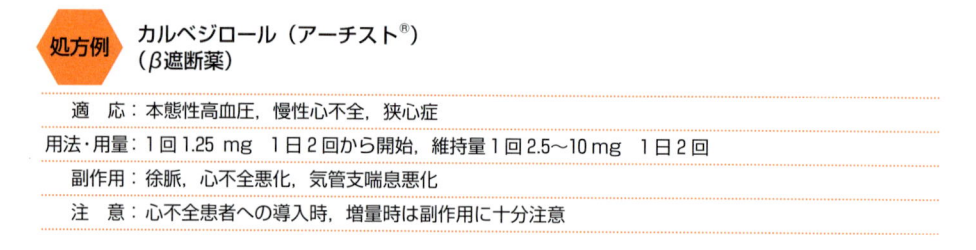

処方例　カルベジロール（アーチスト®）
（β遮断薬）

適　応	本態性高血圧，慢性心不全，狭心症
用法・用量	1 回 1.25 mg　1 日 2 回から開始，維持量 1 回 2.5〜10 mg　1 日 2 回
副作用	徐脈，心不全悪化，気管支喘息悪化
注　意	心不全患者への導入時，増量時は副作用に十分注意

c. 抗アルドステロン薬

心不全患者に ACE 阻害薬や ARB を投与すると，血中アルドステロン値は一過性に抑制されるが，経過とともに再上昇するアルドステロンブレイクスルーという現象が認められる．このため，アルドステロンの有害作用を直接阻害する薬剤の使用が求められ，抗アルドステロン薬は，ACE 阻害薬または ARB，β遮断薬の投与で心不全の治療が不十分な場合に，すみやかに追加投与することが勧められている．ただし，腎機能障害を合併した心不全患者では，ACE 阻害薬または ARB に追加する場合，さらなる腎機能の悪化や高カリウム血症に対する注意が必要である．

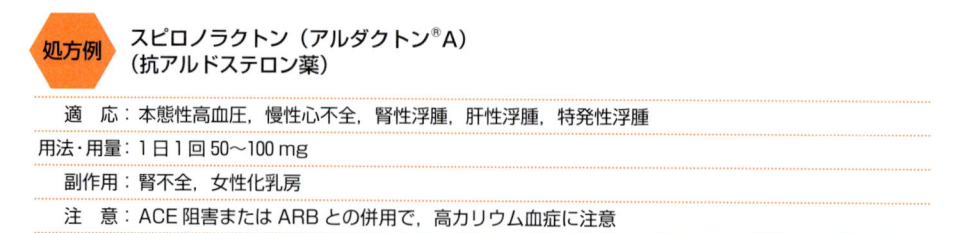

処方例　スピロノラクトン（アルダクトン®A）
（抗アルドステロン薬）

適　応	本態性高血圧，慢性心不全，腎性浮腫，肝性浮腫，特発性浮腫
用法・用量	1 日 1 回 50〜100 mg
副作用	腎不全，女性化乳房
注　意	ACE 阻害または ARB との併用で，高カリウム血症に注意

d. 経口強心薬

　経口強心薬には長期予後改善効果はなく，むしろ心臓に鞭打つこととなって長期予後を悪化させることが多いことが知られている．したがって，経口強心薬が慢性心不全治療において一般的に使用されることはなく，末期心不全患者のQOLや身体活動能力の改善など極めて限られた場合にのみ使用される．

2. うっ血に対する治療

a. ループ利尿薬

　ループ利尿薬は，広く慢性心不全，急性心不全において，利尿を得てうっ血を改善するために使用されている薬剤であり，ループ利尿薬を用いずに中等症以上の心不全患者を管理することは不可能である．しかし慢性心不全においては，上述のようにACE阻害薬，ARB，β遮断薬が心不全患者の生命予後を改善するため，ループ利尿薬を単独で使用するのではなく，必ず，ACE阻害薬またはARB，β遮断薬と併用する．

> **処方例** フロセミド（ラシックス®）
> （ループ利尿薬）
> 適　応：うっ血性心不全，腎性浮腫，肝性浮腫
> 用法・用量：1日10〜80 mg
> 副作用：低ナトリウム血症，低カリウム血症，腎機能悪化
> 注　意：重症心不全であるほど高用量の投与が必要であり，腎機能悪化を生じやすい

b. 抗バソプレシン薬

　心不全患者では，レニン―アンジオテンシン―アルドステロン系，交感神経系以外に，バソプレシン系も亢進しており，血中バソプレシンは心不全患者の体液貯留，末梢血管抵抗上昇，心内圧上昇の原因の一つと考えられている．バソプレシンV2受容体拮抗薬トルバプタン（サムスカ®）は，ループ利尿薬抵抗性の患者において，尿量を増加し，呼吸困難改善，肺動脈楔入圧の低下などの作用が認められることが報告されている．また，心不全において低ナトリウム血症は予後不良指標であるが，トルバプタンは低ナトリウム血症を改善させる．著効例では24時間以内に数L以上の尿が出て，①急激な脱水または，②急激な血中ナトリウム濃度の上昇をきたすことがある．このため，入院患者を対象に臨床投与が認められており，尿量が多量に出て脱水になる可能性が高い場合は，飲水制限を解除し，必要に応じて脱水を予防するべく水分補給も行う．

処方例	トルバプタン（サムスカ®） （バソプレシン受容体拮抗薬）

適　応：ループ利尿薬で効果不十分な心不全における体液貯留
用法・用量：1日1回15 mg
副作用：脱水による血栓塞栓症，高ナトリウム血症，腎不全
注　意：
1. 急激な脱水，高ナトリウム血症を生じることがあるので必ず入院のうえ投与する
2. 急激な循環血漿量の減少が望ましくない場合，7.5 mgから開始
3. 投与中は飲水制限を解除，脱水にならないよう必要に応じて水分補給する
4. 投与開始4〜6時間後には血清ナトリウムを測定

3. 合併する冠動脈疾患に対する治療

　心不全発症の原因の一つに心筋梗塞を介する経路がある．心筋梗塞後に生じた心不全の場合，ACE阻害薬またはARB，β遮断薬に加えて，心筋梗塞の二次予防目的として抗血小板薬であるアスピリンとHMG-CoA還元酵素阻害薬（スタチン）を投与する（心不全の病態に対して，抗血小板薬，スタチンを投与する意義はないので，冠動脈疾患を合併していない心不全患者にアスピリン，スタチンは不要）．また虚血症状を生じる冠動脈病変が残存している場合は，必要に応じて経皮的冠動脈形成術，冠動脈バイパス術などの血行再建を行う．

4. 合併する心房細動に対する治療

　心房細動は心不全に合併することが多く，左房内に血栓を生じやすい．したがって，血栓塞栓症の予防のために抗凝固療法が必要である．血栓塞栓症は一度発症すると，大きな脳梗塞を生じることが多く予後不良であるため，持続性心房細動以外に発作性心房細動でも，認知症や出血性疾患の合併がない限りワルファリンなどの抗凝固薬を考慮する．ワルファリンはINRを測定して投与量を調整する必要があるが，最近開発された新しい抗凝固薬ではその必要はない．また，抗凝固薬を投与している患者が他疾患の手術を受ける機会も多くなっているが，その場合，抗凝固薬を中止すると重篤な血栓塞栓症を発症する危険が高い．このため，抜歯や白内障手術では抗凝固薬は中止せず，抗凝固薬を中止する必要のある大きな手術のときは，入院のうえヘパリンに置き換えることが勧められる．

5. リスク管理

　高血圧は直接，高血圧性心不全の原因になり，脂質異常症，糖尿病は冠動脈病変を生じ，冠動脈疾患由来の心不全を生じやすくなる．したがって，心不全患者を診た場合，これら3つのリスクはセットで考える必要がある．

高血圧は心不全患者の場合，厳格な降圧が必要である．心不全患者では，予後改善のために ACE 阻害薬，または ARB，β遮断薬が投与されていることが多く，第一選択となる．「高血圧治療ガイドライン 2014」では心冠動脈疾患患者の目標血圧は診察室 140/90 mmHg 未満，家庭血圧は 135/85 mmHg 未満とされている．

　脂質の管理は，冠動脈疾患を合併した心不全の場合，新たな心筋梗塞を防ぎ，さらなる心不全の悪化を予防するために重要である．「動脈硬化性疾患予防のための脂質異常症治療ガイド 2013 年版」では，脂質管理目標値は冠動脈疾患の既往がある場合，LDL<100 mg/dL である．

　糖尿病も血管病変を悪化させるので，コントロールが必要であるが，本格的に血管が悪くなってしまうと糖尿病の治療をしても心血管イベントの抑制効果が弱いことが知られている．したがって，糖尿病に関しては病気が進行する前に，早期からの介入が望まれる．

6. 心不全疾病管理プログラム

　多職種が介入して治療成績を上げようとするのが心不全疾病管理プログラムである．前述の ACE 阻害薬やβ遮断薬は生存率改善のための必須薬であるが，患者自身が利尿薬の効果のように直接その効果を実感するのでないために，処方率，内服コンプライアンスともに低くなりがちである．このために，心不全の病態を患者自身が理解することが大変に重要となる．患者が自身をチェックまたはケアしていくことも非常に大切である．症状が悪化した場合は，どのように評価して，一定以上の悪化状態になれば，どのタイミングで医療機関を受診するかまで，具体的に患者が理解しておく必要がある．また心不全悪化に至った場合，その原因も追究する必要がある．

7. その他

a. 心臓リハビリ

　2006 年 4 月の診療報酬改定により，慢性心不全が「心大血管リハビリテーション」の対象疾患となり，対象となる条件として LVEF≦40％，血中 BNP≧80 pg/mL，再考酸素摂取量≦80％ のいずれかを満たすこととされた．

　心不全において期待できる運動療法の効果には，運動耐容能の改善以外に，骨格筋，呼吸筋の改善，心不全状態の改善が報告されており，その結果，心不全入院の抑制など予後の改善効果も期待されている．また，運動により，不安，抑うつを軽減し，QOL を改善する効果も期待できる．

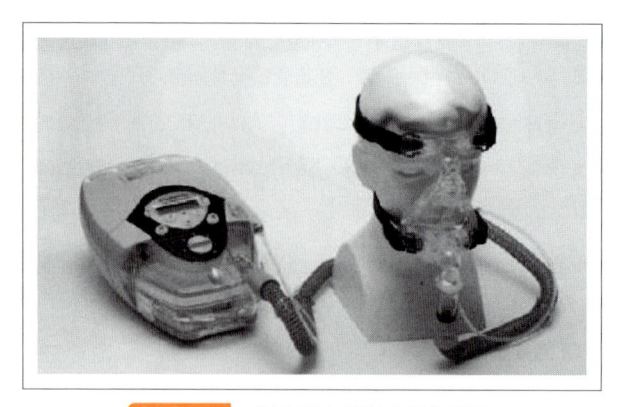

図 2-14 順応性自動制御換気装置
患者の換気量の変化に応じてサポート圧を自動的に調整することにより呼吸を安定化する.

b. ASV

　睡眠呼吸障害には，上気道の閉塞により出現する閉塞性睡眠時無呼吸 obstructive sleep apnea（OSA）と呼吸中枢からのドライブの消失による中枢性睡眠時無呼吸 central sleep apnea（CSA）がある．心不全患者では中枢性睡眠時無呼吸の頻度が高く，OSA との混在も多いとされている．心不全患者の中枢性睡眠時無呼吸に対する治療は確立していないが，最近，患者の呼吸に同調して陽圧をかけ，患者の換気量により自動的にサポート圧を選択するサーボ制御圧感知型人工呼吸器 adaptive servo-ventilation（ASV）が開発され（図 2-14），QOL の改善，心不全の改善に期待がよせられている．

c. CRT，ICD

1) CRT

　しばしば心不全患者では左脚ブロックの心電図を認めるが，心室内の伝導障害を示しており，QRS 幅の増大は心不全の予後悪化因子である．また，多くの場合，QRS 幅の増大は左室が一度に同期して収縮するのではなく，収縮のずれ（非同期性 dyssynchrony）を生じるために，心拍出量の減少，僧帽弁逆流，心室リモデリングを生じて心不全を悪化させる．心臓再同期療法 cardiac resynchronization therapy（CRT）では，右室ペーシングリードに加え冠静脈を介して左室自由壁にもリードを留置し，左室を両方から同時にペーシングし，心臓を再同期する治療法であるが（図 2-15），慢性期効果として心筋リモデリングの改善が認められ，生存率の改善も報告されている．CRT に反応しない症例もあるが，現状では事前に十分な予測はできない．

2) ICD

　1990 年代初頭，Ⅰ群抗不整脈薬は不整脈抑制効果を示すにもかかわらず，心機能抑制効果や催不整脈作用を介して，かえって突然死の頻度を多くすることが報告された．このため，抗不整脈薬の多くは慢性心不全にみられる不整脈に対して漫然と使用するこ

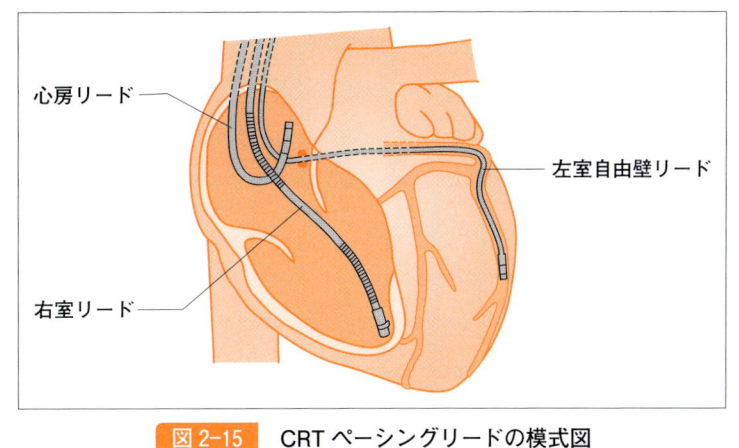

図 2-15 CRT ペーシングリードの模式図
(佐藤幸人:心不全の基礎知識 100. 文光堂, 2011)

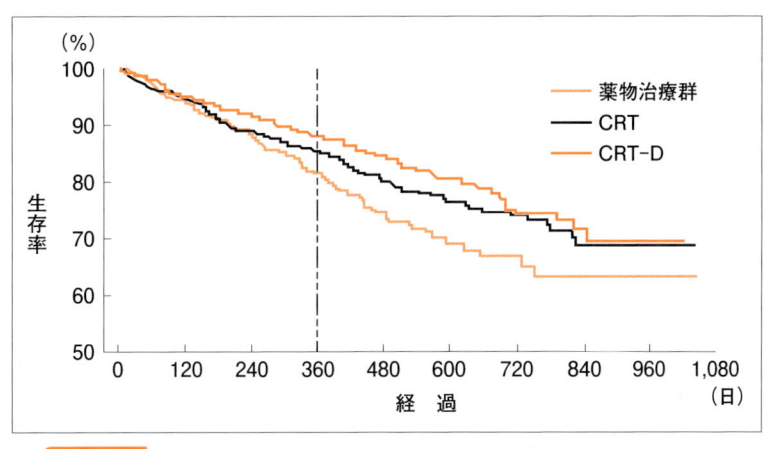

図 2-16 心不全症例における CRT-D の効果（COMPANION より）
CRT-D は薬物治療群と比較して，CRT よりも予後を改善させた．
(Bristow MR, et al.: Cardiac-resynchronization therapy with or without an implantable defibrillator in advanced chronic heart failure. N Engl J Med, 350:2140-2150, 2004 より引用)

とは避けるべきと考えられている．一方，Ⅲ群抗不整脈薬であるアミオダロンは，心不全患者において生存率を改善したと報告されたが，ヨウ素に関連した甲状腺の障害，肺線維症などの多種多様な副作用が問題となっている．

最近は突然死予防の侵襲的手技によるデバイスの一つとして，植え込み型除細動器 Implantable cardioverter defibrillator (ICD) が普及しつつある．アミオダロンより ICD のほうが，突然死予防効果が大きいことなどが報告され（図 2-16），標準治療を十分行ったうえで致死性不整脈の発生が予想される場合，ICD の適応と考えられる．

d. 補助人工心臓

従来の拍動型人工心臓は駆動装置とポンプを体外に装着するために，一度装着すると退院が困難であった．また拍動型補助人工心臓では 2 年後の生存率は 20% 程度であり，

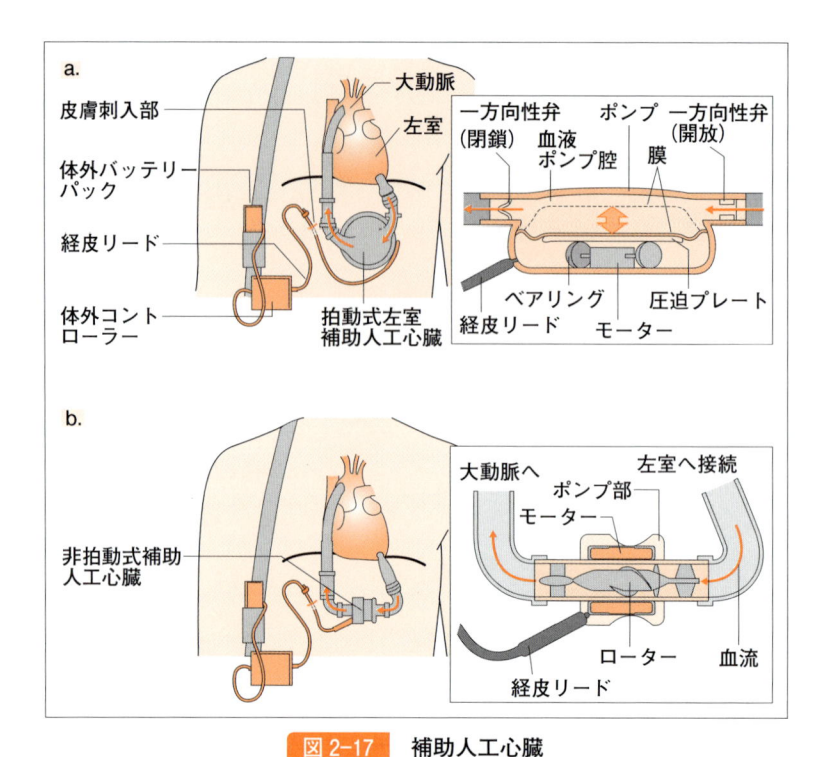

図 2-17　補助人工心臓
a. 拍動式左室型補助左室人工心臓．モーターが回転すると，圧迫プレートが上下し，血液ポンプ腔に拍動が生じる．血液は拍動しながら，図の右から左へ流れる．
b. 非拍動式左室補助人工心臓．ローターが回転することにより血液の流れが生じる．
(佐藤幸人：心不全の基礎知識100．文光堂，2011)

その長期使用にも限界があった．しかし近年，補助人工心臓を拍動式から非拍動式にすることが可能となり，ポンプ部を植え込み型にした補助人工心臓の開発が進んだ．その結果，ポンプ，駆動装置は著明に小型，軽量化し，機器自体のトラブル，感染，塞栓，出血などの合併症も著明に少なく，生存率も延長するようになりつつある（図2-17）．これら最新式の植え込み型補助腎臓心臓では，装着したまま職場復帰や出張も症例により可能であるが，長期管理と合併症の予防が検討課題である．また，数年後補助人工心臓が限界に達した場合の対応も検討課題である．

e. 心臓移植

心臓移植は，「あらゆる心不全治療に対して抵抗性の著明な心不全症状が永続的にある」と予想される場合に適応が検討される．本邦では1968年の和田移植以後，社会的理由により心臓移植は途絶えていたが，1997年「臓器の移植に関する法律」が施行され，その後10年ほどで約70例の心臓移植が行われた．さらに2010年7月法改正がなされ，①脳死は人の死であり，ドナー本人の意思表示が明確でない場合にも家族の承諾により臓器提供でき，②15歳未満の小児でも家族の同意で臓器提供が可能となった．その後，心臓移植症例数はやや増加しており，長期成績も欧米と比較すると良いとされる．しかし，心臓移植を待つ患者は移植を受けられるかどうかという岐路に常に立たさ

れている精神的苦痛がある．また心臓移植後は，拒絶反応を抑制するために免疫抑制薬を飲む必要がある．

● 文 献
- 佐藤幸人：心不全の基礎知識 100．文光堂，2011．
- 日本循環器学会：慢性心不全治療ガイドライン 2010 年改訂版．
  http://www.j-circ.or.jp/guideline/pdf/JCS2010_matsuzaki_h.pdf
- 2013 ACCF/AHA Guideline for the Management of Heart Failure: A Report of the American College of Cardiology Foundation/American Heart Association Task Force on Practice Guidelines.

［佐藤幸人］

C．経過と予後

1．経 過

a．ステージ分類

心不全治療を考える際，症状の程度を表す NYHA 分類以外に，病期を表すステージ分類を知っておく必要がある．ステージ分類とは，心不全を時期によって 4 つの群に分けるもので，図 2-18 のように 2013 年の ACCF/AHA（アメリカ心臓病学会財団/アメリカ心臓協会）心不全ガイドラインでは同分類に沿った治療が提示されている[1]．症状の出現する前からの心不全治療について述べられており，経過に合わせた心不全診療を行なっていく必要がある．同ガイドラインの中で，難治性心不全の選択肢のひとつとして緩和ケアが提示されている．

b．心不全の経過の特徴

心不全には，図 2-19B のように，増悪，寛解（軽快）を繰り返しながら，長期間に渡り徐々に増悪していく経過を辿るという特徴がある[2]．図 2-19A のようながんの経過と異なり，心不全では突然死を来たす場合がある一方で，強心剤の持続点滴から離脱できない状態から退院可能な状態まで改善することもしばしば経験するため，医師は最後まで"まだ助けられるのではないか"と治療方針を迷うことも多く，心不全に緩和ケアの導入が困難である一因となっている．患者側からしても，前回改善したのだから，今回も悪くなったとしても改善するであろうというように誤解を生む可能性の高い疾患群である．

第2章 ● 心不全症候群の病態・治療・経過と予後

心不全のリスク状態

ステージA
心不全のリスクが高いが構造的心疾患や心不全症状がない
- 高血圧
- 動脈硬化性疾患
- 糖尿病
- 肥満
- メタボリックシンドローム
- 心毒性物質使用歴
- 心筋症家族歴

治療
目標
- 心臓に良い生活習慣
- 心血管病の回避
- 左室構造的異常の回避

薬剤
- 血管病, 糖尿病患者へのACE阻害薬, ARB
- スタチン

ステージB
構造的心疾患があるが, 心不全の兆候がない
- 心筋梗塞既往
- 左室肥大
- 左室駆出率低下を含む左室リモデリング
- 無症候性弁膜症

治療
目標
- 心不全症状の回避
- さらなるリモデリングの回避

薬剤
- ACE阻害薬, ARB
- β遮断薬

特定の患者へ
- ICD
- 血行再建, 弁膜症手術

心不全

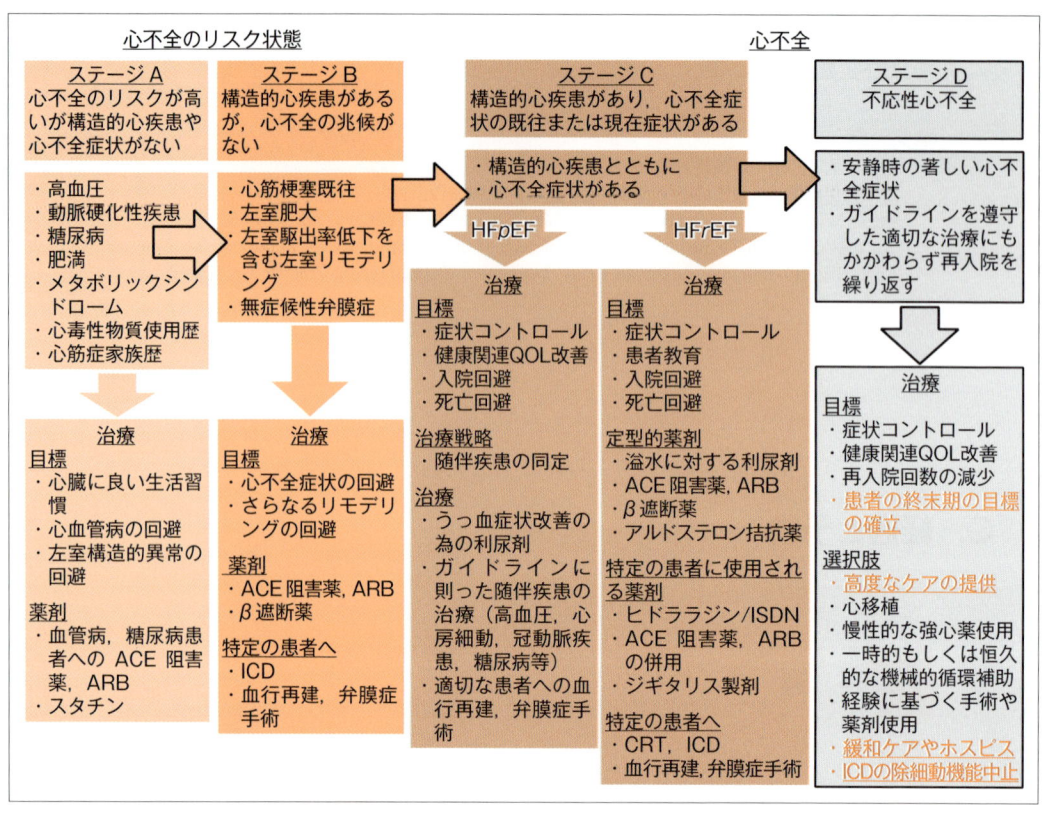

ステージC
構造的心疾患があり, 心不全症状の既往または現在症状がある
- 構造的心疾患とともに
- 心不全症状がある

HFpEF

治療
目標
- 症状コントロール
- 健康関連QOL改善
- 入院回避
- 死亡回避

治療戦略
- 随伴疾患の同定

治療
- うっ血症状改善の為の利尿剤
- ガイドラインに則った随伴疾患の治療（高血圧, 心房細動, 冠動脈疾患, 糖尿病等）
- 適切な患者への血行再建, 弁膜症手術

HFrEF

治療
目標
- 症状コントロール
- 患者教育
- 入院回避
- 死亡回避

定型的薬剤
- 溢水に対する利尿剤
- ACE阻害薬, ARB
- β遮断薬
- アルドステロン拮抗薬

特定の患者に使用される薬剤
- ヒドララジン/ISDN
- ACE阻害薬, ARBの併用
- ジギタリス製剤

特定の患者へ
- CRT, ICD
- 血行再建, 弁膜症手術

ステージD
不応性心不全
- 安静時の著しい心不全症状
- ガイドラインを遵守した適切な治療にもかかわらず再入院を繰り返す

治療
目標
- 症状コントロール
- 健康関連QOL改善
- 再入院回数の減少
- 患者の終末期の目標の確立

選択肢
- 高度なケアの提供
- 心移植
- 慢性的な強心薬使用
- 一時的もしくは恒久的な機械的循環補助
- 経験に基づく手術や薬剤使用
- 緩和ケアやホスピス
- ICDの除細動機能中止

図2-18 心不全のステージ分類と推奨治療

（文献1）より引用改変）

2. 予 後

慢性心不全は, すべての心疾患の終末的な病態であり, その生命予後は突然死を含め非常に悪い. その予後は, 患者の年齢や原因疾患, 重症度などによって異なるが, 平均して5年生存率は50〜60%とされ, 本邦においても悪性腫瘍の生存率と同様に不良であるとされている[3]. 一方で, その経過は前項でも述べたとおり増悪と軽快を繰り返しながら進行し, その予後予測の困難さから, 個々の患者に対して心不全の緩和医療を考える際に介入時期の判断が困難であり, 結果として手遅れとなってしまうことが多い. 心不全において予後予測に関する確率されたデータの数は少なく, 欧米においても, スイスでは, 初期の心不全に対して家庭医が死の危険性を過大評価する傾向があることが報告されている[4]. 一方で米国においては, 心不全患者の半数が, 死亡した前日に6か月以上の予後が伝えられていたという報告がある[5].

本項では, 正確な予後予測は困難であることを前提としたうえで, 報告されている予後予測因子の各論とさらにそれらの因子を用いた予後予測スコアについて紹介し, 最後

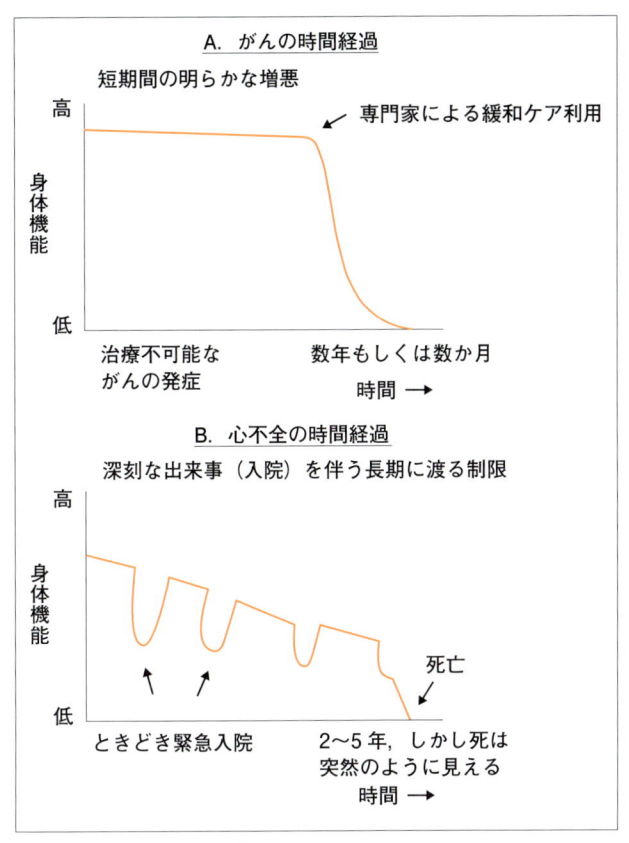

図 2-19　疾患別の時間経過

A. がんの時間経過
- 短期間の明らかな増悪
- 専門家による緩和ケア利用
- 治療不可能ながんの発症
- 数年もしくは数か月

B. 心不全の時間経過
- 深刻な出来事（入院）を伴う長期に渡る制限
- ときどき緊急入院
- 2～5年，しかし死は突然のように見える
- 死亡

心不全では，先が見えず，生活制限された状態が長期間持続するという特徴があり，不整脈などで突然死する場合もある．
(Murray SA, Kendall M, Boyd K, et al.：Illness trajectories in palliative care. BMJ, 330：1007-11, 2005 より引用改変)

に予後予測のタイミングと意義について見直し，正確な予後予測の必要性について再考したい．

3. 予後予測因子

まず，報告されている予後予測因子の各論について述べる．報告されている予後予測因子は非常に多く，すべてを列挙することは困難であり，一部のみ取り上げる．

年齢，性別などの背景因子，うつ病，貧血などの併存疾患，NYHA 分類，体重などの機能的指標，運動負荷検査，心エコー検査などの生理学的指標，血清ナトリウム値，BNP 値，トロポニンなどの生化学的指標（バイオマーカー）について簡単に記載する．

a. 背景

1) 年齢

ロッテルダムの全住民を対象とした研究において，10歳年齢が上がると心不全患者

の4年以内での死亡率が倍増すると報告されている[6]．本邦においても，CHART研究で，1,278名の患者を対象に平均3.5年間の予後報告がなされており，心臓死，心不全入院が高齢で有意に多いことが示されている[3]．

2）入院既往

入院既往のある患者の死亡率は一般集団と比較して高いことが知られている．対象患者の82%が初回心不全入院を契機に研究にエントリーされたヒリンドン研究 Hillingdon study では，死亡率は12か月後で38%と非常に高い[7]．

3）性　別

心不全においても女性は男性よりも予後良好であることが知られており，CIBIS II研究において死亡率の差は36%であったと報告されている[8]．

4）病　因

心不全の病因（原疾患）は時代ともに変化しているが，数多くの研究において，虚血性心疾患の存在が予後不良指標として知られている．

b. 併存疾患

1）うつ病

うつ病は心不全に合併することも多く，うつ病の増悪は予後不良因子であると報告されている[9]．セロトニン再取り込み阻害薬（SSRI）によって改善する可能性があるが，予後改善まで治療介入によって得られるか否かは現段階では明らかとなっていない．

2）貧　血

貧血は心不全の随伴症状としてよく認められ，予後不良因子であるとの報告も多い[10]．治療目標，軽度の貧血の治療に伴う生存率改善効果は一定の見解は得られていない．

3）腎障害

腎障害は心不全の結果もしくは原因として，心腎症候群と呼ばれる心臓と腎臓の相互不全の悪循環に至り生じる（心腎貧血症候群としても予後不良因子として知られる[11]）．

4）認知機能障害

認知機能障害は心不全の終末期において，脳血流供給の低下，呼吸障害を含む脳の酸素化に影響を与える複雑な要因により引き起こされ，独立した死亡予測因子である[12]．

5）その他

肺疾患（慢性閉塞性肺疾患），悪性腫瘍，心房細動なども独立した予後不良因子である．

c. 機能的指標

1）NYHA分類

最も簡便で広く用いられている指標であり，NYHA IIの1年死亡率5〜10%，III度で10〜20%，IV度で20〜50%と算定されている．

C. 経過と予後

2) 血圧

ほとんどの心不全患者は高血圧の既往があるが，慢性心不全においては低血圧が予後不良因子として知られている．

3) 体重

6か月間における以前の通常体重の7.5％以上の体重減少は，とても強い予後不良因子であり，心臓カヘキシーとして知られている．肥満者は高血圧や糖尿病などの合併が多い一方で，BMIが高い方が長生きするという報告が増えており，肥満パラドックスといわれている．

4) 異常な呼吸

心不全では化学受容体が過活動状態となっており，呼吸は不適切に努力を要するものとなる．その結果，多くの心不全患者は夜間に中枢性無呼吸（チェーン-ストークス）パターンを呈し，収縮不全例では，主要な予後予測因子の一つであるとされている．

d. 生理学的指標

1) 最大酸素摂取量

心肺運動負荷試験を施行し，最大限に運動した際に消費した酸素量を測定することで得られる値であり，心不全の予後指標のゴールドスタンダードであるとされている．しかし，専門的な機器が必要であり，運動負荷も必要であり，大多数の心不全患者に使用できる検査であるとは言い難く，6分間歩行が代替検査として行われることがある．

2) 心電図変化

心不全患者の多くは心電図異常を持っており，心電図における多くの詳細な特徴が予後因子として検討されてきた．心房細動や異常Q波は，その中でも日常臨床において簡便で，一般臨床家にも広く利用可能な予後指標である．

3) 心エコー指標

心電図同様に詳細は十分に述べることはできないが，左室駆出率（LVEF），左室肥大，左房拡大は予後不良指標として知られ，その他，心電図同様に左室流入速波形，肺静脈血流波形，組織ドプラ法などを用いた，多くの評価項目，予後指標が検討，報告されている．

4) 収縮期駆出率（Ejection Fraction：EF）

1回の拍出で心室から送り出される血液の割合（左心室収縮期駆出率）であり，ほぼすべての心不全の介入臨床試験における登録基準として用いられてきた．多くの研究で，駆出率は他の予後指標よりも有用ではないと報告されているが，分類の基準として継続して用いられている．

e. 特異的指標

1) 血清ナトリウム

心不全が悪化すると，低ナトリウム血症となり，予後不良因子であることが知られて

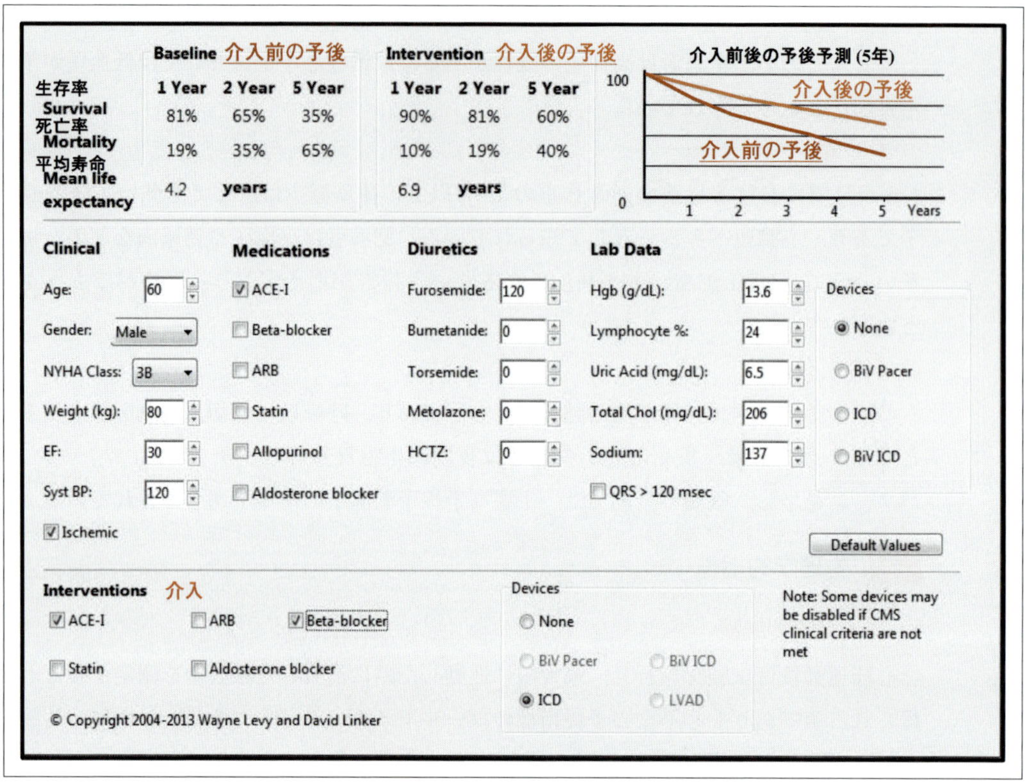

図 2-20　シアトル心不全モデル

（http://depts.washington.edu/shfm/app.php）

いる．抗利尿ホルモンの分泌増加や，ナトリウム排泄性利尿薬の使用の必要性が増加しているためであるとされている．

2）トロポニン

　進行した心不全において，筋細胞は障害され，その結果としてトロポニンが放出される．トロポニン濃度は，進行した心不全において筋細胞の障害と脱落の過程を反映しており，重要な予後指標として報告されている[13]．

3）B 型ナトリウム利尿ペプチド（BNP），NT-proBNP

　BNP は心室心筋の伸展や炎症を反映して放出される強力なホルモンであり，心不全の進行の最も有用な指標の一つであり，進行性の心不全と突然死の両方を予測するとされる．2013 年，日本心不全学会より，"血中 BNP や NT-proBNP 値を用いた心不全診療の留意点について"が公表されている[14]．その中で，BNP 値 100 pg/mL 以上で心不全を疑う所見があり，対応が難しそうであれば専門家への紹介が勧められている．最後に，BNP や NT-pro BNP のみに基づいた心不全診断や疾病管理は存在し得ないこと，他の検査と合わせて総合的に判断を下すことの必要性が述べられている．

4）ミネソタ心不全 QOL 質問票（MLHFQ）[15]

　名前が意味するように，この質問票は，心不全における生活の質（QOL）を評価す

表 2-5　エフェクト研究における心不全リスク評価法

変　数	点　数 30日スコア[*1]	点　数 1年スコア[*2]
年　齢	＋年齢	＋年齢
呼吸回数（分） （最低 20，最高 45）	＋回数（呼吸数/分）	＋回数（呼吸数/分）
収縮期血圧，mmHg		
180 以上	−60	−50
160〜179	−55	−45
140〜159	−50	−40
120〜139	−45	−35
100〜119	−40	−30
90〜99	−35	−25
90 未満	−30	−20
尿素窒素 （最大 60 mg/dL）	＋値（mg/dL）	＋値（mg/dL）
ナトリウム濃度＜136 meq/L	＋10	＋10
脳血管疾患	＋10	＋10
認知症	＋20	＋15
慢性閉塞性肺疾患	＋10	＋10
肝硬変	＋25	＋35
がん	＋15	＋15
ヘモグロビン＜10.0 g/dL（100 g/L）	該当なし	＋10

[*1]：年齢＋呼吸回数＋収縮期血圧＋尿素窒素＋ナトリウム＋脳血管疾患＋認知症＋慢性閉塞性肺疾患＋肝硬変＋がんとして計算（30日スコア）
[*2]：年齢＋呼吸回数＋収縮期血圧＋尿素窒素＋ナトリウム＋脳血管疾患＋認知症＋慢性閉塞性肺疾患＋肝硬変＋がん＋ヘモグロビンとして計算（1年スコア）
最大値よりも高く，または最小値より低い場合は，最大値または最小値が割り当てられる．

るための測定手段であり，身体的，感情的，社会的，精神的問題点で構成される計21項目について 0〜5 点で採点し，合計点（0〜105 点）で評価する．合計点の高い場合，心不全の予後不良であることが多くの研究で明らかにされている．

4. 予後予測スコア

以上のように，多くの予後指標が報告されているが，それらの予後予測因子の組み合わせから簡便に予後予測するスコアが報告されており，そのいくつかをここで紹介する．
　ここで紹介するスコアは欧米で報告されているものであるが，日本人の予後も欧米と変わらないという報告もあり[3]，ある程度の誤差を覚悟して利用すれば十分に使用可能であると考えられる．

a. シアトル心不全モデル（SHFM）

http://depts.washington.edu/shfm
シアトル心不全モデル[16]は簡便で，インターネット上でデータ入力をすれば死亡率

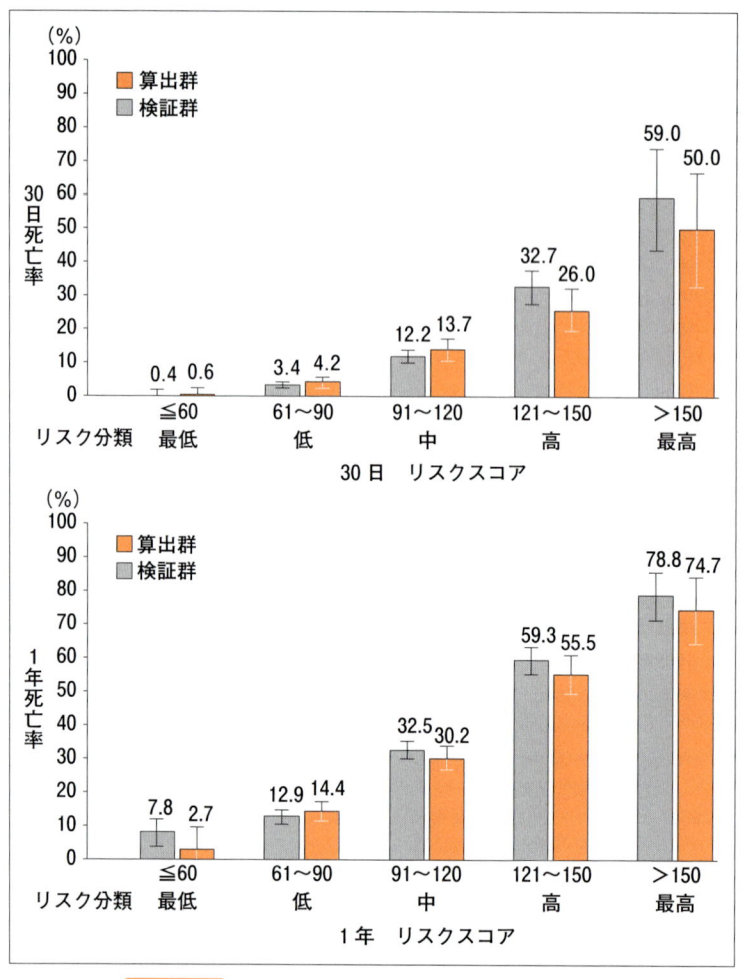

図 2-21 30日と1年のリスク評価による死亡率

左側の算出群の結果が，同研究で報告された30日，1年死亡率である．
同算出方法は http://www.ccort.ca/Research/CHFRiskModel.aspx で簡便に利用可能である．

を計算できるシステムとなっている（図 2-20）．入力項目は，年齢，性別，NYHA 分類，体重，左室収縮期駆出率（LVEF），収縮期血圧，利尿剤を含む薬剤，ヘモグロビン値（貧血の程度），%リンパ球，尿酸値，総コレステロール，ナトリウム，両心室ペーシングや植え込み型除細動器の有無，虚血性心疾患の有無，などとなっており，各論で示した多くの予後指標を含んだものとなっている．さらに，下の段に内服薬や追加で両心室ペーシングや左室補助心臓を挿入した場合に，予測される死亡率も表示されるため，治療介入により予測される予後まで推定することが可能である．

b. エフェクト研究

http://www.ccort.ca/Research/CHFRiskModel.aspx

エフェクト研究[17]では，表 2-5 に基づきスコア化し，スコアから30日および1年予

C. 経過と予後

表 2-6　心不全の予後を見直すタイミング

定期的：定期外来での1年毎の心不全経過の見直し

適切な再評価の契機となる出来事
・症状増悪や QOL 低下
・運動耐容能の低下
・心不全入院．特に再発
・利尿薬の漸増が続く
・症候性低血圧，高窒素尿症，ACE 阻害薬や β 遮断薬の減量や中止を必要とする不応性の体液貯留
・初回もしくは繰り返す ICD shock
・静注強心薬の開始
・腎代替療法の考慮
・他の合併疾患：新規発症の悪性腫瘍等
・配偶者の死亡などの主なライフイベント

(Allen LA, Stevenson LW, Grady KL, et al.：Decision making in advanced heart failure：a scientific statement from the American Heart Association. Circulation. 125 (15)：1928-52, 2012)

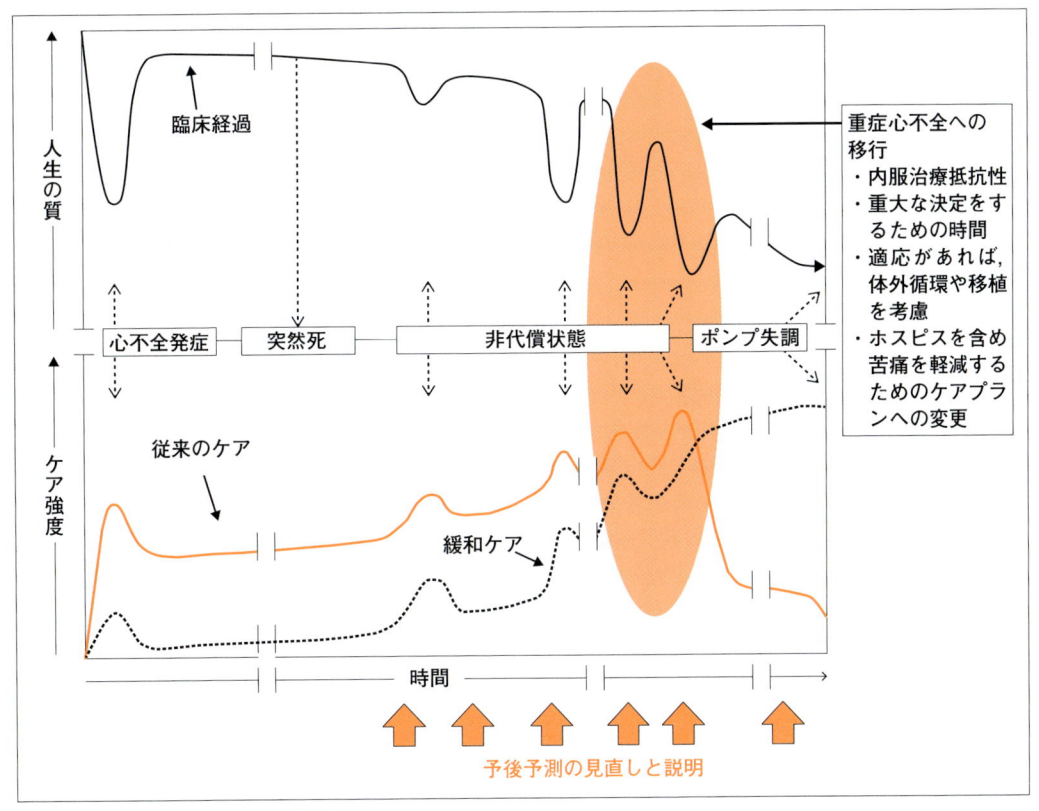

図 2-22　心不全の経過とアドバンス・ケア・プランニング

(Allen LA, Stevenson LW, Grady KL, et al.：Decision making in advanced heart failure：a scientific statement from the American Heart Association. Circulation. 125 (15)：1928-52, 2012 より引用改変)

後をそれに沿って図 2-21 のように算出することができると報告している．項目がシアトル心不全モデルより少なく，簡便である．こちらもインターネット上で利用可能である．
　その他にも安静時脈拍数，運動負荷により算出された最大酸素摂取量等を用いた心不

全生存スコア Heart Failure Survival Score（HFSS）[18]など，心不全の予後予測モデルは多く報告されているが，特に簡便に計算できるものを取り上げた．上でも述べたように，ある程度の範囲を持ちながら予後説明に利用することが望ましいと考えられる．

5. 予後予測のタイミングと意義

ここまで本項では予後予測のタイミングについて述べてきたが，その意義を再度考える必要がある．本書「第5章．心不全におけるコミュニケーション」のコミュニケーションの部分でも述べられるが，予後予測の意義は意思決定支援にあり，今後の見通しをある程度予測し，患者と共通認識を持つことで患者主体の心不全治療が実現する可能性がある．2012年にアメリカ心臓病学会（AHA）から進行した心不全における意思決定支援に関する提言[19]が出されており，その内容から予後予測のタイミングと意義について要約する．

a. 予後予測のタイミング

前述のとおり，心不全においては予後推定の不確かさは避けることはできないが，それも含めて，予後についての説明は行われるべきである．予後予測指標については，本項で述べてきたとおりであるが，タイミングについて表2-6にまとめた．

1年ごとに定期的に見直すタイミングを持つこと，症状増悪や心不全入院などが見直しの契機となると考えられる．

b. 予後予測の意義

予後予測の意義は意思決定支援にある．繰り返し予後を見直し，医療者，患者，介護者間で共有することで，患者の価値感を尊重し，心不全の経過における目標を明確にする（アドバンス・ケア・プランニング）ことが実現可能となる．心不全の経過の中で意思決定を支援する過程において，心不全の緩和ケアは存在するものである（図2-22）．そのように考えると，正確な予後予測は必ずしも必要ではなく，予後予測は経過を話すための材料の一つに過ぎないとの結論に至る．実際に，意思決定支援を実践するためには，良好なコミュニケーションの実現が必須であり，それについては後の章で述べる．

おわりに

本項では，心不全の予後推定について概説し，その意義について述べた．繰り返しになるが，心不全の予後予測が困難であるために，侵襲的な治療を含む直接的な治療を容赦なく続行する以外に手段がないと考えることは誤りである．ある程度推定される予後を共有することで，予測される経過において患者のニーズを満たす治療選択を考えるという姿勢を持ち，実践することが心不全の緩和医療において望ましい．

●文　献

1) Yancy CW, et al.: 2013 ACCF/AHA guideline for the management of heart failure. J Am Coll Cardiol. 62 (16): e147-239, 2013.
2) Murray SA, Kendall M, Boyd K, et al.: Illness trajectories in palliative care. BMJ, 330: 1007-11, 2005.
3) Shiba N, Shimokawa H. Chronic heart failure in Japan: implications of the CHART studies. Vasc Health Risk Manag. 4: 103-13, 2008.
4) Muntwyler J, Abetel G, Gruner C, et al.: One-year mortality among unselected outpatients with heart failure. Eur Heart J. 23 (23): 1861-6, 2002.
5) Levenson JW, McCarthy EP, Lynn J, et al.: The last six months of life for patients with congestive heart failure. J Am Geriatr Soc. 48 (5 Suppl): S101-9, 2000.
6) Mosterd A, Cost B, Hoes AW, et al.: The prognosis of heart failure in the general population: The Rotterdam Study.Eur Heart J. 22 (15): 1318-27, 2001.
7) Cowie MR, Fox KF, Wood DA, et al.: Hospitalization of patients with heart failure: a population-based study. Eur Heart J. 23 (11): 877-85, 2002.
8) Simon T, Mary-Krause M, Funck-Brentano C, et al.: Sex differences in the prognosis of congestive heart failure: results from the Cardiac Insufficiency Bisoprolol Study (CIBIS II). Circulation. 103 (3): 375-80, 2001.
9) Sherwood A, Blumenthal JA, Hinderliter AL, et al.: Worsening depressive symptoms are associated with adverse clinical outcomes in patients with heart failure. J Am Coll Cardiol. 57 (4): 418-23, 2011.
10) Mozaffarian D, Nye R, Levy WC: Anemia predicts mortality in severe heart failure: the prospective randomized amlodipine survival evaluation (PRAISE). J Am Coll Cardiol. 41 (11): 1933-9, 2003.
11) Lu KJ, Kearney LG, Hare DL, et al.: Cardiorenal anemia syndrome as a prognosticator for death in heart failure. Am J Cardiol, 111 (8): 1187-91, 2013.
12) Zuccalà G, Pedone C, Cesari M, et al.: The effects of cognitive impairment on mortality among hospitalized patients with heart failure. Am J Med. 115 (2): 97-103, 2003.
13) Kuwabara Y, Sato Y, Miyamoto T, et al.: Persistently increased serum concentrations of cardiac troponin in patients with acutely decompensated heart failure are predictive of adverse outcomes. Circ J, 71 (7): 1047-51, 2007.
14) 日本心不全学会：血中BNPやNT-proBNP値を用いた心不全診療の留意点について.
http://www.asas.or.jp/jhfs/topics/bnp201300403.html
15) Guyatt GH: Measurement of health-related quality of life in heart failure. J Am Coll Cardiol. 22 (4 Suppl A): 185A-191A, 1993.
16) Levy WC, Mozaffarian D, Linker DT, et al.: M. The Seattle Heart Failure Model: prediction of survival in heart failure.Circulation. 113 (11): 1424-33, 2006.
17) Lee DS, Austin PC, Rouleau JL, et al.: Predicting mortality among patients hospitalized for heart failure: derivation and validation of a clinical model. JAMA, 290 (19): 2581-7, 2003.
18) Aaronson KD, Schwartz JS, Chen TM, et al.: Development and prospective validation of a clinical index to predict survival in ambulatory patients referred for cardiac transplant evaluation. Circulation, 95 (12): 2660-7, 1997.
19) Allen LA, Stevenson LW, Grady KL, et al.: Decision making in advanced heart failure: a scientific statement from the American Heart Association. Circulation, 125 (15): 1928-52, 2012.

［大石醒悟］

第3章
末期心不全の症状緩和

　本章では，末期心不全の症状緩和に関して，適切な症状評価について総論および各論を述べ，それに続き，末期心不全の症状緩和に用いられる，非薬物療法，薬物療法について概説する．

A．症状評価

　心不全患者は，呼吸困難，疼痛，倦怠感，抑うつ，不安，睡眠障害，認知障害，食欲不振や体重減少[1〜4]と多彩な症状を示し，末期には1人当たり平均で6, 7種類と多くの症状を有している[5]と報告されている．一方で約7割の患者が症状緩和の不足を認識しており[6]，がん疾患と比較して症状緩和が不十分のまま終末期を迎えている現状がある．心不全の症状緩和が不十分である理由の一つとして，半数以上の患者が併存疾患［血管疾患，慢性閉塞性肺疾患（COPD），糖尿病，関節炎，腎不全，うつ病など］を持ち[7]，薬剤の副作用や使用制限も多く，さらにそれらが複雑に心不全症状に関与するため，病態把握や治療が困難であることが考えられる．治療抵抗性で複雑多岐にわたる心不全の症状評価は容易ではないが，本項では症状評価に用いられ得る方法についてがんの領域から得られている知見を含め考察し，総論ならびに各論を述べる．

1. 症状評価総論

a. 症状評価前の留意点

　症状評価前にまず考慮すべき点は，慢性心不全のステージ分類に基づいた適切な心不全治療（図3-1）が行われているか評価し，介入すべき点を検討することである[8]．適切な心不全治療が提供されている状況の中で，医療者−患者間で病期（ステージ）を共有し，末期状態であるステージDに至った状態で症状緩和の選択肢が存在するという認識をもつことが重要である．

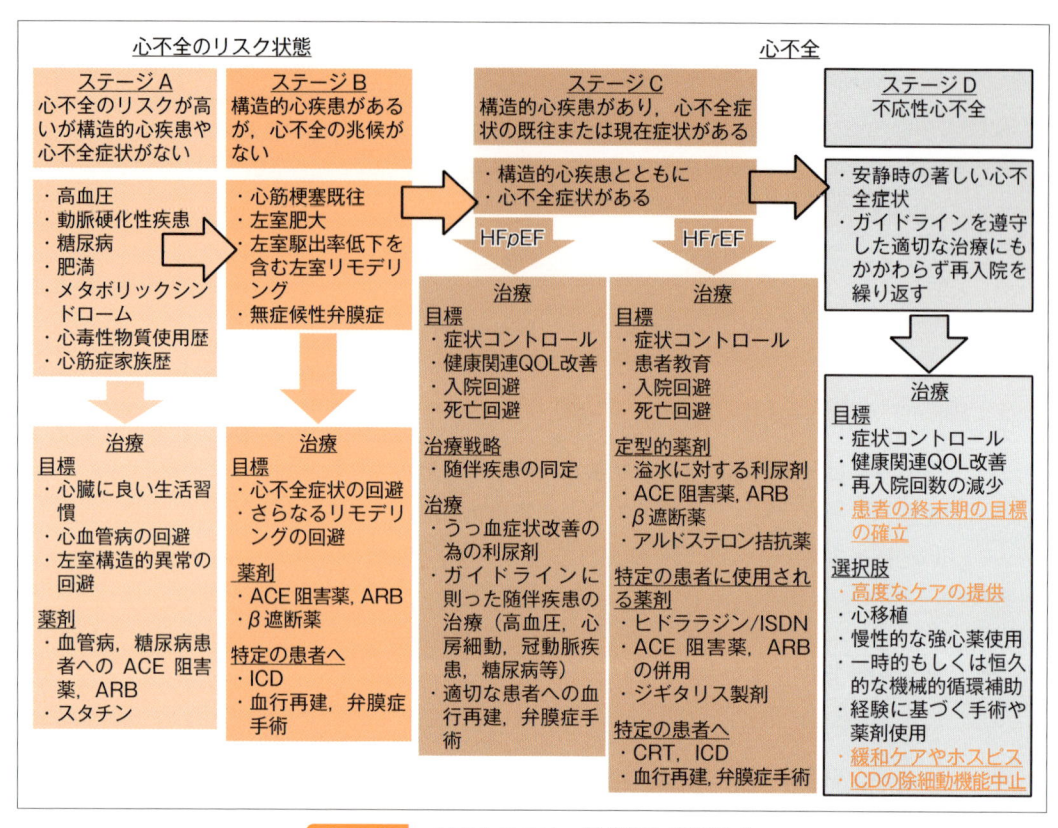

図 3-1 心不全のステージ分類と推奨治療

心不全のリスク状態

ステージA: 心不全のリスクが高いが構造的心疾患や心不全症状がない
- 高血圧
- 動脈硬化性疾患
- 糖尿病
- 肥満
- メタボリックシンドローム
- 心毒性物質使用歴
- 心筋症家族歴

治療
目標
- 心臓に良い生活習慣
- 心血管病の回避
- 左室構造的異常の回避

薬剤
- 血管病，糖尿病患者へのACE阻害薬，ARB
- スタチン

ステージB: 構造的心疾患があるが，心不全の兆候がない
- 心筋梗塞既往
- 左室肥大
- 左室駆出率低下を含む左室リモデリング
- 無症候性弁膜症

治療
目標
- 心不全症状の回避
- さらなるリモデリングの回避

薬剤
- ACE阻害薬，ARB
- β遮断薬

特定の患者へ
- ICD
- 血行再建，弁膜症手術

心不全

ステージC: 構造的心疾患があり，心不全症状の既往または現在症状がある
- 構造的心疾患とともに
- 心不全症状がある

HFpEF
治療
目標
- 症状コントロール
- 健康関連QOL改善
- 入院回避
- 死亡回避

治療戦略
- 随伴疾患の同定

治療
- うっ血症状改善の為の利尿剤
- ガイドラインに則った随伴疾患の治療（高血圧，心房細動，冠動脈疾患，糖尿病等）
- 適切な患者への血行再建，弁膜症手術

HFrEF
治療
目標
- 症状コントロール
- 患者教育
- 入院回避
- 死亡回避

定型的薬剤
- 溢水に対する利尿剤
- ACE阻害薬，ARB
- β遮断薬
- アルドステロン拮抗薬

特定の患者に使用される薬剤
- ヒドララジン/ISDN
- ACE阻害薬，ARBの併用
- ジギタリス製剤

特定の患者へ
- CRT，ICD
- 血行再建，弁膜症手術

ステージD: 不応性心不全
- 安静時の著しい心不全症状
- ガイドラインを遵守した適切な治療にもかかわらず再入院を繰り返す

治療
目標
- 症状コントロール
- 健康関連QOL改善
- 再入院回数の減少
- 患者の終末期の目標の確立

選択肢
- 高度なケアの提供
- 心移植
- 慢性的な強心薬使用
- 一時的もしくは恒久的な機械的循環補助
- 経験に基づく手術や薬剤使用
- 緩和ケアやホスピス
- ICDの除細動機能中止

（Yancy CW, et al.: 2013 ACCF/AHA guideline for the management of heart failure. J Am Coll Cardiol. 62 (16): e147-239, 2013 より引用改変）

b. 症状評価のポイント

　心不全における身体症状は，多種の併存疾患からなる多様な症状を呈するだけでなく，心理的側面，社会的側面，スピリチュアルな側面（自己の存在と意味の消滅から生じる苦痛）に影響をもたらし，心不全関連QOLの増悪[9]をきたしている．さらに，心不全の症状は各側面が密接に関連し，互いに影響を与えている（図3-2）[10]ため，症状評価の際には，身体的，心理的，社会的，スピリチュアルな苦痛といった全人的苦痛の観点から各症状の相互関係を見極め多面的に評価することが重要となる．

c. 心不全における多面的評価と評価ツール

　心不全における簡便な症状評価ツールとしてNYHA心機能分類が用いられるが，評価者間でのばらつきが大きく，多面的評価にも用いることができないため，質問紙表を用いた健康関連QOL評価ツールの使用が多面的症状評価に利用される．循環器内科領域でよく用いられている代表的な健康関連QOL質問票として，Medical Outcome Study Short Forum 36-Item Health Survey (SF-36)[11]があり，さらに心不全患者では，Minnesota Living with Heart Failure questionnaire (MLHF)[12]やKansas City Cardio-

A. ● 症状評価

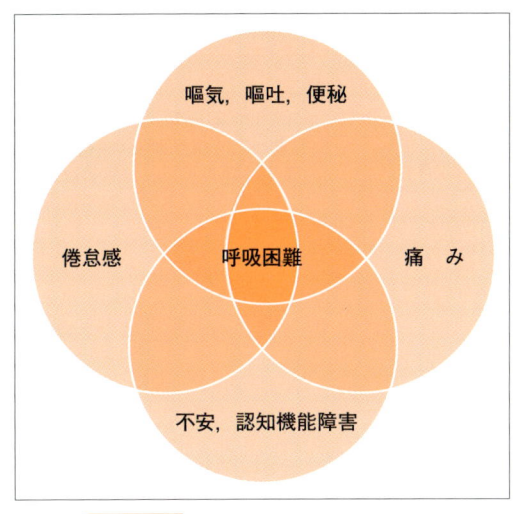

図 3-2　心不全の症状の相互関係

(Davidson PM, Newton PJ, et al.：Dyspnoea. Supportive Care in Heart Failure. OXFORD, 160-165, 2008 より引用改変)

表 3-1　健康関連 QOL 質問票

質問紙表	内容と特徴	質問項目 所要時間
SF-36：Medical Outcome Study Short Forum 36-Item Health Survey[11]	身体機能，身体機能不全による役割の制限，体の痛み，全体的な健康感，活力，社会生活機能，精神状態の変化による役割の制限，心の状態，1年前との健康状態の比較の，8側面の下位尺度からなる計 36 の質問項目から構成される．身体的健康度と精神的健康度の検討が可能で信頼性も高い包括的尺度であり，心不全以外の慢性疾患にも用いられる．	36 項目 10 分程度
MLHF：Minnesota Living with Heart Failure questionnaire ミネソタ心不全 QOL 質問票[12]	身体的側面，社会経済的側面，心理学的側面の 3 側面から日常生活における心不全の与える影響を評価する自己評価表である．21 項目について 0〜5 点で評価され，それぞれの側面の点数，合計点数から QOL を評価する（高い場合に QOL は低い）．	21 項目 5〜10 分
KCCQ：Kansas City Cardiomyopathy Questionnaire カンザス市心筋症質問票[13]	身体制限，症状（頻度，重症度，最近の変化），社会的機能，自己効力感（自己に対する信頼感），知識，QOL の側面から 23 項目で構成される自己評価表であり，それぞれの側面および合計について 0〜100 で評価される（高い場合に QOL が高い）．SF-36 やミネソタ心不全 QOL 質問票よりも感度が高いとの報告もある[13]．	23 項目 5〜10 分

myopathy Questionnaire（KCCQ）[13] が心不全症状により焦点を絞り，特異的な質問票となっている．それぞれの質問票は表 3-1 に示すように，身体機能のみならず，社会生活機能や心理的側面も評価可能であり，継続した評価に有用である．

一方で心不全は進行性の疾患であり，最終的な症状緩和を含めた治療計画を立てるうえで，症状評価のみならず，患者，家族の病状認識や医療者とのコミュニケーションの評価が必要となる．心不全における報告は乏しいが，Support Team Assessment Schedule（STAS）についてここで紹介する．

表 3-2　主観的単次元症状評価ツール

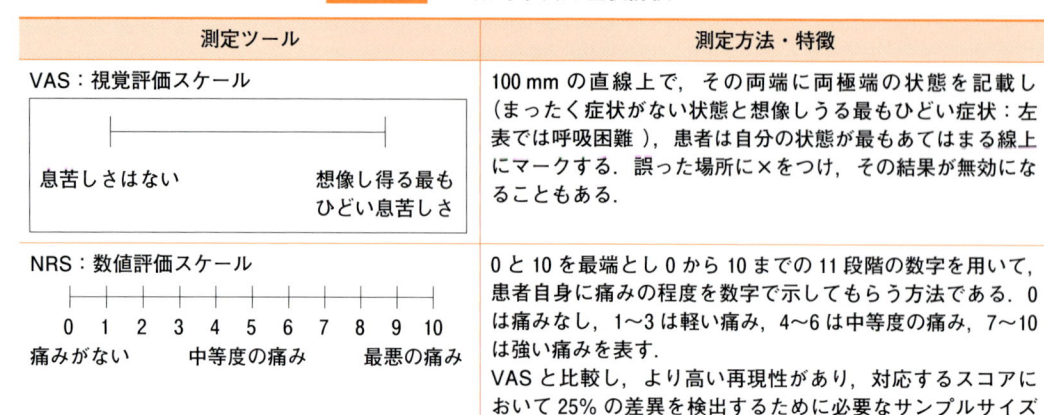

測定ツール	測定方法・特徴
VAS：視覚評価スケール 息苦しさはない　　想像し得る最もひどい息苦しさ	100 mm の直線上で，その両端に両極端の状態を記載し（まったく症状がない状態と想像しうる最もひどい症状：左表では呼吸困難），患者は自分の状態が最もあてはまる線上にマークする．誤った場所に×をつけ，その結果が無効になることもある．
NRS：数値評価スケール 0 1 2 3 4 5 6 7 8 9 10 痛みがない　中等度の痛み　最悪の痛み	0 と 10 を最端とし 0 から 10 までの 11 段階の数字を用いて，患者自身に痛みの程度を数字で示してもらう方法である．0 は痛みなし，1〜3 は軽い痛み，4〜6 は中等度の痛み，7〜10 は強い痛みを表す． VAS と比較し，より高い再現性があり，対応するスコアにおいて 25% の差異を検出するために必要なサンプルサイズはより小さくてよいとされている（疼痛以外にも応用可能）．

Wong–Baker FACES® Pain Rating Scale

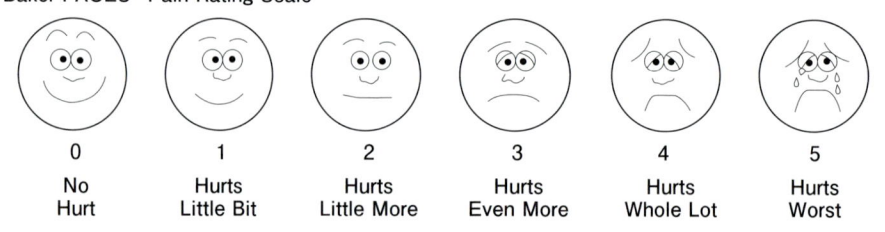

0　　　1　　　2　　　3　　　4　　　5
No Hurt　Hurts Little Bit　Hurts Little More　Hurts Even More　Hurts Whole Lot　Hurts Worst

痛みを"にっこり笑った顔"から"しかめっ面"そして"泣き顔"まで 0〜5 の全 6 段階で示したフェイス・マークである．不安や悩みのある場合に苦しい顔を選び，正しい症状評価が困難となる場合もあるため，注意を要する（疼痛以外にも応用可能）．
フェイス 0：痛みがまったくなく，とても幸せである．
フェイス 1：ちょっとだけ痛い．
フェイス 2：軽度の痛みがあり，少しつらい．
フェイス 3：中等度の痛みがあり，つらい．
フェイス 4：かなりの痛みがあり，とてもつらい．
フェイス 5：耐えられないほどの強い痛みがある．

　　STAS は Higginson らによって報告されたホスピス・緩和ケアにおける評価尺度[14]で，主要項目として，「痛みのコントロール」「痛み以外の症状が患者に及ぼす影響」「患者の不安」「家族の不安」「患者の病状認識」「家族の病状認識」「患者と家族のコミュニケーション」「医療専門職間のコミュニケーション」「患者・家族に対する医療専門職とのコミュニケーション」の 9 項目から構成され，5 段階評価で行う．この方法は医師・看護師など医療専門職種による「他者評価」という方法をとるため，患者に負担を与えることなく症状の評価ができるという利点があり，患者の主観性評価とはある程度の相関性が報告されている．日本語版（STAS-J）の信頼性と妥当性も検証されており，STAS-J の評価項目「痛み以外の症状が患者に及ぼす影響」については，呼吸困難を含めた 20 の症状を評価することができると報告されている[15]．心不全での報告は乏しいが，評価すべき項目は重複していると考えられ，痛みを呼吸困難へ置換するなどの工夫は必要かもしれないが，心不全の緩和ケアにも活用できる可能性があると考えられる．

d. 主観的単次元症状評価ツール

　全体像を把握するうえでは，上記のような多面的評価が望ましいが，より簡便に，患者の主観性を重視した症状評価ツールとして，視覚的評価スケール visual analogue scale（VAS），数値評価スケール numerical rating scale（NRS），簡易表現スケール verbal rating scale（VRS），フェイススケール Wong-Baker FACES Pain Rating Scale，ボルグスケール：borg scale などがある（表3-2）．これらは，それぞれの症状の強度を量的に評価できる尺度であり，治療効果の評価にも有用であると考えられるが，現段階で心不全の終末期における症状評価に関する信頼性と妥当性がある評価尺度としての報告は乏しい．

2. 症状評価各論

　心不全患者は，上記のごとく，呼吸困難，疼痛，倦怠感，抑うつ，不安，睡眠障害，認知障害，食欲不振や体重減少[1~4]と多彩な症状を示す．主な症状の特徴と評価項目について各論を述べる．

a. 呼吸困難

1）特徴と留意点

　末期心不全患者の呼吸困難は高頻度に認められる症状であり，患者および家族に対して死の恐怖をもたらす症状である．そして，患者の日常生活を維持するための能力を低下させ QOL に影響を与える．呼吸困難のレベルは労作時の呼吸困難（NYHA Ⅱ）から，深刻な衰弱へとつながる安静時の呼吸困難（NYHA Ⅳ）にまで及ぶが，単独で生じることはまれであり，倦怠感や不安などの他の症状と密接に関連し，互いに影響を与えている（図3-2）．したがって，症状評価は他の身体症状や心理面を含めた評価を行うことが大切である．

2）原因と評価のポイント

　呼吸困難の症状のメカニズムはまだ十分に解明されておらず，併存疾患や増悪因子が多岐にわたり，他の身体症状や心理・社会，スピリチュアルな側面に影響を及ぼしており，包括的評価が重要である．Davidson らは図3-3のような呼吸困難の包括的な評価法を報告しており，その中で身体的評価，心理/スピリチュアルな評価，社会的評価，臨床状況の評価の側面の内容について具体的な項目が示されている[10]．

　貧血，胸水の有無，心不全，腎機能障害の増悪因子となりうる NSAIDs（非ステロイド性抗炎症薬）の使用の有無の評価など，評価項目は多岐にわたる．一方で，ほとんどの心不全の患者には喫煙歴があるため，慢性閉塞性肺疾患を合併していることが多く，主病態の注意深い検討が重要である．

　視点は変わるが，Goodlin らは，呼吸困難の症状評価を心不全の病期の観点から検討

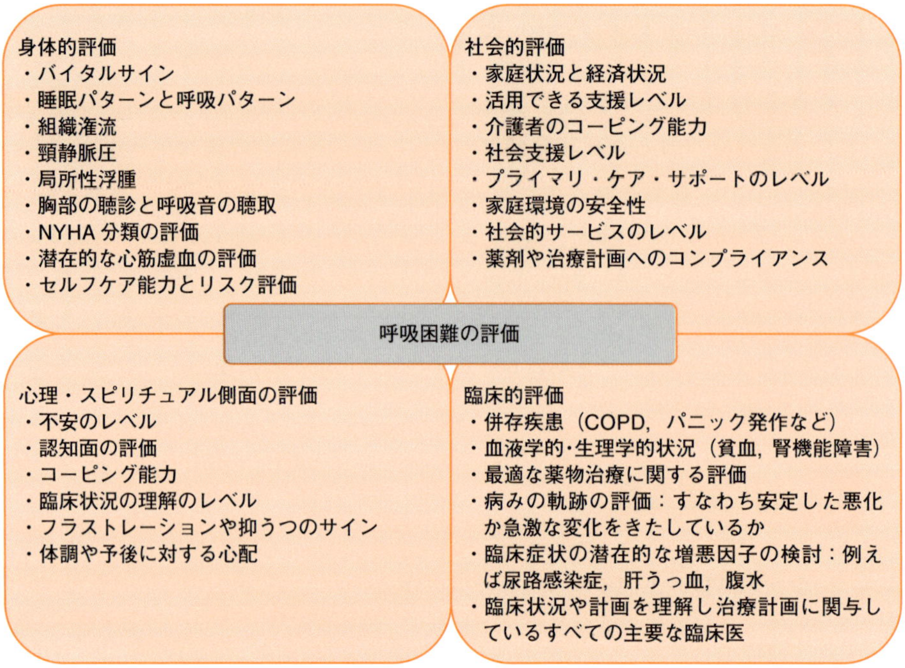

身体的評価
・バイタルサイン
・睡眠パターンと呼吸パターン
・組織灌流
・頸静脈圧
・局所性浮腫
・胸部の聴診と呼吸音の聴取
・NYHA 分類の評価
・潜在的な心筋虚血の評価
・セルフケア能力とリスク評価

社会的評価
・家庭状況と経済状況
・活用できる支援レベル
・介護者のコーピング能力
・社会支援レベル
・プライマリ・ケア・サポートのレベル
・家庭環境の安全性
・社会的サービスのレベル
・薬剤や治療計画へのコンプライアンス

呼吸困難の評価

心理・スピリチュアル側面の評価
・不安のレベル
・認知面の評価
・コーピング能力
・臨床状況の理解のレベル
・フラストレーションや抑うつのサイン
・体調や予後に対する心配

臨床的評価
・併存疾患（COPD，パニック発作など）
・血液学的・生理学的状況（貧血，腎機能障害）
・最適な薬物治療に関する評価
・病みの軌跡の評価：すなわち安定した悪化か急激な変化をきたしているか
・臨床症状の潜在的な増悪因子の検討：例えば尿路感染症，肝うっ血，腹水
・臨床状況や計画を理解し治療計画に関与しているすべての主要な臨床医

図 3-3　呼吸困難の包括的評価

(Davidson PM, Newton PJ, et al.：Dyspnoea. Supportive Care in Heart Failure. OXFORD, 160-165, 2008 より引用改変)

することを推奨している[16]．病期の初期には，薬物療法，運動療法，患者・家族への教育と自己管理を中心とした支持療法が中心となり，睡眠呼吸障害が存在する際には，CPAP，酸素療法を併用する．治療抵抗性の症状が出現する Stage D の時期には，オピオイドの使用が検討され，終末期に移行した場合には，呼吸努力緩和を目的とした CPAP の使用の検討も推奨されている．病期により介入法は変わるため，病期を適切に判断し，適切な介入が検討されているか評価を繰り返すことが重要である．

3) 評価方法

呼吸困難とは，「強さ，質が異なる感覚を含んだ呼吸の不快な感覚」[17]であり，患者自身が評価する方法を用いるべきである．心不全において臨床で活用されている評価尺度には，呼吸困難の強度・程度を評価する単次元評価尺度（VAS，NRS，ボルグスケール）と，頻度や苦痛，労作の程度，機能障害の程度などを含めた多次元評価尺度（BDI，MSAS，Chronic Heart Failure questionnaire など）（**表 3-2，表 3-3**）があり，現時点では，強度・程度を評価する単次元評価尺度が一般的に活用されているが，信頼性と妥当性が十分検証されているものはない[18]．心不全の呼吸困難は時間の経過や活動によって変化し，患者と家族の生活に多大な影響を与えるため，適宜，呼吸困難による機能障害の程度や労作の程度などを含む多次元評価を使用することが望ましいと考えられる．

A. ● 症状評価

表3-3 呼吸困難の多次元評価ツール

測定ツール	評価方法・特徴
Baseline/Transition dyspnoea index（BDI-TDI）	日常生活動作に関連した呼吸困難を多次元から測定するツール．息切れを定量化して評価するスケールで，ベースラインからの変化を表す．3つの領域（機能障害，作業の程度，労作の程度）から構成され，各領域−3（大きい悪化）から＋3（大きい改善）に区分される．合計がTDI総スコアとなり，−9点から＋9点の範囲をとる（マイナス値の場合は悪化，プラス値の場合は改善）．ベースライン時の測定にはBDI（Baseline Dyspnea Index）を用い，その後の状態の変化をTDI（Transition Dyspnea Index）で測定する．
Memorial symptom assessment scale/heart failure（MSAS）	呼吸困難を含む32の起こり得る症状を三次元（頻度，重症度，苦痛）から測定する．頻度：1～4のスケール（まれに～いつも絶えず） 重症度：1～4のスケール（少し～とても重度）で評価する． MSAS-HFは3つのサブスケール（身体的，心理的，心不全症状）を用いたオリジナルスケールとして修正されたものである．
Chronic Heart Failure questionnaire	呼吸困難や倦怠感のような他の症状の多次元の測定を提供する．患者にとって最も重要な5日間の日常生活活動とそれらの活動を引き起こすための重症度を評価する．患者に使用方法を教えて完成するまでに時間がかかるが，心不全患者においてよく検証され有用性がある．
SOB-CHF	どれくらい重症かということよりも，どのような呼吸困難を経験しているか（窒息や空気飢餓感のような）呼吸困難の質に関する割合が高いツール．

（Johnson MJ, Oxberry SG, et al.：Measurement of breathlessness in clinical trials in patients with chronic heart failure：the need for a standardized approach：a systematic review. European journal of Heart Failure, 12：137-147, 2010 より引用改変）

b. 疼 痛

1）特徴と留意点

末期心不全患者の半数以上が，重度で長期にわたる疼痛を有しており，進行がん，HIV，末期腎不全または呼吸器疾患の罹患率と同程度であると報告されている[19]．しかし，心不全患者の疼痛は過小評価されていることが明らかにされており，末期に緩和すべき症状として認識し評価することが第一に重要である．

2）原因と評価のポイント

心不全の痛みの一般的な原因には，心血管疾患，非血管疾患，治療に伴うものがあり，心臓起源のみならず，併存疾患によるものが多いと報告されている[19]．痛みの原因の適切な評価が効果的な介入の鍵となるため，身体所見，検査所見から原因を特定するとともに，患者の体験している痛みの評価を適切に行うことが重要である．痛みの評価は，呼吸困難と同様，包括的なアセスメントが重要となる．包括的なアセスメントの要素には，「痛みの部位」「強さ」「性質」「発症・持続時間・リズム・様式」「増悪因子」「緩和因子」「痛みの影響（睡眠，食欲，活動，感情，関係性）」「QOL」「疼痛緩和の目標」があり[20]，患者からこれらの情報を得て疼痛評価に役立てる．なかでも，末期心不全患者は，狭心症，心膜炎，デバイス植え込みの痛み，手足の浮腫，末梢血管疾患に伴う苦痛を伴っていることが多く，痛みの部位に注意を払う必要がある．末梢血管疾患のように組織損傷や感染に由来した痛みが混在し，通常の治療が奏功しない場合もある．

神経障害性疼痛を伴っている場合には，通常，鎮痛補助薬が必要となるため，痛みの種類を評価することは重要である．そして，心不全患者の急性疼痛の原因のひとつにICD作動に関連した痛みがあり，0～10疼痛スケールの6に相当する[21, 22]と報告されており，緩和の検討が必要となる．病期が進行した場合には，非作動の選択肢の検討も症状緩和の視点から行うことも必要となる．

3）評価方法

疼痛も呼吸困難と同様に患者自身の主観的体験であり，患者自身が評価する方法を用いる．がん患者に使用するために開発されたBrief Pain Inventory（簡易疼痛尺度）[23]は，心不全患者に対する検証はされていないが，痛みを心理的側面も含め多次元に評価するツールであり，初期評価において有用である．一方，一般的に臨床で用いられている評価尺度には，痛みを量的に評価する視覚評価スケール：VAS，数値評価スケール：NRS，フェイススケール：FRSなどがある（表3-2）．これらの尺度は簡便に使用でき，鎮痛薬の効果の評価にも用いることができる．

c. 倦怠感

1）特徴と留意点

倦怠感は，心疾患患者の69～82％の高頻度でみられる症状[24]で，身体的，精神的状態の両方に関連していることが報告されている．高頻度に認められる症状であるにもかかわらず難治性であり，患者を苦しめている症状の一つである．また，倦怠感は，活動制限につながり自尊心の低下からスピリチュアルペインにつながりやすい症状であるため，ほかの苦痛への影響も考慮に入れた評価が重要である．

2）原因と評価のポイント

改善のためのアセスメントの原則は回復可能因子を評価することである．一般的な回復可能因子には，利尿薬使用による低カリウム血症，過剰利尿，β遮断薬使用，睡眠障害，貧血，うつ，デコンディショニングがある[25]．抑うつ状態を認める患者は，抑うつ状態のない患者に比べて，疲労をはじめとする症状を多く訴える[26]とされており，倦怠感を訴える患者はうつ状態に関する評価を常に念頭においておく必要がある．

3）評価方法

倦怠感は『身体的・精神的消耗を含む衰弱として特徴づけられる主観的症状』と定義されているが，上記のように多因子により生じるため，多面的評価を要する．Brief Fatigue Inventory[27]（簡易倦怠感尺度）（10項目からなる質問紙表：倦怠感の有無1項目，強さ3項目，生活への支障6項目）や本邦で開発されたCancer Fatigue Scale[28]（CFS，がん倦怠感スケール：身体的，精神的，認知的倦怠感の3要素，15項目より構成される質問指標）が参考となる指標として使用可能であると考えられるが，心不全での妥当性に関しての評価は十分ではない．

A. ● 症状評価

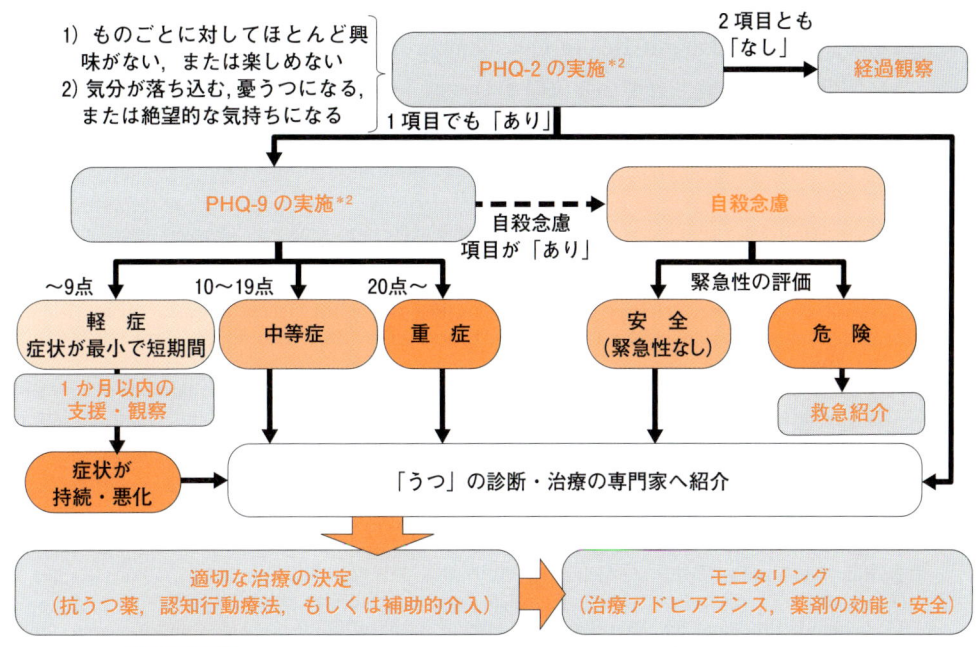

図 3-4 日本循環器心身医学会の推奨する「うつ」*1 のスクリーニング

*1:「うつ」(Depression) とは，うつ病とうつ状態を意味する．
*2: PHQ…Patient Health Questionnaire

（アメリカ心臓協会のガイドライン（Lichtman JH, et al.：Circulation, 2008）より作成）

d. 抑うつ，不安

1) 特徴と留意点

　抑うつも心不全患者において頻度の高い症状であり，その有病率は 24〜42% とされ[29]，がんと同程度に高率であるとされる．また，抑うつは心不全において，再入院[29]や心血管イベント（心血管死，心筋梗塞再発，冠動脈血管形成術，再入院）の予測因子である[30,31]．

　不安はしばしばうつ症状と併存し，うつ病の症状の一つかもしれない．不安により，息切れなどの症状が増悪し，パニック発作を誘発することもある．心不全において治療に難渋する症状の一つである．

2) 原因と評価のポイント

　がん患者の抑うつと同様に心不全患者の抑うつは診断されず，治療されず，気持ちが落ち込むのも無理はないと考えられることが多い．多くの症状が心不全に合併するため，うつ病を認識することは困難であることも同症状が見逃される原因となっている．詳細は「4. 末期心不全における支持療法」を参照頂きたいが，次に挙げるようなスクリーニングツールの利用が有用である．

3) 評価方法

　心不全の多面的評価ツールに心理的側面が含まれているのは前述の通りであるが（表

3-1），抑うつ，不安に焦点を絞ったスクリーニングツールがある．抑うつの評価ツールである，PHQ-9（Patient Health Questionnaire-9）を用いたスクリーニングは循環器心身医学会でも推奨されている（**図3-4**）．抑うつ，不安のスクリーニングツールである，HADS（Hospital Anxiety and Depression Scale）も頻用されている．

●文　献

1) Dracup K, Walden JA, Stevenson LW, et al.：Quality of life in patients with advanced heart failure. J Heart Lung Transplant, 11（2 pt 1）：273-9, 1992.
2) Krum H, Gilbert RE：Demographics and concomitant disorders in heart failure. Lancet, 362：147-58, 2003.
3) Goodlin SJ, Wingate S, Pressler SJ, et al.：Investigating pain in heart failure patients：rationale and design of the Pain Assessment, Incidence & Nature in Heart Failure（PAIN-HF）study. J Card Fail, 14（4）：276-82, 2008.
4) Walke LM, Gallo WT, Tinetti ME, et al.：The burden of symptoms among community-dwelling older persons with advanced chronic disease. Arch Intern Med, 16421：2321-4, 2004.
5) Nordgren L, et al.：Symptoms experienced in the last six months of life in patients with end-stage heart failure. Eur J of Cardiovascular Nursing, 2（3）：213-7, 2003.
6) McCarthy M, Lay M：Dying from heart disease. J R Coll Phys Lond, 30（4）：325-28, 1996.
7) Johnson M, Lehman R：Symptom relief for advanced heart failure. Heart Failure and Palliative Care：a team approach 2. Radcliffe Publishers, 62, 2006.
8) Hunt SA, Abraham WT, Chin MH, et al.：ACC/AHA 2005 Guideline Update for the Diagnosis and Management of Chronic Heart Failure in the Adult. Circulation, 112（12）：e154-235, 2005.
9) Zambroski CH, Moser DK, Bhat G, et al.：Impact of symptom prevalence and symptom burden on quality of life in patients with heart failure. Eur J Cardiovasc Nurs, 4（3）：198-206, 2005.
10) Beattie J, Goodlin S：Dyspnoea. Supportive Care in Heart Failure. Oxford, 160-165, 2008.
11) McHorney C, Ware J, Raczek A：The MOS36 -Item Short-Form Health Survey（SF-36）：Ⅱ. Psychometric and clinical tests of validity in measuring physical and mental health constructs. Med Care, 31（3）：247-63, 1993.
12) Rector TS, Kubo S, Cohn JN：Patient's self-assessment of their congestive heart failure. Part 2：content, reliability and validity of a new measure, the Minnesota Living with Heart Failure Questionnaire. Heart Failure, 3：198-209, 1987.
13) Green CP, Porter CB, Bresnahan DR, et al.：Development and evaluation of the Kansas City Cardiomyopathy Questionnaire：a new health status measure for heart failure. J Am Coll Cardiol, 35（5）：1245-55, 2000.
14) Higginson IJ, McCarthy M：Validity of the support team assessment schedule：do staffs' ratings reflect those made by patients or their families?. Palliat Med, 7（3）：219-28, 1993.
15) Miyashita M, Yasuda M, Baba R, et al.：Inter-rater reliability of proxy simple symptom assessment scale between physician and nurse：A hospital-based palliative care team setting. Eur J Cancer Care, 19（1）：124-30, 2010.
16) Goodlin SJ：Palliative care in congestive heart failure. J Am Coll Cardiol, 54（5）：386-96, 2009.
17) Dyspnea, Mechanisms, Assessment, and management：a consensus statement American Thoracic Society. Am J Respir Crit Care Med, 159（1）：321-340, 1999.
18) Johnson MJ, Oxberry SG, et al.：Measurement of breathlessness in clinical trials in patients with chronic heart failure：the need for a standardized approach：a systematic review. European journal of Heart Failure, 12（2）：137-147, 2010.
19) Johnson M, Hogg K, Beattie J, et al.：Management of pain, Heart Failure from Advanced Disease to Bereavement. Oxford, 114, 2012.
20) Wingate S, Wheeler MS：Pain in heart failure patients. Supportive Care in Heart Failure. Oxford, 231, 2008.
21) Pelletier D, Gallagher R, et al.：Australian implantable cardiac defibrillator recipients：quality-of-life issues. Int J Nursing Pract, 8（2）：68-74, 2002.
22) Ahmad M, Bloomstein L, et al.：Patients' attitudes toward implanted defibrillator shocks. Pacing Clin Electrophysiol, 23（6）：934-8, 2000.
23) Keller S, Bann CM, Dodd SL, et al.：Validity of the brief pain inventory for use in documenting the outcomes of patients with noncancer pain.Clin J Pain, 20（5）：309-18, 2004.
24) Johnson M, Hogg K, Beattie J, et al.：Management of pain, Heart Failure from Advanced Disease to Bereavement. Oxford, 143, 2012.
25) Johnson M, Lehman R：Symptom relief for advanced heart failure. Heart Failure and Palliative Care a team approach, Radcliffe Publishing, 67, 2006.
26) Mendoza TR, Wang XS, Cleeland CS, et al.：The rapid assessment of fatigue severity in cancer patients：

use of the Brief Fatigue Inventory. Cancer, 85 (5) : 1186-96, 1999.
27) Okuyama T, Wang XS, Akechi T, et al. : Validation study of the Japanese version of the brief fatigue inventory. J Pain Symptom Manage, 25 (2) : 106-17, 2003.
28) Guck TP, Elsasser GN, Kavan MG, et al. : Depression and congestive heart failure. Congestive Heart Failure, 9 (3) : 163-9, 2003.
29) Evans DL, Charney DS, Lewis L, et al. : Mood disorders in the medically ill : scientific review and recommendations. Biol Psychiatry, 58 (3) : 175-89, 2005.
30) Joynt KE, Whellan DJ, O'connor CM : Why is depression bad for the failing heart? A review of the mechanistic relationship between depression and heart failure. J Card Fail, 10 (3) : 258-71, 2004.
31) Shiotani I, Sato H, Kinjo K et al : Depressive symptoms predict 12-month prognosis in elderly patients with acute myocardial infarction. J Cardiovasc Risk, 9 (3) : 153-60, 2002.

[大石醒悟，高田弥寿子]

B. 非薬物療法

　呼吸困難のマネジメント戦略は，症状のメカニズムと同様に多面的で複雑であり，効果的な症状緩和のためには薬物療法および非薬物療法の併用が必要である．非薬物療法は，理学療法，精神療法，リラクセーション，補完的代替療法，環境調整，体位の工夫，患者教育など多岐にわたるため，多職種と協働し多角的なアプローチを検討することが望ましい．非薬物的介入に関するエビデンスの多くは，がんや呼吸器疾患を持つ患者によるものが多いが，心不全患者に適用可能である介入も多い．
　本項では，いくつかのレビューによって現段階で推奨されている症状緩和における非薬物療法について紹介する．

1. 呼吸困難時の非薬物療法

a. 非侵襲的換気

　Continuous Positive Airway Pressure（CPAP）は，呼吸ドライブと呼吸筋における吸気負荷を低減することにより呼吸困難を和らげ，血行動態的には心室のリモデリングに役立つ[1,2]．カナダにおける心不全と中枢性無呼吸を有する患者に対するCPAPの臨床研究において，258名の患者をランダムにCPAP群とCPAPなし群に振り分け，両グループを2年間追跡した．このトライアルは生存率，再入院率，QOLには影響を与えなかったが，夜間の酸素化，駆出率，ノルエピネフリンレベル，6分間歩行テストにおいては改善を認めた[3]．CPAPの使用は経済的負担もあるため，利益と負担のレベルを比較検討し導入を検討すべきである．また，しばしば，快適性と認容性の問題から継続できない場合もあるため，マスク選択，適切なマスクフィッティングと圧の設定に留意することが重要である．

b. ポジショニングと送風

呼吸困難のマネジメントと快適さの促進のための鍵となる戦略の一つに，患者のポジショニングがある．ファーラー位や座位は，肺活量を増加させ横隔膜の圧迫を減少させることにより呼吸困難を和らげることができる．また，うっ血がある場合には，前負荷を軽減し心仕事量を減少させることで呼吸困難を和らげることができる．そして，起坐呼吸を呈する場合には，枕を活用しオーバーテーブルなどにもたれるなど基底面を広くとることで座位が安定し，同一体位の疲労を予防し，リラクセーションにつなげることができる．一方で，送風機の使用や窓を開けるなどの顔に冷気の流れを作る（送風する）ことも，呼吸困難の緩和をもたらすと報告されている．Galbraithらは，COPD，肺がん，喘息，心疾患者49例を対象に，携帯型扇風機を顔に向けて5分間歩行する介入と，足に向けて5分間歩行する歩行を10分の間隔をおいて実施したところ，顔に送風した群の呼吸困難のレベルが有意に低かったと述べている[4]．顔に冷風や空気を送ることによってもたらされた快適さは，三叉神経の第2・第3枝領域の刺激によりもたらされると考えられており，呼吸困難の緩和に取り入れることができる[5]．

c. 環境調整と日常生活援助の工夫

呼吸困難の自覚症状は，暑い，寒い両方の極端な温度によって悪化する可能性がある．夏の最も暑い時期の湿度を煩わしく感じる患者も存在するため，温度・湿度の調整に配慮する．また，喫煙によって汚染された環境も症状の悪化につながる可能性があるため，家族に呼吸困難患者がいるなら煙のない環境を提供することが推奨される．

そして，心不全の症状マネジメントにおける重要な戦略の一つにエネルギーを保持した日常生活援助がある．症状の悪化につれ，日々の活動は困難さが増加する．シャワーを浴びることはとても疲れるが，シャワーチェアーの使用や，タオルを乾燥した手で持つ代わりにタオル地のバスローブの使用を検討するなどの工夫で，エネルギーの消費を抑えることができる[6]．このように，患者の症状の強度や労作時の自覚症状の程度，機能障害の程度に応じて，エネルギーを最小限にしたケアの工夫の検討を行うことが大切である．さらに，締め付けない衣類の選択に留意することも介入の一つである．

d. 呼吸訓練と運動

心不全患者は，化学受容器の活性化や筋肉のエルゴ受容体反射の活性化により，呼吸パターンと換気/血流パターンは効率的でなく，死腔の増加が生じる．換気の非効率的なパターンを改善するための呼吸訓練は効果がある可能性がある．Hochstterらは，30例の心・肺疾患者を無作為に2群にわけ，介入群に対して，45分間の呼吸トレーニング（口すぼめ呼吸，腹式呼吸，呼気時に動作を同調することなど，体位の工夫および歩行や階段をのぼるときのペース配分を指導）を行った結果，介入群において呼吸困難のレベルが低かったことを報告した[7]．患者の病態が安定していて，ある程度の生命予

後が見込まれる場合には，口すぼめ呼吸や腹式呼吸などの呼吸法を患者自身が習得することで，症状を自己コントロールする感覚を得て，パニックを予防することができる可能性があり，心不全患者に対する適用を検討する．

また，運動と身体的活動は心不全の過程全体において推奨される治療である．大腿筋力トレーニングは，進行した心不全患者には呼吸困難を改善するというエビデンスはあるが，NYHA Ⅳの患者には有用性が明らかになっていない[8]．

しかし，安静によるデコンディショニングは，運動耐容能を低下させ，労作時の易疲労感や呼吸困難などの症状を増悪させる要因となる．さらに，高齢者は下肢筋力やバランス機能が低下し，転倒や骨折などの二次合併症を起こしたり，ADLが低下してQOLが低下する．そのため，NYHA Ⅳの患者においても，患者の病態や安静度の中で行うことができるレジスタンストレーニングの適応を考慮する．

e. 体液バランスの評価と教育

体液過剰を防ぎ，保持することは呼吸困難の緩和につながるため，体液バランスのモニタリングは重要である．毎日体重測定し，体液状態をモニターするとともに，水分・塩分管理，薬物療法が遵守できているか評価する必要がある．飲水制限は，重症心不全症例については1.0 L/日以下が推奨されている[9]．一般的には，患者の病態に標準体重×30 ml程度を目安として医師が指示することが多い．患者に水分・塩分量について情報収集すると，加工食品などに含まれるナトリウムや，スープ，フルーツやデザートに含まれる水分を過剰摂取し，体液過剰を生じている場合もある．したがって，教育の際には具体例を提示し，患者自身が水分・塩分量を評価できるように教育する必要がある．また，塩化ナトリウムの代わりに塩化カリウムに置き換えた代替塩は，苦味が出るために敬遠されてきたが，ポリグルタミン酸が苦味を消すことがわかっており，摂取しやすくなってきている．代替塩の置き換えの濃度は異なり，中には，60%置き換えた塩が店頭に並んでいることがある．腎機能障害の患者は，20%以上の高カリウム塩を摂取すると，高カリウム血症をきたす可能性があるため，指導の際には注意が必要である．

f. 補完的代替療法

不安や怒りのような感情反応は蓄積され，呼吸困難を悪化させる要因となるため介入が重要である．不安を緩和するための，非薬物療法としての補完的代替療法の活用は増加しており，いくつかの研究が実施されてきたが，サンプルサイズが小さいため，広く推奨することは限界がある．リラクセーションやバイオフィードバック療法は，COPD患者や心不全患者においていくらかの効果があることを実証している．マネジメントの際に重要なことは，不安やパニックな状況にエスカレートする前に実施することである．不安やパニックは交感神経を活性化し，血行動態の破綻や不安定化をもたらすため，気分転換や音楽を奏でること，映画鑑賞は有効である可能性があり，介入を検討する．また，喘息患者の呼吸困難を緩和するための呼吸法として検証されているビューテ

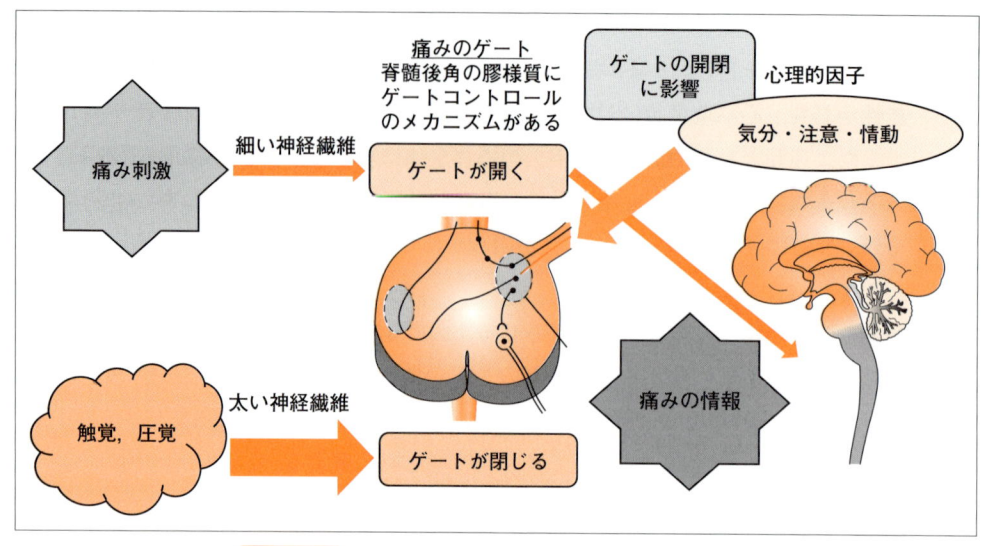

図3-5 痛みをゲートでコントロールする仕組み

イコ呼吸法やプラナヤマ呼吸法[10,11]は，瞑想や横隔膜呼吸を活用した呼吸法で心不全患者の呼吸困難を和らげる可能性がある．そしてBernardiらは，小規模研究においてマントラヨガなどを活用したトレーニングが有意な心理的反応を引き起こし圧受容体反射（血管反射）において感度がある[12]ことを実証した．これらのマネジメントは，心不全の早期の段階から，セルフマネジメントの一環として行えるように紹介することが有用である．さらに，いくつかの研究は鍼治療が有用であると報告している．このように，自覚症状のコントロールを促進するためのマネジメントは，患者が快適な状態で過ごす感覚を促進し，QOLを維持する可能性がある．したがって，発症早期から日常生活の中に取り入れることが可能な代替療法について，患者，家族と話し合い，快適さを感じられるように支援することが重要である．

2. 疼痛時の非薬物療法

MelzackとWallが1965年に提唱したゲート・コントロール理論は，疼痛抑制に関する理論である．この理論では痛みは単に末梢性侵害受容器から中枢への一方向の神経伝達による単純な知覚ではなく，触覚や温覚などほかの感覚刺激や，気分や注意などの精神状態によっても影響を受ける複雑な知覚だと解釈されている（図3-5）．疼痛に対する非薬物療法には，ゲート・コントロール理論に基づき，マッサージなどを通して有害な刺激の伝達をブロックする，痛みを抑制する下降抑制経路を活性化する気分転換，不安の緩和などの認知行動療法の実施，音楽療法などがある．薬物療法と合わせてケアを行うことで相乗効果を生み出すため，すべてのレベルの疼痛に対して考慮されるべきである．

疼痛が筋骨格系である場合，経皮的末梢神経電気刺激法（TENS）が疼痛マネジメントに役立つ場合がある．TENSは，痛みの局所，周辺，あるいは支配脊髄神経起始部な

B. 非薬物療法

表 3-4 非薬物的介入

介　入	解　説
身体活動計画	・疼痛を減らすことで，メンタルヘルスを増進し，加齢に関連した生物学的変化の臨床的影響を少なくする． ・運動は，関節可動域訓練を含み，姿勢をよくし歩行の安定，筋力回復，心血管の機能を回復させる． ・それぞれの患者で必要性と優先度を個別的に判断し，専門的なセラピストやトレーナーの紹介を必要とするかもしれない．
患者教育	・セルフケア技術について（リラクセーション，気晴らしなど），疼痛の原因，治療の目的，治療の選択，疼痛管理の見込み，鎮痛薬の使用について情報提供する． ・家族や援助者を含め，地域でも利用できる資源について教育することで患者に自信を与える． ・訪問のたび自助努力とセルフケア内容を強化する． ・特別な治療や処置より先に，教育に焦点をあてて提供する．
認知行動療法	・認知療法は，無力感や低い自己効力感，ささいな出来事でも大惨事のように吹聴するような因子を修正するように計画する． ・認知療法は，痛みから注意をそらす気晴らしの方法や，疼痛感覚を強めるような方法に留意すること，自滅的な思考パターンを変える方法を含んでいる． ・行動療法は，楽しい活動やリラクセーション方法を使用することを含み，患者のペースに合わせた活動によって疼痛コントロールを助ける． ・認知と行動の方略はたいてい複合している． ・グループ，その他の支援者や配偶者との関わりも含め，個々に実施することができる． ・通常，セラピストの訓練は 6〜10 回必要となる．
スピリチュアルな介入	・苦痛を緩和する手段としてのスピリチュアリティーと宗教への関心の希求． ・全人的な苦痛を緩和するための重要な部分である．

どに表面電極を置き，低周波を通電する電気療法の一種である．経皮から電気で末梢神経を刺激して鎮痛させる療法で，大径のAβ求心線維を選択的に刺激し，脊髄後角での痛み伝達を抑制するというゲート・コントロール理論に基づき鎮痛効果を発揮する．しかし，ICD 植え込み患者に TENS を使用すると，デバイス相互作用として不適切作動が増加するリスクが関連しているかもしれない[13]．Crevenna らは，TENS 治療を受けた ICD 患者の 8 例のうち 3 例において電磁干渉が起こり，ICD 植え込み患者の TENS 治療には個別的評価が推奨されることついて報告した[14]．したがって，ペースメーカーや ICD 植え込み患者には使用を控えた方がよいと思われる．

そして，終末期の疼痛の原因には，医原性，処置と介入による痛みがある（例えば，吸引による痛み，体位変換の痛み，ラインの挿入，気管内チューブの留置など）．これらの痛みを緩和するケア介入として，愛護的な吸引，良肢位の保持，安楽な体位変換，褥瘡予防，ライン類の必要性を検討し苦痛緩和に努めることも重要となる．

その他，痛みの緩和に活用することができる非薬物療法がある（表 3-4）．これらの介入は心不全患者の痛みの緩和に有用であるか検証はされていないが，これらの治療に恩恵を受ける可能性があり，介入を検討する．

3. 和温療法

　和温療法は，「JCS慢性心不全治療ガイドライン2010年改訂版」において，心不全に対する薬物療法の補助療法として推奨されている治療法で，心不全の軽症からステージDの重症症例においても施行可能な治療法である．

　和温療法は，「心身を和ませる温度（60℃）で全身を15分間均等加温器室で保温し，深部体温を約1.0℃～1.2℃上昇させた後，さらに30分間の安静保温で和温効果を持続させ，終了時に発汗に見合う水分を補給する治療法」と定義され，室内を天井と床までほぼ均一に60℃に設定できる遠赤外線均等乾式サウナ治療室を用いて治療が施行される．和温療法室には，ライン用の小窓がついており，点滴や酸素投与管理下にある重症心不全患者にも施行できる．一般に用いられている乾式遠赤外線サウナと比較して60℃と低温であることが特徴であり，この温度では，顔面・皮膚に熱感がなく，通常，心地よく和む程度に感じる温度であり，深部体温上昇に伴う酸素消費量の変化も0.3METs程度と軽度であり，心臓に負担のない減負荷治療法である．サウナ浴を施行した後の30分の安静保温は，リラクゼーション効果の増強，体温の維持に有用であり，終了時の体温は0.6℃程度に維持される．終了時には，脱水予防のために発汗量に見合った水分を補給する（和温療法前後の体重差）ことが大切である．

　和温療法の急性効果として，体温上昇に伴う末梢血管拡張作用により，心臓に対する前・後負荷が減少し，心拍出量が増加するため，心筋障害による心不全や機能性弁逆流症は積極的適応である．一方で，重症大動脈弁狭窄症や閉塞性肥大型心筋症による流出路狭窄の高度な患者，急性炎症性疾患患者や活動性感染患者は禁忌となる．

　前向き多施設共同研究において和温療法の心不全に対する2～4週間の慢性効果として，血行動態，心機能，末梢血管内皮機能，心室性不整脈，神経体液性因子，酸化ストレスや心不全症状の改善，および心機能改善と心拡大の有意な減少が認められている[15]．

●文　献

1) Friedman MM: Older adults' symptoms and their duration before hospitalization for heart failure. Heart Lung, 26 (3): 169-176, 1997.
2) Yan AT, Bradley, Liu PP: The role of continuous positive airway pressure in treatment of congestive heart failure. Chest, 120: 1675-1685, 2001.
3) Bradley TD, Logan AG, Kimoff RJ: Continuous positive airway pressure for central sleep apnea and heart failure. N Engl J Med, 353 (19): 2025-2033, 2005.
4) Galbraith S, Fagan P, Perkins P,.: Dose the use of a handheld fan improve chronic dyspnea? A randomized, controlled, crossover trial. J Pain Symptom Manage, 39 (5): 831-838, 2010.
5) Manning HL, Schwartzstein RM: Pathophysiology of dyspnea. N Engl J Med, 333 (23): 1547-53, 1995.
6) Schaefer KM, Potylycki MJS: Fatigue associated with congestive heart failure: use of Levine's conservation model. J Adv Nurs, 18 (2): 260-268, 1993.
7) Hochstetter JK, Lewis J, Soares-Smith L: An investigation into the immediate impact of breathlessness management on the breathless patient: randomized controlled trial. Physiotherapy, 91: 178-185, 2005.
8) Beniaminovitz A, Lang CC, LaManca J, et al: Selective low-level leg muscle training alleviates dyspnea in patients with heart failure. J Am Coll Cardiol, 40 (9): 1602-1608, 2002.
9) Goodlin SJ: Palliative care for end-stage heart failure. Curr Heart Fail Rep, 2 (3): 155-160, 2005.

10) Cooper S, Oborne J, Newtons S, et al.：Effect of two breathing exercises (Buteyko and pranayama) in asthma: a randomaised controlled trial. Thorax, 58 (8)：674-679, 2003.
11) Bowler SD, Green A, Mitchell CA, et al.：Buteyko breathing techniques in asthma：a blinded randomaised controlled trial. Med J Aus, 169 (11-12)：575-578, 1998.
12) Bernardi L, Sleight P, Bandinelli G, et al.：Effect of rosary prayer and yoga mantras on autonomic cardiovascular rhythms: comparative study. BMJ, 323 (7327)：1446-9, 2001.
13) Pyatt JR, Trenbath D, Chester M, et al.：The simultaneous use of a biventricular implantable cardioverter defibrillator (ICD) and transcutaneous electrical nerve stimulation (TENS) unit: implications for device interaction. Eurospace, 5 (1)：91-93, 2003.
14) Crevenna R, Stix G, Pleiner J, et al.：Electromagnetic interference by transcutaneous neuro muscular electrical stimulation in patients with bipolar sensing implantable cardioverter defibrillators: a pilot safety study. Pacing Clin Electrophysiol, 26 (2 Pt 1)：626-629, 2003.
15) Chuwa TEI, Masaki M, Nobuyuki T：Waon Therapy: An Innovative Therapy for Patients with Heart Failure. J Cardiol Jpn Ed, 6：6-18, 2011.

［高田弥寿子］

C. 薬物療法

　上記のごとく，心不全の症状は呼吸困難，疼痛，倦怠感，抑うつ，不安，睡眠障害，認知障害，食欲不振や体重減少と多岐にわたり，半数以上の患者が併存疾患［血管疾患，慢性閉塞性肺疾患（COPD），糖尿病，関節炎，腎不全，うつ病など］を持ち，薬剤の副作用や使用制限も多く，さらにそれらが複雑に心不全症状に関与するため，病態把握や治療が困難である．

　本項では，心不全患者の症状緩和，特に身体的症状の緩和を目的とした薬物療法について述べていくこととする．抑うつ，不安，睡眠障害，認知障害やスピリチュアルペインに相当する症状の詳細については，第4章で述べることとする．

　現実には，進行した心不全において症状緩和を得ることは容易ではない．治療の根拠となるような研究は乏しく，臨床経験の報告例でさえまれである．症状緩和を目的とした薬物療法において他の内容と同様にがん緩和の領域が先行しているため，その内容を踏まえながら末期心不全の薬物療法について述べていく．

1. 薬物療法の留意点

　本章「A-a. 症状評価前の留意点」と同様であるが，緩和ケアに特異的な薬剤であるオピオイドやコデインなどの投与を考慮する前に，心不全の経過の見直しとその中で適切な治療が行なわれているかを検討することが必要である（p.64, 図3-1）．適切な治療介入でも困難な場合に，本項で示すような薬物治療の追加を検討することとなる．つまり多くの場合，心不全患者は末期においてもループ利尿薬，硝酸薬，内服（場合によっては持続静注）強心薬の投与を受けながらオピオイドなどの追加投与を受けることとなる．

薬物療法に限ったことではないが，病期の認識を循環器専門医から在宅までの医療者が患者と共に共有することができれば，循環器の症状緩和を病院だけでなく在宅でも実践することが可能となる．

病期の認識と並び留意すべき点に適切な症状評価がある．第3章-Aで述べたように，原則は包括的で多面的な評価をすることであり，身体的症状のみならず，社会的，心理学的側面の評価が望ましい．質問紙票などを用い，多面的評価から問題点を描出し，各症状の継続評価をVAS，NRSやフェイススケールなどの症状評価ツール（p.66，表3-2）やPHQ-9（p.71，図3-4）などで行なっていくこととなる．

さらに，薬剤に伴う副作用とその対処法について知っておくことを忘れてはならない．この点についても本章で述べていくこととする．

2. 症状緩和のための治療選択肢

具体的な症状緩和を目的とした薬物療法の簡易一覧表を表3-5に示す．

呼吸困難，疼痛，倦怠感，うつ症状，悪心，嘔吐，便秘，口腔乾燥，皮膚乾燥についてまとめており，それぞれの各論を下記に述べる．

a. 呼吸困難

発作性夜間呼吸困難のような急激に進行する呼吸困難から，徐々に増悪する労作時呼吸困難まで，息切れは心不全において一般的に認められる深刻な訴えの一つである．息切れは筋力低下，呼吸筋疲労とも関係し，明らかなうっ血所見や体重増加のない場合にも，呼吸困難を訴えることもある．

繰り返しになるが，オピオイドなどを考慮する前に，改善可能と考えられる要因を検討し，治療すべきである．体液貯留のある場合には利尿薬が適正に使用されているか評価し，利尿薬投与にもかかわらず大量の胸水貯留を認める場合にはドレナージの必要性を考慮し，胸部感染症は抗菌薬で治療すべきである．ほとんどの心不全患者には喫煙歴があるため，合併症として慢性閉塞性肺疾患（COPD）を発症し，肺がんの合併を認める場合もある．うつ病や不安が呼吸困難の増悪因子であることもあり，心理的側面から介入することも重要である．呼吸リハビリや認知行動療法を用いたパニックへの対処法の支援も，呼吸困難の緩和に有用であるとされる．そのような治療介入を考慮したうえで，次に挙げるような特殊な治療の追加を検討する．

オピオイド

薬剤の効果：モルヒネは，急性肺水腫や急性心筋梗塞の急性期に呼吸困難や疼痛の緩和に使用される一方で，心不全終末期の呼吸困難への使用は，呼吸抑制への懸念とエビデンスの欠如のため使用が躊躇されることも多い[1]．オピオイドは，化学受容体の感受性亢進の軽減，それに続発する心不全で認められる異常な呼吸パターンの改善を介し，症状緩和に有用であるとされる[2,3]．また，重症の左心不全を呈した急性心筋梗

表 3-5　症状緩和のための薬剤使用一覧

症　状	症状コントロールの選択肢
呼吸困難	✓オピオイド ●経口モルヒネ 2.5〜5 mg 4 時間ごと，以後用量調整 ●一般的なオピオイドの副作用への対応 ●腎機能低下やオピオイド中毒の際は緩和専門医へアドバイスを求める
倦怠感	✓回復可能な因子の検索 ✓貧血の治療を検討 ✓ステロイドや黄体ホルモン薬の回避
疼　痛 （図 3-6 参照）	✓NSAIDs や三環系抗うつ薬の回避 ✓WHO 除痛ラダーの使用：step 1, 2, 3 の順に従う 　step 1：アセトアミノフェン（カロナール®）1 g 1 日 4 回投与 　step 2：アセトアミノフェン（カロナール®）＋コデイン 30 mg（2 錠，1 日 4 回投与）又はトラマドール（トラマール®）50〜100 mg（1 日 4 回投与）＋/−定期的アセトアミノフェン（カロナール®）もしくはアセトアミノフェン＋トラマドール配合錠（トラムセット®）375 mg（1 日 4 回投与） 　step 3：モルヒネ 5〜10 mg（4 時間ごとおよび必要時）．疼痛がコントロールできない場合，48 時間ごとに漸増． 　必要に応じて鎮痛補助薬の併用．ガバペンチン（ガバペン®），プレガバリン（リリカ®）*1 　一般的なオピオイドの副作用への対応 　腎機能低下，オピオイド中毒，良好な疼痛コントロールが得られない場合は緩和専門医へアドバイスを求める
うつ病 （4 章参照）	✓三環系抗うつ薬，および多くの薬物相互作用の可能性のある薬剤の回避 ✓セルトラリン（ジェイゾロフト®　50 mg 1 日 1 回投与） ✓ミルタザピン（レメロン®，リフレックス®　15〜30 mg 1 日 1 回投与）
悪心，嘔吐	✓メトクロプラミド（プリンペラン®　10〜20 mg 1 日 3 回投与） ✓ハロペリドール（セレネース®　経口投与 1 回 0.75〜1.0 mg 1 日 1〜2 回，点滴静注 1 回 1.5〜2.5 mg，就寝前または夕食後，持続静注・皮下注 1.5〜2.5 mg/日から開始，維持量 1.5〜5 mg/日） ✓プロクロルペラジン（ノバミン®　1 回 5 mg 1 日 3 回） ✓オランザピン（ジプレキサ®　1 回 1.25〜2.5 mg 適宜増減，維持量 2.5〜5 mg/日）*2
便　秘	✓軟化剤/ラクツロース（モニラック®），酸化マグネシウム（酸化マグネシウム®） ✓刺激剤：センナ（プルゼニド®）
口腔乾燥	✓ムチンを基剤とした代用唾液 ✓無糖チューインガム
皮膚トラブル	✓石鹸の代用としての水性クリーム ✓掻痒に対しての 2％メントール水性クリーム保湿剤

*1：両薬剤ともに心不全増悪を来たす可能性があり，体重増加に注意する必要がある．
*2：高血糖からケトアシドーシスや昏睡を生じた報告があり，糖尿病患者には禁忌である．

塞症例へのモルヒネの静脈投与により，心拍出量の低下を認めなかったと報告されており[4]，十分な観察下では安全に使用可能である．一方で，その有効性について，心不全の呼吸困難を軽減する目的でモルヒネを使用した研究は多くはないが，Johnson らは，NYHA 分類Ⅲ/Ⅳの心不全患者 10 例を対象として 2 重盲検のランダム化試験を実施し，報告している[5]．腎機能障害を認めない場合，モルヒネ 5 mg を 1 日 4 回，

腎機能障害を認める場合，2.5 mg を 1 日 4 回，4 日間内服した結果，モルヒネ使用群で息切れスコアの中央値（視覚アナログスコア VAS：0～100 mm）は 2 日目までに 23 mm 有意に減少し（p=0.022），過鎮静，便秘，悪心といった副作用は軽微であった．鎮静スコアは 3 日目まで増加したが，4 日目に再び改善した．血圧，脈拍数，呼吸数に関しては両群間に差が認められなかった．以上のことから，適切な患者を綿密に観察すれば，安全上の懸念は見い出されないであろうことが示された．10 名中 6 名の患者でモルヒネ使用が息切れに対して有用と判明し，試験終了後 1 年経過した後も，4 名はモルヒネの定期的投与を継続し，効果が持続していたこともその中で報告されている．

このように，経口用モルヒネの慢性期投与によって，息切れが臨床的に著明に改善し，忍容性も良好であるとの報告もあるが，エビデンスは十分とは言えず，適切な患者選択，オピオイドの種類と投与経路における違い，至適用量の設定（特に，COPD や腎機能障害患者）に関してはさらに報告は乏しく，さらなる研究が待たれる．

副作用への対応：オピオイド使用時の主な副作用とその対処法を**表 3-6，7** に示す[6]．薬剤使用時に対処法について熟知し，適切な対応を取れるように知識の共有を図っておくことが必要である．呼吸抑制もまれではあるが，起こり得る副作用であり，特に呼吸状態が不安定な終末期での使用の際には，呼吸回数や呼吸パターン（チェーン・ストークス呼吸の出現，浅い呼吸，あえぎ様呼吸）に注意しながら使用する必要がある．腎機能障害の存在する場合，作用が増強，遷延し，副作用出現の危険性が高まる．多くの場合，減量することでモルヒネは使用可能と考えられるが，重篤な腎不全の場合にはフェンタニル（フェンタニル注®）などの使用を検討する必要がある[7]．

ベンゾジアゼピン系薬剤

薬剤の効果と留意点：呼吸困難の症状緩和におけるベンゾジアゼピン系薬剤の使用（屯用や定期内服）は，がんの緩和療法において広く行われているが，この使用に関する確固たるエビデンスはほとんど存在しない．呼吸抑制の頻度はオピオイドと比して低いと考えられているが，高齢者に使用する場合，慢性的な使用に伴う記憶喪失，転倒，薬剤耐性や依存性といった深刻な問題を生じることがある．高度の不安，うつ病，またはパニック発作がある患者（息切れが増悪し，コントロール不能となった場合）は，まず呼吸リハビリテーション特有の呼吸コントロール法やリラックス法，あるいは認知行動療法などの心理的アプローチによって治療すべきであり，薬物療法が必要な場合には，ミルタザピン（レメロン®，リフレックス®）のような抗不安薬や，選択的セロトニン再取込み阻害薬（SSRI）が心不全患者において安全であることが知られており，使用可能である．不安が呼吸困難の増悪因子となっていると考えられる症例においては，パニックのコントロールを目的として，上記の手法に加えて，ロラゼパム（ワイパックス®）のような中時間作用型ベンゾジアゼピン系薬剤の慎重使用は有用かもしれない．

C. 薬物療法

表 3-6　オピオイドを用いた際の副作用

投与初期によく生じるもの 　嘔気・嘔吐 　眠気 　めまい・ふらつき 　せん妄（急性錯乱状態） 投与継続中によく生じるもの 　便秘 　嘔気・嘔吐 　口腔内乾燥 投与継続中に生じる可能性があるもの 　視床下部-下垂体系の抑制 　免疫系の抑制	発生頻度の少ないもの 　神経毒性 　　ミオクローヌス 　　アロディニア 　　痛覚過敏 　　認知障害/せん妄 　　幻覚 　発汗 　かゆみ（瘙痒感） 非常に頻度の少ないもの 　呼吸抑制 　精神的依存

（Twycross R 他．武田文和，鈴木勉監訳：トワイクロス先生のがん緩和ケア処方薬 薬効・薬理と薬の使い方．医学書院，2013 より引用改変）

表 3-7　オピオイドの副作用に対する対処法

症　状	対処法
嘔気・嘔吐	メトクロプラミド（プリンペラン®）10～20 mg（4 時間ごと） ハロペリドール（セレネース® 経口投与 1 回 0.75～1.0 mg 1 日 1 回～2 回，点滴静注 1 回 1.5～2.5 mg，就寝前または夕食後，持続静注・皮下注 1.5～2.5 mg/日から開始，維持量 1.5～5 mg/日） プロクロルペラジン（ノバミン® 1 回 5 mg 1 日 3 回） オランザピン（ジプレキサ® 1 回 1.25～2.5 mg 適宜増減，維持量 2.5～5 mg/日）[*1]
便　秘	センノシド（プルゼニド®），ラクツロース（モニラック®） 水酸化マグネシウム（ミルマグ液®），酸化マグネシウム（酸化マグネシウム®）
眠気・傾眠径行	2～3 日で徐々に消失．オピオイドの副作用以外の原因検索
幻覚・せん妄	ハロペリドール（セレネース®）1～5 mg を直ちに，次いで頓用
かゆみ（瘙痒感）	オンダンセトロン（ゾフラン®）8 mg 静脈内注射 および 8 mg 経口投与 1 日 2 回，3～5 日間
不随意運動	ジアゼパム（セルシン®，ホリゾン®）またはミダゾラム（ドルミカム®）5 mg あるいはロラゼパム（ワイパックス®）500 μg を直ちに投与，次いで頓用
痛覚過敏	アセトアミノフェン（カロナール®），ガバペンチン（ガバペン®），プレガバリン（リリカ®）[*2] のような鎮痛補助薬の使用
呼吸抑制	ナロキソン（オピオイドの拮抗薬）投与

[*1]：高血糖からケトアシドーシスや昏睡を生じた報告があり，糖尿病患者には禁忌である．
[*2]：ガバペンチン，プレガバリン両薬剤ともに心不全増悪を来たす可能性があり，体重増加に注意する必要がある．

b. 疼　痛

　心不全患者において，疼痛は過小認識されていることが多い症状である．疼痛は高頻度にみられ，重度であり，かつ，遷延性であることが多数の研究で示されており，Nordgren らは死に至る 6 か月間の心不全患者の 75％ が疼痛を訴えていたと報告している[8]．疼痛には，心臓性（狭心症）と非心臓性（筋骨格痛，消化不良，痛風，末梢血管疾患，下肢浮腫，緊満性腹水による疼痛，神経原性疼痛）がある．疼痛の評価に関して

も第3章-Aで述べているので，参考にして頂きたい．

1）心臓性疼痛

　狭心症由来の疼痛は，経皮的冠動脈形成術（PCI），冠動脈バイパス術（CABG），狭心症治療薬の内服によってコントロールできることが多いが，適切な治療を行っても，依然として症状が残存する患者が存在する．モルヒネの使用は急性心筋梗塞の急性疼痛で用いられるが，一方で慢性疼痛に対して有効であるにもかかわらず，その使用は躊躇されている．その理由は，呼吸困難における症状緩和と同様に，有効性と安全性を裏付ける文献が不足していることである．治療抵抗性狭心症で開業医に通院している患者12例を対象とした小規模前向き試験が行われ，12週間の追跡調査で，モルヒネもしくはオキシコドン（オキシコンチン®錠）の徐放製剤の用量調節に成功したことが証明されている[9]．その研究の中でオピオイドに対して忍容性がなかった患者は，鎮静と嘔気を呈した2例のみであり，狭心症の発現頻度と全体的な疼痛負担が減少し，それに伴って運動能力，全身の健康状態，うつ病スコア，社会機能が改善した．これらの患者において，オピオイドの忍容性は良好であり，リスクも低かった．しかし，これも呼吸困難と同様であるが，現時点で心不全末期の疼痛に対するオピオイド使用に関して存在する研究は，小規模のものばかりであるため，効果的な薬剤が臨床医と患者の双方に一様により一層受け入れられるように，より多くの研究を至急行うことが必要である．

2）非心臓性疼痛

　悪性疾患と非悪性疾患の双方において，慢性疼痛の管理には鎮痛薬の定期的投与が必要であり，効果的な疼痛コントロールを得るためには漸増が必要である．種々の作用機序を有する薬剤の併用投与が必要になることが多い．WHO（世界保健機構）の3段階除痛ラダー[10]を心不全に応用したものを図3-6に示す．弱い痛みの段階（ステップⅠ）では，アセトアミノフェン（カロナール®など）の投与であり，1gの1日4回投与を規則正しく行うべきである．中等度の痛みの段階（ステップⅡ）は，弱オピオイド［コデイン（リン酸コデイン），ジヒドロコデイン，トラマドール（トラマール®，トラムセット®）］の追加，または切り替えである．これが無効の場合は，ほかの弱オピオイドに切り替えるのではなく，ステップⅢへ進む．強い痛みの段階（ステップⅢ）では，強オピオイドを投与する．アセトアミノフェンは，疼痛に対してオピオイド併用に上乗せ効果を得ることがあり，その場合は継続して投与することもある．強オピオイド投与を開始する際には，弱オピオイドは中止すべきである．経口用モルヒネは今も最適な強オピオイドである．ただ腎臓から排泄されるため，腎機能障害患者にはさらなる注意を払わなければならない．まずは必要用量まで増量する形で即放性モルヒネを投与されることが多く，その後，放出調節製剤に切り替えられる．一旦症状が安定すれば，即放性モルヒネは突出痛時の頓用として処方され，用量は24時間総投与量の1/6とする．弱オピオイドを最大用量（コデイン60 mg，1日4回投与など）で投与されていた患者は，ステップ3への切り替え時に，少なくとも経口用モルヒネ10 mgを4時間ごとに投与することが必要となる．患者，介護者，または臨床医がモルヒネ使用に自信がない場合

C. ● 薬物療法

```
                          ステップⅢ
                          強い痛み
              ステップⅡ
              中等度の痛み   強オピオイド
                          (モルヒネ, オキシコドン,
                           フェンタニル)
   ステップⅠ
   弱い痛み     弱オピオイド (コデイン, トラマドール)

        非オピオイド (アセトアミノフェン)*1

        必要に応じて鎮痛補助薬*2
        (ガバペンチン・プレガバリン)
```

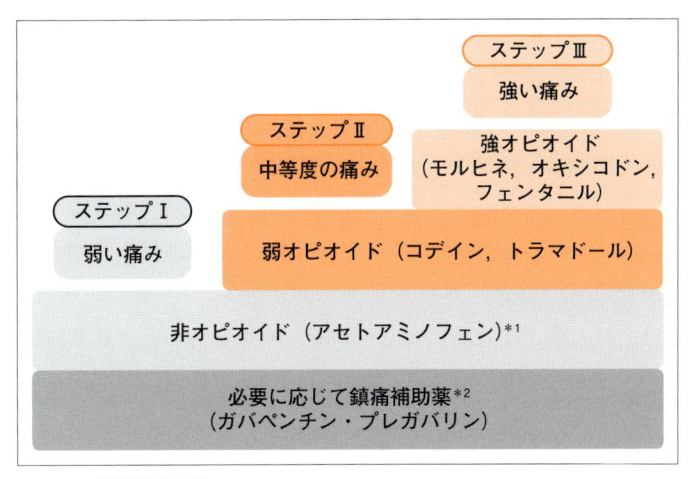

図 3-6　心不全患者における 3 段階除痛ラダー

*1：心不全患者に対してのNSAIDsの使用は, 体液貯留, 腎機能障害を増悪させるため避けるべきである.
*2：三環系抗うつ薬は抗けいれん薬と比べて有効性の面で優れているとされるが, 心不全を増悪させる可能性があり, 避けるべきである.
(World Health Organization. Cancer Pain Relief (2e). World Health Organization, Geneva. 1996 より引用改変)

は, 5 mg を 4 時間ごとに投与し, 迅速に漸増できるよう準備をしておく必要がある[11].

オピオイド

オピオイド使用にあたっての注意は, 上記呼吸困難の項と同様である. 疼痛はオピオイドの中枢抑制作用に生理的に拮抗するとされており, 基本的に痛みのある患者に重篤な呼吸抑制を起こすことはないとされる[12]が, 前述のとおり, 心不全における多数例の報告は無く, 呼吸回数を含めた慎重な評価が必要となる.

非アスピリン性非ステロイド性抗炎症薬 (NSAIDs)

NSAIDs の副作用の一つに体液貯留があり, 心不全患者に対して禁忌である. NSAIDs はまた, 血管内容量を増大させることによって, 利尿薬の効果を低下させる. それまでは安定していた心不全患者に対して NSAIDs 投与を開始すると, 心不全増悪での入院リスクが 2 倍となることが報告されている. 入院リスクは投与開始後の数日間が最も高く, 入院はおおむね 30 日以内に認められた[13]. 心不全のような重篤な随伴疾患を認める患者の場合は, 消化管出血のリスクもより高くなり, これらの患者の多くは, 腎機能障害も合併し, ループ利尿薬と ACE 阻害薬の併用投与を受けており, さらに NSAIDs を追加することで, 特に高齢者において腎機能は増悪する. したがって, 心不全患者の場合は, すべての NSAIDs を可能な限り回避すべきことが推奨される. 疼痛コントロールに対するほかの選択肢がない場合は, 体重, 腎機能, 症状の注意深いモニタリングが必須である. NSAIDs 投与の制限により, 関節炎の管理が困難になる可能性があるが, WHO 鎮痛ラダーを適切に適用すれば不可能ではない. 痛風はコルヒチンによって治療できるが, ほとんどすべての患者が必要用量投与から 48 時間以内に下痢を発症する. これは移動能が衰えている患者にとっては著しく QOL を下げる可能性

があり，注意深い使用が必要である．

ガバペンチン，プレガバリン

　一部の疼痛は"通常の"鎮痛薬に十分に反応しない．神経障害性疼痛が典型的な例であるが，心不全患者の圧痛や下肢痛も治療抵抗性であることが多い．そのような場合，鎮痛補助薬の使用が検討されるが，三環系抗うつ薬は抗けいれん薬と比べて，有効性の面では優れているが，心不全患者に対しては抗コリン活性を持つため，相対的禁忌とされる．心不全患者の場合，ガバペンチン（ガバペン®）やプレガバリン（リリカ®）のような抗けいれん薬が相対的に安全であり，有用であるとされる（図3-6）．ただし，同薬剤でも心不全増悪の報告があり，体重増加のある場合には心不全増悪を疑い薬剤投与の中止を検討する必要がある．

c. 倦怠感

　倦怠感は，呼吸苦と並び慢性心不全患者の重要な主訴であり，治療抵抗性である．倦怠感に関しては「第3章-A．症状評価」で述べたとおり，利尿薬使用による低カリウム血症，過剰利尿，β遮断薬使用，睡眠障害，貧血，うつ，デコンディショニングなどの可逆性因子を検討し，介入することが治療となる．貧血の改善，睡眠時無呼吸への介入［在宅酸素や陽圧換気（CPAP，ASV）］，心理的支援，血行動態が安定している場合の運動療法や和温療法など，介入法は原因とともに多岐にわたる．

　薬物療法としては，貧血の改善が必要な場合の鉄剤投与や，エリスロポエチン製剤やステロイド投与，心不全に特異的なものとして強心薬の投与が考慮される．

鉄剤，エリスロポエチン製剤

　心不全では貧血，慢性腎臓病の合併が多く，それぞれが増悪因子となることが知られている[14]．鉄剤やエリスロポエチン製剤の使用で貧血に介入することが望ましいとの報告がある．

ステロイド

　ステロイド薬の使用はナトリウム貯留から血管内容量の増加を来たし，心不全の増悪因子となり得る．がん領域においては，倦怠感の緩和の目的で使用されることも多いが[15]，心不全においては基本的には使用すべきではない薬剤であることを念頭においたうえで，倦怠感や食思不振の緩和には効果がある可能性もあり，その使用の是非については多職種で慎重に判断するべきである．

強心薬投与

　進行した心不全において倦怠感の原因が心拍出量の低下であることも多く，そのような場合には強心薬の投与により症状が改善することも多い．一方で強心薬から離脱困難な状態となることも多く，介入可能な増悪因子のない場合，長期間の入院の後，臓器障害や感染の合併などで最終的に死に至ることも多い．2013年のACCF/AHA心不全ガイドライン[16]で強心薬は急性心原性ショックの際は推奨される（classⅠ）が，機械補助や移植適応のない患者への緩和医療としての長期間投与に関しては，容認されるが有用

C. 薬物療法

性は不確実で異論もあり得る（class Ⅱ b）とされている．現実には心拍出量低下により心不全増悪を来たしている症例では，症状緩和目的ではなく，心不全治療の選択肢として強心薬が使用されていることが多いが，意思決定支援が良好に可能であった症例においては，強心薬を投与せず，引き続き支持療法を行なっていく方針を，医療者，本人，家人で共有するという選択肢も存在する．つまり倦怠感が出現したとしても許容する，もしくはモルヒネやステロイド使用を検討することが選択肢となり得ると考えられる．

d. 不安，抑うつ

不安，抑うつはがんと同様に心不全患者でも高率に認められ，抑うつは予後不良因子であるという報告も多く認められる[17,18]．呼吸困難や疼痛と比較して見逃されやすい症状であるため，より適切な症状評価が必要となる．第3章-Aで取り上げたようなスクリーニングツールを使用し，適切な対処法を検討することとなる．内服薬使用を含め，具体的な対処法については，第4章で取り上げているので参照頂きたい．

e. その他の症状

食思不振，悪液質：心不全末期に炎症性サイトカインによって引き起こされるが，高カロリー食や輸液の有益性の報告は認められない．ステロイド投与がその解決の糸口になるかもしれないが，心不全ではステロイド使用により体液貯留を来たすため，基本的に使用は困難であると考えられる．

悪心・嘔吐：薬剤の副作用（アスピリン，スピロノラクトン，ジゴキシン中毒），腸壁または肝うっ血，腎不全等の複合的因子によって発現する可能性がある．メトクロプラミド（プリンペラン® 10〜20 mg，1日3回投与）は，悪心，嘔吐の双方の状況において有用である．患者が嘔吐を繰り返しているような場合や在宅で対応するような場合，ドンペリドン坐剤（ナウゼリン®）が有用な場合もある．代替薬としてハロペリドール（セレネース®経口投与1回 0.75〜1.0 mg 1日1〜2回，点滴静注1回 1.5〜2.5 mg，就寝前または夕食後）やプロクロルペラジン（ノバミン® 1回 5 mg 1日3回），オランザピン（ジプレキサ® 1回 1.25〜2.5 mg 適宜増減，維持量 2.5〜5 mg/日）の投与が可能である．オランザピンは高血糖からケトアシドーシスや昏睡を生じた報告があり，糖尿病患者には禁忌である．

便　秘：運動量減少，摂食・摂水制限，利尿薬を原因として，よく認められる事象であり，便秘自体が悪心を惹起することもある．軟化剤／ラクツロース（モニラック®），酸化マグネシウム（酸化マグネシウム®）のような軟化剤に，センナ（プルゼニド®）のような刺激剤の併用が行なわれる．

皮膚の管理：見過ごされている問題である．慢性末梢性浮腫は，皮膚乾燥・菲薄化・もろさを惹起する可能性があり，蜂巣炎のリスクにさらされる．随伴疾患（糖尿病，末梢血管疾患など）もまた，末梢循環を不良にすることによって，病像を複雑にすると思われる．一般に，患者の皮膚は乾燥しており，かつ痒みを伴っている．単純処置

（水性クリーム剤または同様の保湿剤の定期的塗布など）が有用と思われる．メントールを冷却剤としてクリーム剤に添加すると，さらに有益と思われる．腎不全合併した痒みの場合，ミルタザピンやオンダンセトロン（ゾフラン®）が有用であったと報告されている[19,20]．

おわりに

本章では，心不全の症状評価並びに症状緩和を目的とした非薬物療法，薬物療法について概説した．症状評価は末期状態にのみ存在するものではなく，心不全の経過において継続して行なわれる．病態および症状評価に基づき，適切な薬物療法や非薬物療法の介入を検討することと並行して，必要時には本項で取り上げた症状緩和目的の薬剤を追加投与することとなる．心不全の経過の中で患者の希望を重視した話し合いをもち，末期に至るまでの意思決定を行なっていくことが理想的であるが，多くの循環専門医は生存の可能性を追求するあまりにこの種の話し合いを延期し，ついには手遅れとなり，症状緩和の可能性が失われてしまうことも多い．繰り返しになるが，経過を患者，家族，医療者で症状評価ツールなどを用いながら共有し治療計画を立てるアドバンス・ケア・プランニングは，末期のみではなく，心不全の長い経過における治療方針決定の重要な柱である．心不全の緩和ケアは末期にのみ存在するものではなく，意思決定支援を含むコミュニケーションや，社会支援，心理的介入など，経過をともに支える過程の中にその本質があるものと考えられる．

● 文　献

1) Cushen M：Palliative care in severe heart failure. BMJ, 308（6930）：717, 1994.
2) Williams SG, Wright DJ, Marshall P et al. Safety and potential benefits of low dose diamorphine during exercise in patients with chronic heart failure. Heart, 89（9）：1085-1086, 2003.
3) Chua TP, Harrington D, Ponikowski P, et al.：Effects of dihydrocodeine on chemosensitivity and exercise tolerance in patients with chronic heart failure. J Am Coll Cardiol. 29（1）：147-152, 1997.
4) Timmis AD, Rothman MT, Henderson MA, et al.：Haemodynamic effects of intravenous morphine in patients with acute myocardial infarction complicated by severe left ventricular failure. Br Med J, 280（6219）：980-982, 1980.
5) Johnson MJ, McDonagh TA, Harkness A, et al.：Morphine for the relief of breathlessness in patients with chronic heart failure--a pilot study. Eur J Heart Fail. 4（6）：753-756, 2002.
6) Twycross R 他，武田文和，鈴木勉監訳：トワイクロス先生のがん緩和ケア処方薬 薬効・薬理と薬の使い方．医学書院，2013.
7) 日本緩和医療学会 緩和医療ガイドライン作成委員会：がん疼痛の薬物療法に関するガイドライン（2010年版）．http://www.jspm.ne.jp/guidelines/pain/2010/chapter02/02_04_01_07.php
8) Nordgren L, Sörensen S：Symptoms experienced in the last six months of life in patients with end-stage heart failure. Eur J of Cardiovascular Nursing, 2（3）：213-217, 2003.
9) Douglas CA, Moore RK, Leach A, et al.：Modified-release opioids improve pain control and health-related quality of life in patients with complex cardiac chest pain. Palliat Med. 18（8）：740-741, 2004.
10) World Health Organization. Cancer Pain Relief（2e）. World Health Organization, Geneva. 1996, p.74.
11) Johnson M, Lehman R：Heart Failure and Palliative Care A team approach. Radcliffe Publishing, Oxford, 2006.
12) Sykes NP：Morphine kills the pain, not the patient. Lancet. 369（9570）：1325-1326, 2007.
13) Heerdink ER, Leufkens HG, Herings RM, et al.：NSAIDs associated with increased risk of congestive heart failure in elderly patients taking diuretics. Arch Intern Med, 158（10）：1108-1112, 1998.
14) Silverberg D, Wexler D, Blum M, et al.：The cardio-renal anaemia syndrome：does it exist? Nephrol Dial Transplant 18（Suppl 8）：viii7-12, 2003.
15) 日本ホスピス・緩和ケア研究振興財団：がん緩和ケアに関するマニュアル．第5章 痛み以外の身体的諸症状

のマネジメント．
http://www.hospat.org/practice_manual-5-4.html
16) Doyle Yancy CW, Jessup M, Bozkurt B, et al.：2013 ACCF/AHA Guideline for the Management of Heart Failure：A Report of the American College of Cardiology Foundation/American Heart Association Task Force on Practice Guidelines. J Am Coll Cardiol. 62（16）：e147-239, 2013.
17) Evans DL, Charney DS, Lewis L, et al.：Mood disorders in the medically ill：scientific review and recommendations. Biol Psychiatry. 58（3）：175-189, 2005.
18) Kato N, Kinugawa K, Seki S, et al.：Quality of life as an independent predictor for cardiac events and death in patients with heart failure. Circ J. 75（7）：1661-9. Epub 2011.
19) Davis MP, Frandsen JL, Walsh D, et al.：Mirtazapine for pruritus. J Pain Symptom Manage. 25（3）：288-291,2003.
20) Murphy M, Reaich D, Pai P, et al.：A randomized, placebo-controlled, double-blind trial of ondansetron in renal itch.Br J Dermatol. 148（2）：314-317, 2003.

［大石醒悟］

第4章
末期心不全における支持療法(サポーティブケア)

A. 支持療法(サポーティブケア)とは

　　支持療法は,1980年代に米国やヨーロッパでがん治療から発展した考え方で,治療に伴う副作用の軽減や,リハビリテーションなど抗がん治療でないさまざまな治療を指しており,緩和ケアと重なる概念である[1]．英国緩和ケア協議会 National Council for Palliative Care（NCPC）は次のように定義している[2]．

　　「支持療法は,患者とその家族が,診断前から診断および治療の過程を経て,治療に続く闘病,死,死別後に至るまで,がんやその治療とうまく付き合っていくことを助けるものである．患者が治療の効果を最大限に引き出し,病気の影響のあるなかでできるだけ良い生活を送ることを助ける．支持療法は診断や治療と同等の重要性を有する」

　　本章は末期心不全における支持療法をテーマとするにあたり,緩和ケアの基本的な考え方の一つである全人的苦痛のうち,精神的苦痛,社会的苦痛,霊的苦痛に焦点を当て,その特徴と支援について概説する．また,心不全の疾患特性を考慮して,その内容は終末期に限らず,増悪と寛解を繰り返す病の軌跡のなかで,医療者がどのように支援を継続していけばよいかという視点で述べたい．

B. 全人的苦痛(トータルペイン)

　　心不全における緩和ケアは,心不全に伴う苦痛を予防したり,和らげることで,日常生活の質の向上を目指すものである．心不全に伴う苦痛といっても,患者が経験している苦痛は複雑であり,これを多面的にあらわそうとしたものが全人的苦痛という概念で

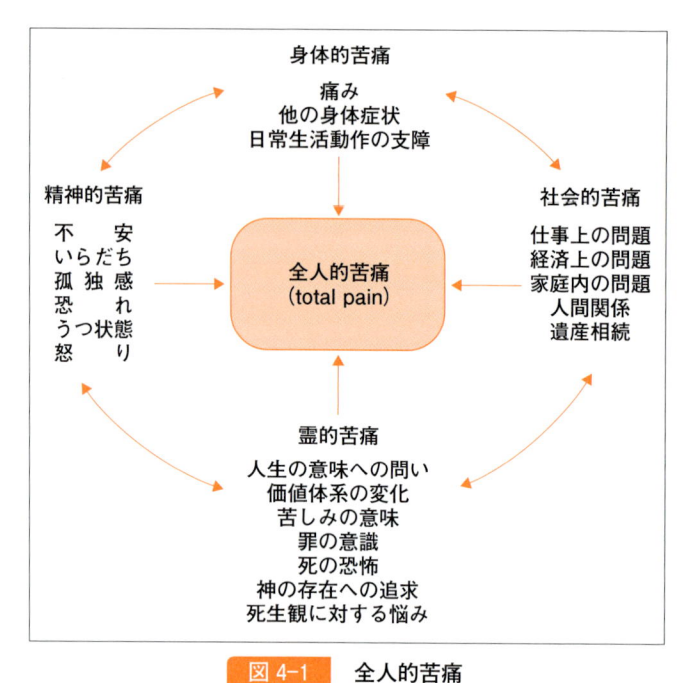

図 4-1 全人的苦痛
（恒藤 暁：最新緩和医療学. 最新医学社, 1999）

身体的苦痛
痛み
他の身体症状
日常生活動作の支障

精神的苦痛
不安
いらだち
孤独感
恐れ
うつ状態
怒り

社会的苦痛
仕事上の問題
経済上の問題
家庭内の問題
人間関係
遺産相続

霊的苦痛
人生の意味への問い
価値体系の変化
苦しみの意味
罪の意識
死の恐怖
神の存在への追求
死生観に対する悩み

全人的苦痛（total pain）

ある（図4-1）[3]．患者の苦痛を身体的側面のみでとらえるだけでなく，精神的側面，社会的側面，霊的側面から構成されていると考える視点である．この考え方においては，"患者の病気"に焦点を合わせるのではなく，患者を"病気を持った人間"としてとらえる視点が重要であるとされる[3]．

　支援を考える際には，患者の苦痛を多面的にとらえるからこそ，支援の方向性も多面的でなくてはならない．支援を多面的に行うためには，それぞれの専門性を生かした多職種チームであることが求められる．心不全診療とケアを担当するプライマリ・ケアチームに，リハビリテーションを専門とするセラピスト，薬剤師，管理栄養士，ソーシャルワーカーが加わったり，症状緩和を専門とする緩和ケアチームや身体疾患をもつ患者の精神・心理的支援を専門とする精神科リエゾンチームなどが協働する必要がある．また，宗教家や地域社会福祉サービスの担当者，患者会などと連携して，いろいろな場面での幅広い対応が理想といえる．

C. 精神的苦痛

1. 精神的苦痛と精神・心理的支援

　身体疾患を抱える患者の精神・心理的支援で先行して発展を遂げたのは，がん医療におけるサイコオンコロジー（精神腫瘍学）である．2007年，がん対策基本法・がん対策基本計画が策定され，「がん患者の状況に応じ，身体的な苦痛だけでなく，精神心理的な苦痛に対する心のケア等を含めた全人的な緩和ケアの提供」を実現するために，常勤の精神科医の参加を必須とする緩和ケアチームが診療報酬上認められることとなった．

　サイコオンコロジーの基本的な考え方は以下のとおりである（図4-2）[4]．がんを患うと患者は，病名告知や再発，病状進行などさまざまなストレスを経験し，その反応として強い衝撃を受けた後に，不安感を抱いたり，抑うつや不眠などの症状があらわれやすくなる．多くの患者は時間の経過とともに回復するので，これはがんに対する通常反応といえる．しかし，一部の患者で精神面の不安定さから日常生活の支障が続く場合があり，これらの患者はうつ病や適応障害と診断されることがある．

　以上から，がん患者に対する精神・心理的支援においては，がん医療に携わるすべての医療者が心のケアの基本（表4-1）[4]を身につけ，すべての患者に対応することと，一部の適応障害やうつ病が疑われる患者に対しては，適切に精神科医療を担っている専門家につなぐことが，その方向性とされている．

　心不全患者に対する精神・心理的支援を考えるうえで，このサイコオンコロジーの基本的な考え方を参考にすることは有用である．心不全は増悪と寛解を繰り返しながら，

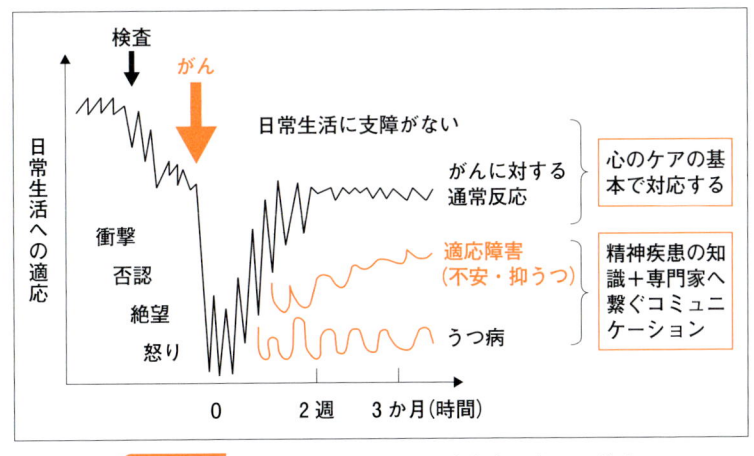

図4-2　がんに対する心の反応と心のケアの基本
（日本サイコオンコロジー学会教育委員会監：緩和ケアチームのための精神腫瘍学入門．医薬ジャーナル，2009）

表 4-1　心のケアの基本

1. 患者に会う前の準備
   静かで快適な部屋を設定する．座る位置に配慮する．
   身だしなみを整える．挨拶をする．名前を確認する．礼儀正しく接する．
   時間を守る．電話に出る際は，一言断って出る．

2. 話を聞くスキル
   目や顔を見る．目線は同じ高さに保つ．患者に話すよう促す．
   相槌を打つ．患者の言葉を自分の言葉で反復する．

3. 質問するスキル
   開かれた質問（オープン・クエスチョン：はい・いいえで答える質問は閉じられた質問となる）を用いる．
   病気だけでなく患者自身への関心を示す．わかりやすい言葉．

4. 共感するスキル
   患者の気持ちを繰り返す．
     ：「『死にたいぐらいつらい』とおっしゃいましたね」（共感）
     ：「誰もがそうお感じになります」（保証）
   沈黙を積極的に使う
     ：患者の言葉を積極的に待つ（共感）
   患者の気持ちを探索し理解する．
     ：「どのようにお感じになっているか教えていただけますか？」（探索）

5. 応答するスキル
   患者が言いたいことを探索し理解する．説明を交えて応答する．
   患者の言葉を言い換えて理解したことを伝える．

（日本サイコオンコロジー学会教育委員会監：緩和ケアチームのための精神腫瘍学入門．医薬ジャーナル，2009）

　長い時間をかけて機能は低下するという疾患特性があるので，患者は健康であった身体機能を失い，仕事や家事が十分できなくなれば職場での地位や家庭内の役割を失っていく．また，突然死を迎える場合もあるので，"死ぬかもしれない"というような喪失の予期的な不安感を抱えているかもしれない．心不全診療を担うすべての医療者が心のケアの基本を身につけ，必要時に適切に精神科医療を担っている専門家につなぐことは，同様に重要であるといえる．

　患者を精神科医療を担っている専門家につなぐ際には，注意が必要である．心不全患者の多くはどんなに強い精神的苦痛を抱えていたとしても，それは心の問題ではなく身体の問題であると自らはとらえている場合が多い．そのため配慮して専門家を紹介をしないと，患者に拒絶をされたり，"見放された"とさらに苦痛を強めてしまうかもしれない．

　筆者は患者を精神科医療へつなぐ際，「訊く」「聴く」「つなぐ」の3つのキーワードが重要であると考えている（表 4-2）[5]．心不全診療を担当している医師と看護師の患者に対する気遣いを，患者自身がどれだけ実感できているかが大切である．

2. 不　眠

a. 心不全患者に不眠はよくみられる

　不眠は心不全患者がよく訴える症状の一つであり，患者にとって苦痛を伴うものであ

C. 精神的苦痛

表 4-2　精神科医療へつなぐ際のキーワード

訊く　→　聴く　→　つなぐ

訊く
患者に心配していることを伝えて，困っていることや不安に思っていることを訊ねる
例）「○○さんが最近の元気がないように感じられて心配しています．もしお困りのことがあったら教えてください」

聴く
問いかけに返ってくる患者の反応を受け止める

つなぐ
十分に患者の話しを聴いた後に，身体的苦痛だけでなく心理的苦痛も緩和できる可能性があることを伝えてから専門家へ紹介する

(竹原 歩：心不全患者への心理的支援の実際．月刊ナーシング，32（8）：58-63，2012)

表 4-3　ベンゾジアゼピン系薬剤

睡眠薬
一般名（商品名）
ブロチゾラム（レンドルミン®）
リルマザホン（リスミー®）
ロルメタゼパム（エバミール®，ロラメット®）
フルニトラゼパム（サイレース®，ロヒプノール®）
エスタゾラム（ユーロジン®）
ニトラゼパム（ネルボン®，ベンザリン®）
フルラゼパム（ダルメート®，ベノジール®）
クアゼパム（ドラール®）

る．Redekerらは，安定した慢性心不全患者173例中51％に何らかの不眠症状が存在し，47％に中途覚醒（夜中に目が覚める），42％に入眠障害（なかなか寝つけない），24％に早朝覚醒（朝早く目が覚める），28％に熟眠障害（ぐっすり眠った気がしない）の訴えが存在したと報告している[6]．

b. ベンゾジアゼピン系薬剤の使用にあたって

不眠に対しては，心身の緊張を緩める効果のあるベンゾジアゼピン系薬剤が用いられることが多いが（表4-3），処方する際には注意が必要である．その理由の一つは，不眠がせん妄やうつ病などの他の精神疾患の前駆症状であったり，あるいは症状の一つである可能性の検討が必要だからである．

不眠はせん妄の診断基準の一項目に示されている症状であり[7]，また，ベンゾジアゼピン系薬剤自体がせん妄を惹起する危険性を有している（表4-4）[4]．さらに，ベンゾジアゼピン系薬剤を3か月以上服用している内科外来患者の32％は，うつ病性障害の診断基準を満たすという報告もみられており[8]，不眠に対して薬物療法を検討する際には，せん妄やうつ病の評価をすすめる必要がある．

また，不眠に対する薬物療法を検討する際には，睡眠に影響を与える生活習慣の改善を図る睡眠衛生教育を行うことが勧められる．睡眠衛生とは，睡眠に関する問題を解消

表 4-4 睡眠薬に共通して認められる副作用

副作用	特徴
過鎮静 精神運動機能の低下	注意・集中力の低下，睡眠覚醒リズム障害の悪化．長時間作用型の薬剤で出現しやすい．
筋弛緩作用	ふらつきの原因となる．高齢者や骨転移のある患者では特に注意が必要．長時間作用型の薬剤で出現しやすい．
認知機能障害	服薬後の記憶が損なわれるという前向性健忘が特徴．短時間型，高用量，アルコールとの併用で出現しやすい．
退薬症候	急激な服薬中止によって不眠，不安，せん妄などが生じる．超短時間作用型の薬剤で出現しやすい．
臨床用量依存	退薬症候のため服薬を中止できず，臨床用量内ではあるが，服薬を中止できなくなり，依存状態となる．
呼吸抑制	大量服用，高齢者で出現することがある．
せん妄	高齢者や身体状態不良の患者において出現することがある．

（日本サイコオンコロジー学会教育委員会監：緩和ケアチームのための精神腫瘍学入門．医薬ジャーナル，2009）

し，睡眠の質や量を向上させることを目的とした入眠方法や睡眠環境を整えることであり[9]，睡眠障害対処の 12 の指針が発表されている（表 4-5）．

3. せん妄

a. 心不全患者にせん妄はよくみられる

せん妄とは注意の障害，認知の変化，知覚の障害などを伴う意識の障害である．せん妄の多くは身体疾患の治療中に生じ，その原因は多岐にわたる．入院中の心不全患者のせん妄はよくみられ，兵庫県立姫路循環器病センターのデータによると，入院中の心不全患者の 11.7％にせん妄の第一選択薬とされている抗精神病薬が処方されていた[6]．心不全の患者はせん妄へのなりやすさに関わる因子を多くもっているため，せん妄発症に対しては脆弱であるといえる．

> 兵庫県立姫路循環器病センターのデータ（2011 年度）
> ・高齢者脳機能治療室を除く総入院患者数は 5,209 名であり，このうち入院中に抗精神病薬が処方された患者は 320 名（6.1％）であった．
> ・入院患者のうち入院時病名が"心不全"であった患者は 538 名（入院患者の 10.3％）であり，このうち入院中に抗精神病薬が処方された患者は 63 名（心不全入院患者の 11.7％）であった．

b. せん妄の診断基準

せん妄の診断基準として，米国精神医学会の DSM-Ⅳ-TR がよく用いられる（表 4-

C. ● 精神的苦痛

表 4-5　睡眠障害対処 12 の指針

1. 睡眠時間は人それぞれ，日中の眠気で困らなければ十分
   睡眠の長い人，短い人，季節でも変化，8 時間にこだわらない
   齢をとると必要な睡眠時間は短くなる
2. 刺激物を避け，眠る前には自分なりのリラックス法
   就寝前 4 時間のカフェイン摂取，就床前 1 時間の喫煙は避ける
   軽い読書，音楽，ぬるめの入浴，香り，筋弛緩トレーニング
3. 眠たくなってから床に就く，就床時刻にこだわりすぎない
   眠ろうとする意気込みが頭をさえさせ寝つきを悪くする
4. 同じ時刻に毎日起床
   早寝早起きでなく，早起きが早寝に通じる
   日曜に遅くまで床で過ごすと，月曜の朝がつらくなる
5. 光の利用でよい睡眠
   目が覚めたら日光を取り入れ，体内時計をスイッチオン
   夜は明るすぎない照明を
6. 規則正しい 3 度の食事，規則的な運動習慣
   朝食は心と体の目覚めに重要，夜食はごく軽く
   運動習慣は熟睡を促進
7. 昼寝をするなら，15 時前の 20〜30 分
   長い昼寝はかえってぼんやりのもと
   夕方以降の昼寝は夜の睡眠に悪影響
8. 眠りが浅いときは，むしろ積極的に遅寝・早起きに
   寝床で長く過ごしすぎると熟睡感が減る
9. 睡眠中の激しいイビキ，呼吸停止や足のぴくつき・むずむず感は要注意
   背景に睡眠の病気，専門治療が必要
10. 十分眠っても日中の眠気が強いときは専門医に
    長時間眠っても日中の眠気で仕事・学業に支障がある場合は専門医に相談
    車の運転に注意
11. 睡眠薬代わりの寝酒は不眠のもと
    睡眠薬代わりの寝酒は，深い睡眠を減らし，夜中に目が覚める原因となる
12. 睡眠薬は医師の指示で正しく使えば安全
    一定時刻に服用と就床
    アルコールとの併用をしない

（厚生労働省 精神・神経疾患研究委託費 睡眠障害の診断・治療ガイドライン作成とその実証的研究班，平成 13 年度研究報告書）

6)[10]．DSM-Ⅳ-TR では，注意の障害を伴う意識障害（A 項目）があり，認知の変化または知覚の障害が存在し（B 項目），その症状は短期間に進行し，1 日のうちでも変動がみられ（C 項目），その原因が身体疾患や薬物と考えられる場合に（D 項目），せん妄と診断される．心不全の急性増悪で緊急入院となった高齢の患者が，昼間はつじつまの合わないことをしゃべっているもののおとなしく過ごしていたのに，夕暮れからそわそわ落ち着かなくなり，夜間になると帰宅を要求したり，点滴を引き抜くなど問題行動があらわれた，というようなケースが典型例である．

C. せん妄の薬物療法

　総合病院精神医学会のせん妄の治療指針によると，せん妄に対する薬物療法として，抗精神病薬，気分調整薬，抗うつ薬などの使用が推奨されている（表 4-7）[11]．内服できない場合や興奮を伴う場合の第一選択薬は抗精神病薬とされているが，心不全患者の場

表 4-6　米国精神医学会によるせん妄の診断基準

	診断基準	具体例
A	注意を集中し，維持し，他に転じる能力の低下を伴う意識障害（すなわち環境認識における清明度の低下）	・質問に対して集中できない ・すぐにウトウトしたり，ぼんやりしている
B	認知の変化（記憶欠損，失見当識，言語障害など），またはすでに先行し，確定され，または進行中の認知症ではうまく説明されない知覚の障害の発現	・入院に至る経過など，最近の記憶があいまい（記憶欠損） ・自分は病院ではなく，家にいると思っている（失見当識） ・些細なことばの言い間違えが多くなり，話のまとまりに欠ける（言語障害） ・いないはずの小さな虫や人がみえる（知覚障害：幻視）
C	その障害は短期間のうち出現し（通常数時間から数日），1日のうちで変動する傾向がある	・午前中は穏やかに過ごしているが，夕方からソワソワし始め，点滴を引き抜いたりする
D	病歴，身体診察，臨床検査所見から，その障害が一般身体疾患の直接的な生理学的結果により引き起こされたという証拠がある	

（髙橋三郎，大野 裕，染矢俊幸編：DSM-Ⅳ-TR 精神疾患の診断・統計マニュアル．医学書院，2002 より作成）

表 4-7　せん妄に対する薬物療法の概要

1) 内服ができない場合
  ① ハロペリドールの静脈内投与
    1〜2A ずつ持続点滴に混ぜるか，50 mL の生理食塩水で希釈して側管から投与
    心電図で QTc 延長や心室性不整脈等を観察
    夕方以降に投与量が多くなるように設定
  ② やむをえずベンゾジアゼピン系薬剤を点滴投与する場合，せん妄の増悪・遷延化を避けるために最小限にとどめる．不穏時指示的に用い，持続点滴投与は避ける
2) 内服できない理由が拒薬の場合
  リスペリドン，ハロペリドール，あるいはバルプロ酸ナトリウムの液剤投与
3) 内服可能で興奮を伴う場合
  ① 抗精神病薬
    ハロペリドール：初期投与量 0.5〜2 mg．効果不十分な場合に同量程度の追加を繰り返し，翌日の投与量はそれを参考に決定．夕方以降に投与量が多くなるように設定
    リスペリドン：初期投与量 0.5〜2 mg．その他ハロペリドールと同様
    ペロスピロン：初期投与量 4〜8 mg．その他ハロペリドールと同様
    クエチアピン：初期投与量 25〜50 mg．その他ハロペリドールと同様
    オランザピン：初期投与量 2.5〜5 mg．その他ハロペリドールと同様
  ② 気分安定薬の併用
    バルプロ酸ナトリウム：必要に応じて抗精神病薬に併用．初期投与量 100〜200 mg
    カルバマゼピン：必要に応じて抗精神病薬に併用．初期投与量 100〜200 mg．酵素誘導体により多くの抗精神病薬の作用減弱のおそれがあるため留意
4) 内服可能で興奮を伴わない場合
  ミアンセリン：10〜30 mg の用量で改善がなければ抗精神病薬に置換
  トラゾドン：25〜100 mg の用量で改善がなければ抗精神病薬に置換

（薬物療法検討小委員会：せん妄の治療指針 日本総合病院精神医学会治療指針 1．星和書店，2005）

合は，特に投与量に注意が必要である．その理由の一つが，抗精神病薬の半減期の長さにある（表 4-8）[12]．患者の興奮が強く，なかなか鎮静できないからといって，抗精神病薬を夜間に何度も追加投与してしまうと，持ち越し効果（薬剤の効果が翌日まで残って

C. ● 精神的苦痛

表 4-8 抗精神病薬の薬物動態

一般名（商品名）	血中半減期（時）	最大血中濃度時間（時）
ハロペリドール（セレネース®）	24.1±8.9	5.1±1.0
リスペリドン（リスパダール®）錠	3.91±3.25（21.69±4.21）*	1.13±0.36
内用液	3.57±2.16（20.91±3.72）*	0.81±0.22
ペロスピロン（ルーラン®）	2.3±0.5	1.4±0.7
クエチアピン（セロクエル®）	3.4±0.6	1.2±0.4
オランザピン（ジプレキサ®）	31.8±8.1	4.6±1.4

*（　）内：主代謝物
（竹内 崇：せん妄患者に対する向精神薬の使い分け．総合病院精神医学，21（4）：344-350，2009）

しまうこと）のために睡眠―覚醒リズムを崩してしまう危険性がある．特に腎機能障害がある患者では，薬剤の排泄の問題があるので注意を要する．

　そのため，比較的作用時間の短いクエチアピン（セロクエル®）が処方される場合も多いが，クエチアピン使用と高血糖，糖尿病性ケトアシドーシスなどとの関連が報告されているため，糖尿病患者あるいはその既往歴のある患者には禁忌である．オランザピン（ジプレキサ®）も同様に，糖尿病患者には禁忌である．

　また，心不全患者に抗精神病薬を投与する場合，その副作用に気をつけなければいけない．特に抗精神病薬の循環器系の副作用として，一過性の血圧低下や心室頻拍がある．米国精神医学会は，ハロペリドールの静脈内投与を行う際には，心電図モニターを装着し監視するよう推奨している[13]．心不全患者は高齢者が多く，心機能が低下していることから，抗精神病薬の投与量には細心の注意を払う必要がある．

　せん妄の薬物療法におけるベンゾジアゼピン系薬剤の役割は，あくまで補助的使用である．前述したように，ベンゾジアゼピン系薬剤はせん妄患者に対しては寝ぼけの状態を助長してしまう危険性があり，筋弛緩作用によって転倒などの事故を誘発する場合もある．アルコールまたはベンゾジアゼピン系薬剤離脱せん妄など特殊な病態や，意識障害の原因がてんかん発作と疑われるときなどでは，ベンゾジアゼピン系薬剤が第一選択となる場合もあるが，ベンゾジアゼピン系薬剤の副作用には留意する必要があるといえる．

d. 終末期せん妄

　心不全の終末期でせん妄を発症すると，原因が不可逆的で，複数の因子が関係しているために，完全な回復を期待することは困難な場合が多い．終末期せん妄であっても，患者にとっては苦痛を伴うので，適切な対応が求められる．薬物療法を検討する際には，病状に合わせて現実的な目標を立て，不安や焦燥感，不眠による患者の苦痛の軽減や，不十分であっても家族とのコミュニケーションが可能となることを目指す．また，患者に付き添う家族の負担感にも配慮し，可能な限り家族には，現在の病状や今後予想される経過について十分な説明に努めることが必要となる．

4. 認知症

a. 心不全患者に認知症はよくみられる

　認知症の有病率は，高齢であればあるほど増加することが知られており[14]，高齢者に多いという点で心不全と一致している．また，心不全がアルツハイマー病を含む認知症や認知機能障害の危険因子であることが報告されており[15,16]，心不全と認知症の関係は深いといえる．

b. 認知症の原因疾患

　認知症の原因疾患は，大きく変性性認知症と血管性認知症に分類される．変性性認知症の筆頭はアルツハイマー病である．

　アルツハイマー病は側頭葉内側にある記憶をつかさどる海馬の障害から始まり，疾患の進行によりその障害は頭頂葉に広がる．そのため，多くの患者は近時記憶障害で発症することが多く，次第に見当識障害や頭頂葉症状〔視空間認知障害（空間の位置関係や奥行きが正しく理解できない），構成障害（適切な配置でまとまりのある形を作れない）〕，遂行機能障害（何ごとにも段取りが悪くなる）があらわれる．また，比較的初期から物盗られ妄想が認められることもある．

　以上のような中核的な症状から，さまざまな日常生活上の支障が生まれる．記憶障害があるので，火にかけたことを忘れてしまって鍋を焦がしたり，食事をしたばかりなのにそれを忘れてしまって，"食事をしていない"と何度も家族に訴えたりする．構成障害や視空間認知障害から衣服の着脱が困難になったり，家の外で迷子になったりする．遂行機能障害から料理を手際よく作れなくなったり，銀行でお金を引き出すことができなくなったりする．このようにさまざまな日常生活の場面で困難感を抱えていくこととなる．

　2番目に多い血管性認知症は，脳血管障害に由来する認知症で，脳梗塞や脳出血など脳卒中後に発症し，脳卒中を再発するたびに階段状に進行する．脳卒中を起こした部位によって，失語（言語の障害）や失行（運動機能は障害されていないのに，運動行為が障害される），半身麻痺などの神経症状を伴う．また，ちょっとしたことでイライラして怒りっぽくなったり，アパシーといわれるような意欲の低下や，無関心といった精神症状がみられることもある．

c. 認知症が引き起こす問題

　認知症は日常生活上の支障を生むのと同時に，心不全の疾病管理の問題にもつながる（表4-9）[17]．日常生活上の支障や問題が生じている部分に対して，家族間の調整や地域福祉サービスを導入し，それを補うかたちで支援していくこととなる．その際，認知症

C. 精神的苦痛

表4-9 認知症高齢者の心不全の疾病管理における問題

・病識の欠如により治療・ケアに対するアドヒアランスが得られにくい
・失認, 失行, 遂行機能障害などの中核症状により疾病の自己管理が困難になる
・記憶障害や加齢による味覚機能の低下により塩分制限を維持できない可能性がある
・徘徊による多動, うつや意欲・自発性の低下による寡動から適切な活動量が維持されにくい
・症状を自ら訴えることが困難であること, 加齢により疾病特有の症状が不明瞭になることから悪化徴候がとらえにくくなる

(大津美香:認知症を合併する心不全患者の治療とケア. 心不全ケア教本, 眞茅みゆきほか編, 218-225, メディカル・サイエンス・インターナショナル, 2012)

表4-10 意思決定能力の評価項目

項　目		具体的内容
疾患についての理解		診断, 疾患の特徴, 経過について, 患者の理解の度合いを確認する
疾患についての認識		説明した疾患の内容が, 自分自身に関連していることがあると認識しているか否かを確認する
治療とその危険性・苦痛についての理解	治療についての認識	治療の名前, 治療の特徴を理解しているか確認する
	利点・危険性の理解	利点・危険性を理解しているか確認する
治療についての認識		治療について患者がどのように考えているか確認する
代替治療		名称, 特徴, 利点, 危険性
論理的思考	選択と理由づけ	患者の希望を確認する
	結果の推測	影響についての理解を確認する
	最終的な選択	
	論理的な一貫性	

(日本サイコオンコロジー学会教育委員会監:緩和ケアチームのための精神腫瘍学入門. 医薬ジャーナル, 2009)

は一つの疾患ではなくさまざまな原因疾患があり, またうつ病など認知症によく似た別の疾患が隠れている可能性もあるので, 認知症診療の専門医療機関への受診が勧められる. 認知症の早期診断が行われれば, 原因疾患に応じた治療・ケアを検討することができ, 地域福祉サービスの導入もスムーズとなり, 患者・家族が抱える困難感の軽減にもつながることとなる.

d. 意思決定能力の問題

認知症患者の場合, 心不全診療における治療方針の決定や療養場所の調整などに際し, 患者の意思決定能力をどう評価するかという問題がある. 具体的な評価の方法として, 表に示す事項を順に追って確認することが勧められている (表4-10)[4]. 理解力・判断力が乏しいと評価された場合は, 代理意思決定という点で, 医療者と家族, ときに法律家で治療方針や療養場所について相談する必要がある.

しかし, 患者の理解力・判断力が乏しいと評価された場合であっても, 患者の今の言葉に耳を傾けることは重要であり, 心不全の経過のなかで患者がどのようにして病気と向き合ってきたかという過去のエピソードをふまえて総合的に判断することが求められる.

表 4-11 身体疾患のうつ病有病率

合併身体疾患	うつ病有病率（%）
心血管疾患	17〜27
脳血管疾患	14〜19
Alzheimer 病	30〜50
Parkinson 病	4〜75
てんかん	
再発性	20〜55
非発作時	3〜9
糖尿病	
自記式質問紙	26
診断面接	9
がん	22〜29
HIV/AIDS	5〜20
疼痛	30〜54
肥満	20〜30
一般人口	10.3

(Evans DL, Charney DS, Lewis L, et al.：Mood disorders in the medically ill：scientific review and recommendations. Biol Psychiatry, 58 (3)：175-189, 2005)

表 4-12 NYHA 機能分類による心不全患者のうつ病有病

NYHA 機能分類	n	うつ病の割合（%）
I	222	11
II	774	20
III	638	38
IV	155	42

(Rutledge T, Reis VA, Linke SE, et al.：Depression in heart failure a meta-analytic review of prevalence, intervention effects, and associations with clinical outcomes. J Am Coll Cardiol, 48 (8)：1527-1537, 2006)

5. 抑うつ

a. 心不全患者に抑うつはよくみられる

　抑うつとは抑うつ気分（気分の落ち込み）を伴う心身の状態をいう．一般的に抑うつ depression は，うつ病 major depression，抑うつ状態 depression state，抑うつ気分 depression mood など多様な意味合いを含んで使用されることが多い．

　循環器疾患と抑うつとの関連についてはよく知られており，米国の身体疾患におけるうつ病有病率のデータによると，心血管疾患のうつ病有病率は一般人口よりも高く，がんと同程度に高率である（**表 4-11**）[18]．また，心不全患者では NYHA の心機能分類で重症なほど，うつ病有病率は上がることが報告されている（**表 4-12**）[19]．

　一方で抑うつが循環器疾患の予後に影響することも指摘されている．うつ病，抑うつ状態を合併した心筋梗塞患者では，合併していない患者と比較して予後が悪いことが報

C. 精神的苦痛

表 4-13　うつ病の診断基準

	診断基準	具体的な症状
1	抑うつ気分	落ち込んでいたり，気分が沈んで憂うつだ
2	興味・喜びの著しい減退	物事が楽しめなかったり，喜びが感じられない
3	食欲の減退または増加	著しく体重が減ったり，著しく体重が増えたりする
4	不眠または睡眠過多	夜よく眠れない，逆に寝すぎてしまう
5	精神運動性の焦燥，または制止	イライラしてじっとしていられない，話し方や動作が遅くなる
6	疲労感または気力の減退	疲れやすい，気力が出ない
7	無価値観，罪責感	自分は価値がない人間だと思ったり，罪深い人間だと思う
8	思考力，集中力の低下	思考力や集中力が低下している
9	希死念慮	死にたい，消えてなくなりたいと思う

(髙橋三郎，大野　裕，染矢俊幸編：DSM-IV-TR 精神疾患の診断・統計マニュアル．医学書院，2002 より作成)

表 4-14　適応障害の診断基準

	診断基準	具体的な症状
1	ストレス因子に反応して情緒面または行動面の症状が出現	心不全の再発で入院してから，気分が沈み，わけもなく涙があふれたり，不眠が続いている
2	機能面の著しい障害	ベッドに引きこもっていることが多く，気持ちは焦るばかりで前向きに考えることができず，リハビリにも支障が大きい
3	うつ病など，他のⅠ軸診断を除外	うつ病や不安障害など，他の精神科疾患の診断基準を満たさない

(髙橋三郎，大野　裕，染矢俊幸編：DSM-IV-TR 精神疾患の診断・統計マニュアル．医学書院，2002 より作成)

告されている[20]．さらに，うつ病を伴った心不全患者は余命が減少するとの報告もある[21]．抑うつによる日常生活の乱れ（食事，運動，睡眠，アルコールやたばこの摂取など）や，医療コンプライアンスの低下（受診行動や内服薬の管理），内外因性のストレスなどがその原因と考えられている．

このように循環器疾患では抑うつが多くみられ，また抑うつ自体が予後に影響を及ぼすことがわかってきたことから，米国心臓病協会は患者に対するうつ病のスクリーニングと評価，治療を適正に実施するよう推奨している[22]．

b. うつ病・適応障害の診断基準

うつ病は強い気分の落ち込み（抑うつ気分）が持続している状態であり，適応障害はうつ病ほどではないにせよ，日常生活への適応に支障が生じる程度の抑うつ症状や不安感がみられている場合に診断される．米国精神医学会の診断基準では，うつ病は抑うつ気分，または興味・喜びの著しい減退のいずれかを必ず含む5症状が2週間持続するとき診断される（表 4-13）[10]．適応障害はうつ病などのほかの精神科診断を除外したうえで，明確なストレス因子に伴い，情緒面，行動面の症状が出現し，臨床的に日常生活における支障が生じている場合に診断される（表 4-14）[10]．

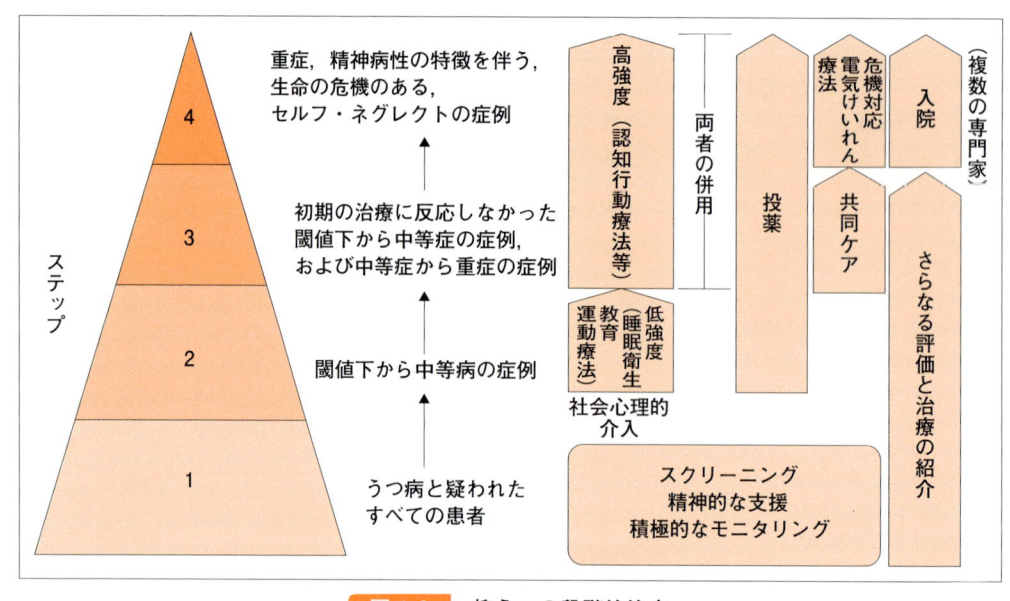

図 4-3 抑うつの段階的治療
(伊藤弘人:エビデンスから迫る循環器疾患とうつ. 南山堂, 2012)

ステップ4: 重症, 精神病性の特徴を伴う, 生命の危機のある, セルフ・ネグレクトの症例
ステップ3: 初期の治療に反応しなかった閾値下から中等症の症例, および中等症から重症の症例
ステップ2: 閾値下から中等病の症例
ステップ1: うつ病と疑われたすべての患者

社会心理的介入:
- 低強度(教育, 睡眠衛生, 運動療法)
- 高強度(認知行動療法等)
- 両者の併用
- 投薬
- 共同ケア
- 危機対応, 電気けいれん療法
- 入院
- (複数の専門家による)さらなる評価と治療の紹介

スクリーニング, 精神的な支援, 積極的なモニタリング

c. 抑うつの段階的治療

伊藤らは, 英国の NICE (National Institute for Health and Clinical Excellence) が推奨している内容[23]を参考に, 循環器疾患患者の抑うつの治療において段階的治療を検討するよう勧めている (図4-3)[24].

ステップ1は, うつ病が疑われたすべての患者を対象に, スクリーニングと精神的な支援, 積極的なモニタリングを行う段階である. 米国心臓病協会は抑うつ症状のスクリーニングツールとして PHQ-9 (Patient Health Questionnaire) の使用を推奨している[22]. PHQ-9 は米国精神医学会の診断基準に準拠して開発された尺度であり, その日本語版は臨床使用できるよう「心血管疾患におけるリハビリテーションに関するガイドライン」で紹介されている[25].

ステップ2以降は, その重症度や患者の状況に合わせて, 薬物療法や精神・心理療法, 心理教育, 社会的介入が選択され, 提供される段階へと移行する. 伊藤は段階的治療を勧める理由について, 非精神科で抗うつ薬が必要となる抑うつ症状を十分診断できるかという点を問題として挙げ, 抑うつの重症度や精神科受診歴, 自殺念慮など患者の状況を考慮して, 精神科医療との連携を検討することが必要となるとしている[24].

d. 抑うつの薬物療法

抑うつ症状を合併した循環器疾患患者に対する臨床試験は, いくつか行われている[26〜28]. 抑うつ症状に対して薬物療法や心理療法を行うことで, 抑うつ症状の回復のみならず, 心血管イベントの減少など循環器疾患の予後に影響するかをみる研究であ

表 4-15 抗うつ薬の種類

タイプ	一般名（商品名）
SSRI	セルトラリン（ジェイゾロフト®） フルボキサミン（デプロメール®，ルボックス®） パロキセチン（パキシル®） エスシタロプラム（レクサプロ®）
SNRI	デュロキセチン（サインバルタ®） ミルナシプラン（トレドミン®）
三環系抗うつ薬	クロミプラミン（アナフラニール®） アモキサピン（アモキサン®） イミプラミン（トフラニール®，イミドール®） アミトリプチリン（トリプタノール®）
四環系抗うつ薬	ミアンセリン（テトラミド®） マプロチリン（ルジオミール®）
NaSSA	ミルタザピン（リフレックス®，レメロン®）
その他	トラゾドン（デジレル®，レスリン®） スルピリド（ドグマチール®）

る．結果としていずれの研究も，薬物療法や心理療法は循環器疾患患者の抑うつ症状の改善は期待できるものの，心血管イベントの発生率に有意差はみられなかった．しかし，SSRIを中心とする抗うつ薬は心機能に影響はなく，安全に使用できることが認められたことから，治療が必要な抑うつ患者を早期に発見し，治療を適正に実施することの重要性は示されたといえる．

心不全患者に抗うつ薬を選択する場合（表4-15），心血管系へのリスクを考慮することが重要である．SSRIは心血管系の副作用は少ないものの，使用されている循環器系治療薬との薬物相互作用を確認する必要がある．SNRIはノルアドレナリン作用のために，頻脈や高血圧などの副作用がみられる場合がある．三環系抗うつ薬は血圧低下，頻脈，不整脈などの循環系の副作用に留意する必要がある．

その他，SSRIやSNRIではセロトニン作用のため吐き気や悪心など消化器系の副作用が特徴的にみられ，NaSSAでは眠気を訴える患者がみられる．抗うつ効果が発現するのに，人によっては数週間かかる場合があるにもかかわらず，副作用は服用してすぐに現れるので，このような副作用は処方する際に患者によく説明しておくと，その後の薬物療法を継続するのに役立つ．

また，抑うつ症状のある患者と関わる際に気をつけたいのが，医療者と患者のズレである．抗うつ治療を始めてから，治療者である医療者が他覚的にみて「症状が改善してきた」と感じるのは平均2～3週間，当事者である患者が自分自身の実感として「少し楽になった」と感じるには4～6週間かかるとされる[29]．安易な励ましは控え，医療者による温かい見守りを実感してもらえるような関わりが重要であるといえる．

表 4-16 終末期に際しての精神療法的アプローチの実際

- 静かで急がない態度を心がける
- 手を握るなど非言語的なコミュニケーションを積極的に利用する．信頼関係が築かれている場合は，かたわらにただ座っているだけでも患者の安心感につながる
- 患者さんが病気や死を受容することを一義的な目標とすることは慎む．死を受容できない患者さんをそのまま受け容れることを心がける
- 一貫してケアを提供し続けること．見捨てないことの重要性を認識する．たとえ，せん妄状態になっても，それ以前と同じように個として尊重しながら患者さんに接することは家族ケアにもつながる
- 患者さんの状態に常に配慮し，個別性を尊重しながら医療者が最後まで訪れ続けることは，患者さんのみならずご家族にとってかけがえのない援助になりうる
- 希望を支え，心理的防衛としての否認，退行を尊重する
- 医療者の逆転移（典型的には，医療者は患者の役に立たないという無力感）によって患者さんに影響（例：患者を訪れる頻度が減ってしまう）を与えないよう十分な注意を払う

(明智龍男：がん医療における適応障害と精神療法．緩和ケア，19 (3)：205-209, 2009)

e. 抑うつの運動療法

心臓リハビリテーションの導入によって，抑うつ症状の改善が期待できることが報告されている[30]．心臓リハビリテーションは運動療法のみの介入ではなく，心理・社会的支援を含めた多職種チームによる包括的プログラムである．心不全患者の抑うつに対しては，薬物療法や心理療法に加え，可能な限り，心臓リハビリテーションの導入も視野に入れることが望ましいといえる．

f. 終末期の患者の抑うつに際して

終末期においては患者はそれまでに多くの喪失を体験していると考えられる．健康であったはずの身体やその機能の喪失，ビジネスマンや家事を担ってきた主婦であれば会社や家庭での地位や役割の喪失，また「死ぬかもしれない」というような喪失への予期的な不安などである．この時期にみられる患者の抑うつは，きちんと現実と向き合っているからこそ当然のこととして気持ちはつらく，落ち込んでいるといえるのかもしれない．

明智は，終末期に際しての精神療法的アプローチの実際についてまとめている（**表 4-16**）[31]．医療者の患者に対する姿勢や態度がより問われていると同時に，医療者自身の気持ちの整え方も重要といえる．

6. 循環器医療と精神科医療の地域連携

2012年度診療報酬改定において精神科リエゾンチーム加算が新設された．一般病棟に入院中で，せん妄や抑うつを有する患者，精神疾患を有する患者，自殺企図で入院した患者に対して，精神科医療に係る専門的知識を有した精神科リエゾンチームによる診療が行われた場合に算定されるものである．身体疾患患者に対する精神・心理的支援の重要性が反映された結果といえる．

しかし現状では，心不全診療を担うチームをバックアップできる精神科医が院内に勤

D. ● 社会的苦痛（ソーシャルペイン）

務している病院は限られている．総合病院精神科基礎調査によると，総合病院の精神科病床数，施設数ともに減少していることが報告されている[32]．そのため，地域で開業している精神科医との地域連携が求められる．

がん医療においては，① 教育，② 緩和ケア強化，③ コーディネート，④ 情報の要素を持って地域介入を行うことで，地域緩和ケアの質の向上につながることが示されている[33]．一方循環器医療では，地域連携の組織を構築するモデル活動は始まったばかりであり[34,35]，その成果が待たれるところである．

D．社会的苦痛（ソーシャルペイン）

1．心不全患者の社会的苦痛と相談窓口

心不全は増悪と寛解を繰り返しながら機能は低下するという疾患特性があるので，日常生活上の支障は大きく，入退院を繰り返す場合もあり，医療費の負担や生活費の問題など，患者の抱える社会的苦痛は大きいと考えられる．本来は患者やその家族がよく訪れる病院の窓口などに相談できる支援体制が整っていることが望ましい．

そのような情勢を受け，2012年度の診療報酬改定で，患者などからの相談に幅広く対応できる体制をとっている医療機関に対する評価として，患者サポート体制充実加算

表 4-17　医療ソーシャルワーカーの業務の範囲

（1）療養中の心理的・社会的問題の解決，調整援助
　　生活と傷病の状況から生ずる心理的・社会的問題の予防や早期の対応を行うため，これらの諸問題を予測し，患者やその家族からの相談に応じ，解決，調整に必要な援助を行う．
（2）退院援助
　　生活と傷病や障害の状況から退院・退所に伴い生ずる心理的・社会的問題の予防や早期の対応を行うため，これらの諸問題を予測し，退院・退所後の選択肢を説明し，相談に応じ，解決，調整に必要な援助を行う．
（3）社会復帰援助
　　退院・退所後において，社会復帰が円滑に進むように援助する．
（4）受診・受療援助
　　適切な医療を利用するための情報提供や，診断・治療が適切に行われるように患者，家族，医師等とかかわる．
（5）経済的問題の解決，調整援助
　　患者が医療費，生活費に困っている場合に，社会福祉，社会保険等の機関と連携を図りながら，福祉，保険等関係諸制度を活用できるように援助する．
（6）地域活動
　　患者のニーズに合致したサービスが地域において提供されるよう，関係機関，関係職種等と連携し，地域の保健医療福祉システムづくりに参画する．

（日本医療社会福祉協会：医療ソーシャルワーカー業務指針 2002 年改訂版
http://www.jaswhs.or.jp/images/pdf/gyoumusisin_2002.pdf）

が新設された．患者からの相談に対する窓口を設置し，専任の看護師，ソーシャルワーカーが配置されていることが，その施設基準として求められることとなった．

保健医療分野を専門とするソーシャルワーカーは，医療ソーシャルワーカー medical social worker である．2002 年に改正された「医療ソーシャルワーカー業務指針」が厚生労働省健康局長通知として示され（表4-17）[36]，患者の抱える経済的，心理的・社会的問題の解決，調整を援助し，社会復帰の促進を図る医療ソーシャルワーカーの果たす役割に対する期待は，ますます大きくなっている．

2. 心不全患者が利用できる制度

a. 経済上の問題

患者が抱える経済上の問題に対しては，医療費の負担軽減と生活費の支援が求められる．医療費の負担軽減のために利用できる制度として，高額療養費制度（公的医療保険における制度の一つ，医療機関や薬局で支払った額が一定額を超えた場合に，その超えた金額が支給），後期高齢者医療費制度（75 歳以上，または一定の障害がある 65 歳以上の高齢者を対象に，医療費の自己負担額が所得に応じて 1 割，または 3 割），特定疾患治療研究事業（難病患者の医療費の助成制度．循環器・呼吸器系疾患では，特発性拡張型心筋症，肥大型心筋症，拘束型心筋症，肺動脈性肺高血圧症，慢性血栓塞栓性高血圧症などが対象）などがある．入院などの際，高額療養費制度により後から払い戻されるとはいえ，一時的な支払いが大きな負担となる場合は，限度額適用認定証（70 歳未満）により支払いが自己負担限度額までとなるため，窓口でその申請を勧める場合がある．

また，18 歳以上で身体障害者手帳を持っている場合は，更生医療制度が適用となる．身体障害者手帳の基準は病名で決められているわけではなく，都道府県知事が指定した医師（指定医）が書いた診断書に基づいて審査される．人工弁やペースメーカーを入れている場合は，年齢にかかわらず 1 級が認定される．

長期的な療養となったり，就労の継続が難しくなった場合，生活費の負担軽減のために利用できる制度として，傷病手当金（病気休業中に被保険者とその家族の生活を保障するために設けられた制度）や障害年金（公的年金の加入者の所得保証制度）などがある．

b. 生活上の問題

高齢の患者が，家事や身支度などの日常生活に支援や介護が必要となった場合は，介護保険制度のサービスを受けることができる．65 歳以上の高齢者，または 40 歳以上の特定疾病により介護が必要になった場合に対象となる．特定疾病は循環器・呼吸器系疾患では，閉塞性動脈硬化症，慢性閉塞性肺疾患が対象であり，心疾患は含まれていない．訪問介護，訪問看護，訪問・通所リハビリテーションなどの利用ができる．

また，身体障害者手帳を取得している場合，その等級や所得に応じて，医療費の負担

軽減のほかに，交通運賃・携帯電話・公共施設等の割引や，就労への支援，税金の控除などのサービスが受けられる．

3. ピアサポートとしての患者会

　心疾患を持つ患者同士が助け合う，ピアサポートとしての患者会の存在は重要である．各病院施設を中心に地域で活動しているグループや，全国規模の患者会がある．がん医療においては，患者同士や，がんで家族を亡くした遺族ケアとしてのグループカウンセリング，およびがん相談支援センターががん患者とその家族の交流や情報提供の場を提供するがんサロンなどが取り組まれており，ピアサポートの重要性が示されている[37]．患者と家族への心理・社会的支援の一つとして，患者会への紹介は重要な情報提供であるといえる．

E. 霊的苦痛（スピリチュアルペイン）

1. 霊的苦痛とは

　"霊的"とは何かということについて，WHOは次のように説明している[38]．
　「人間として生きることに関連した経験的一側面であり，身体感覚的な現象を超越して得た体験を表す言葉である．多くの人々にとって，"生きていること"が持つ霊的な側面には宗教的な因子が含まれているが，"霊的"は"宗教的"と同じ意味ではない．霊的な因子は，身体的，心理的，社会的因子を包含した人間の"生"の全体像を構成する一因としてみることができ，生きている意味や目的についての関心や懸念とかかわっていることが多い．特に人生の終末に近づいた人にとっては，自らを許すこと，他の人々との和解，価値の確認などと関連していることが多い」
　霊的苦痛という概念を理解することは困難であるが，精神科リエゾンチームで活動している筆者は，これを示唆するような経験をすることがある．心不全の終末期を迎え入院中の患者を担当している医師から，患者の精神・心理的支援を目的に面接を依頼されることが少なくない．ベッドサイドに伺い，精神・心理的支援を専門としている看護師であると自己紹介し，「あなたの主治医があなたの精神的な苦痛を気遣い，心配して私に連絡をしてきた」と伝え，「できる限りの支援を検討したいので，現在のお気持ちについて教えてほしい」と依頼してから，面接を始める．多くの場合，患者はこれまでの病気の経過や，医師から「治療に限界が近づいており，この入院が最後になるかもしれ

ない」というような終末期である可能性について説明を受けた際の気持ち,「病室から青空を見ているだけで"私は生きている"と感じる」というような生の実感,それと同時に「思うように歩くこともできなくなってしまった」というような衰えていく身体の実感,家族への気遣いなどを,時に涙を流し,感情豊かに語りはじめる.何度か面接を続けていると,患者はどのような青年期を過ごしてきたか,結婚,子育て,仕事についてなど,これまでの人生を振り返るように語りをすすめることもある.

面接のなかでは,患者の気持ちを支持し,語りに耳を傾けていくのであるが,ほとんどの患者が精神科診断がつくレベルの精神的苦痛を抱えているわけではない.しかし,患者は現在の置かれた状況に苦痛を抱えていて,そしてケアを希求していると感じることが多い.筆者は,心不全を患うことで生じたさまざまな喪失の経験に基づく苦痛ではないかと考えている.

2. 霊的ケア

恒藤は霊的ケアの要点について次のようにまとめている(表4-18)[3].患者は医療者から支援を表明され,その気遣いや支援されていることを実感したときに,抱える苦痛を語りのなかで表現し始めるのかもしれない.また,患者から言葉で表現されるものではなかったとしても,美しい景色や音楽,絵画などの芸術がこれの助けとなる場合もある.

また恒藤は,援助者がふさわしいときに,「あなたの人生についてお聞かせ下さい」と患者に言って話を傾聴することは,非常に意味のあることである,と述べている[3].人生を回顧するライフレビューは,人生の意味や価値を再発見したり,重要な体験を見出したりすることになる.

臨床場面で霊的ケアにおける評価とケアを具体的に検討できるよう,田村らはアセスメントシートを作成した[39].アセスメントシートにそって丁寧に患者インタビューを行うことで,患者の抱える苦痛を明らかにして具体的なケアの実施につながるだけでなく,医療者の負担感の軽減にもつながることが報告されている.

表4-18 霊的ケアの要点

① 患者をあるがままに受容する
② 患者の言葉に傾聴し,言葉の背後にある意味を感じとる
③ 患者に共感的態度で誠実に接する
④ 患者の人生観や人間観,死生観,霊的苦痛を自由に話せるような温かい雰囲気を作る
⑤ 患者自身が気がついていない霊的必要性を言語化し,意識化させる
⑥ 瞑想や祈り,リラクセーションのための静かな時間を提供する
⑦ 自然と触れ合う機会を提供する
⑧ 音楽や絵画などのさまざまな芸術に触れる機会を提供する
⑨ 患者が宗教行為や儀式に参加できるように配慮したり,必要であれば適切な宗教家を紹介する
⑩ ライフレビュー life review により人生の意味を再発見したり,注目に値する経験を見出せるように支援する

(恒藤 暁:最新緩和医療学.最新医学社,1999)

E. ● 霊的苦痛（スピリチュアルペイン）

おわりに

　本章では末期心不全における支持療法について，精神的苦痛，社会的苦痛，霊的苦痛という面から，その特徴と支援について概説した．循環器医療はがん医療に比べると，緩和ケアや支持療法に関する知識・実践の蓄積は乏しいかもしれないが，今後，心臓リハビリテーションをはじめとする多職種によるチーム医療の考え方は発展していくと考えられる．患者の抱える苦痛を多面的にとらえ，多職種で介入していくチーム医療の在り方は，まさに緩和ケアの考え方と一致するところであり，この分野のさらなる発展が待たれる．

● 文　献
1) 柏木哲夫：終末期医療をめぐるさまざまな言葉．綜合医療 56，(9)：2744-2748, 2007.
2) The National Council for Palliative Care (NCPC)：Palliative Care Explained. http://www.ncpc.org.uk/palliative-care-explained，(参照 2013-8-1).
3) 恒藤 暁：最新緩和医療学．最新医学社，1999.
4) 日本サイコオンコロジー学会教育委員会監：緩和ケアチームのための精神腫瘍学入門．医薬ジャーナル，2009.
5) 竹原 歩：心不全患者への心理的支援の実際．月刊ナーシング，32 (8)：58-63, 2012.
6) Redeker NS, Jeon S, Muench U, et al.：Insomnia symptoms and daytime function in stable heart failure. Sleep, 33 (9)：1210-1216, 2010.
7) 融 道男，中根允文，小見山 実ほか監訳：ICD-10 精神および行動の障害．医学書院，2005.
8) 中尾睦宏，竹内武昭，野村恭子：ベンゾジアゼピン系抗不安薬を長期服用している内科外来患者へのパロキセチン処方．Therapeutic Research, 27 (5)：859-867, 2006.
9) 内山 真，睡眠障害の診断・治療ガイドライン研究会：睡眠障害の対応と治療ガイドライン．じほう，2002.
10) 髙橋三郎，大野 裕，染矢俊幸編：DSM-Ⅳ-TR 精神疾患の診断・統計マニュアル．医学書院，2002.
11) 薬物療法検討小委員会：せん妄の治療指針 日本総合病院精神医学会治療指針1．星和書店，2005.
12) 竹内 崇：せん妄患者に対する向精神薬の使い分け．総合病院精神医学，21 (4)：344-350, 2009.
13) American Psychiatric Association：Practice Guideline for the Treatment of Patients with Delirium. APA, Washington, D.C., 1999. 日本精神神経学会監訳：米国精神医学会治療ガイドライン せん妄．医学書院，2000.
14) 朝田 隆：厚生労働科学研究費補助金（長寿科学研究事業）認知症の実態把握に向けた総合的研究，平成21－22年度報告書．2011.
15) Qiu C, Winblad B, Marengoni A, et al.：Heart failure and risk of dementia and Alzheimer disease：a population-based cohort study. Arch Intern Med, 166 (9)：1003-1008, 2006.
16) Sauvé MJ, Lewis WR, Blankenbiller M, et al.：Cognitive impairments in chronic heart failure：a case controlled study. J Card Fail, 15 (1)：1-10, 2009.
17) 大津美香：認知症を合併する心不全患者の治療とケア．心不全ケア教本，眞茅みゆきほか編，218-225，メディカル・サイエンス・インターナショナル，2012.
18) Evans DL, Charney DS, Lewis L, et al.：Mood disorders in the medically ill：scientific review and recommendations. Biol Psychiatry, 58 (3)：175-189, 2005.
19) Rutledge T, Reis VA, Linke SE, et al.：Depression in heart failure a meta-analytic review of prevalence, intervention effects, and associations with clinical outcomes. J Am Coll Cardiol, 48 (8)：1527-1537. 2006.
20) Frasure-Smith N, Lespérance F, Talajic M：Depression following myocardial infarction. Impact on 6-month survival. JAMA, 270 (15)：1819-1825, 1993.
21) Jiang W, Alexander J, Christopher E, et al.：Relationship of depression to increased risk of mortality and rehospitalization in patients with congestive heart failure. Arch Intern Med, 161 (15)：1849-1856, 2001.
22) Lichtman JH, Bigger JT Jr, Blumenthal JA, et al.：Depression and coronary heart disease：recommendations for screening, referral, and treatment：a science advisory from the American Heart Association Prevention Committee of the Council on Cardiovascular Nursing, Council on Clinical Cardiology, Council on Epidemiology and Prevention, and Interdisciplinary Council on Quality of Care and Outcomes Research：endorsed by the American Psychiatric Association. Circulation, 118 (17)：1768-1775, 2008.
23) British Psychological Society：Depression in Adults with a Chronic Physical Health Problem：Treatment and Management. NICE Clinical Guidelines, No. 91, 2010.
24) 伊藤弘人：エビデンスから迫る循環器疾患とうつ．南山堂，2012.
25) 循環器病の診断と治療に関するガイドライン（2011年度合同研究班報告）心血管疾患におけるリハビリテー

ションに関するガイドライン（2012年改訂版）
http://www.j-circ.or.jp/guideline/pdf/JCS2012_nohara_h.pdf（2014年5月閲覧）
26) Berkman LF, Blumenthal J, Burg M, et al.：Effects of treating depression and low perceived social support on clinical events after myocardial infarction：the Enhancing Recovery in Coronary Heart Disease Patients (ENRICHD) Randomized Trial. JAMA, 289 (23)：3106-3116, 2003.
27) Glassman AH, O'Connor CM, Califf RM, et al.：Sertraline treatment of major depression in patients with acute MI or unstable angina. JAMA, 288 (6)：701-709, 2002.
28) van Melle JP, de Jonge P, Honig A, et al.：Effects of antidepressant treatment following myocardial infarction. Br J Psychiatry, 190：460-466, 2007.
29) 姫井昭男：精神科の薬がわかる本．医学書院，2008.
30) Milani RV, Lavie CJ：Impact of cardiac rehabilitation on depression and its associated mortality. Am J Med, 120 (9)：799-806, 2007.
31) 明智龍男：がん医療における適応障害と精神療法．緩和ケア，19 (3)：205-209, 2009.
32) 日本総合病院精神医学会医療問題委員会：2008年総合病院精神科基礎調査からみた総合病院精神科の現状．総合病院精神医学，22 (1)：55-64, 2010.
33) Morita T, Miyashita M, Yamagishi A, et al.：Effects of a programme of interventions on regional comprehensive palliative care for patients with cancer：a mixed-methods study. Lancet Oncology, 14 (7)：638-646, 2013.
34) 伊藤弘人，高田弥寿子，横山広行ほか：心疾患患者さんのうつの現状．HEART nursing, 26 (6)：628-632, 2013.
35) 国立精神・神経医療研究センター・国立循環器病研究センター：循環器疾患．身体疾患患者へのメンタルケアモデル開発に関するナショナルプロジェクトホームページ．
http://mhcnp.jp/page00_02.html
36) 日本医療社会福祉協会：医療ソーシャルワーカー業務指針2002年改訂版
http://www.jaswhs.or.jp/images/pdf/gyoumusisin_2002.pdf
37) 保坂 隆：厚生労働科学研究費補助金（がん臨床研究事業）がん患者や家族が必要とする社会的サポートやグループカウンセリングの有用性に関する研究．平成19年度総合研究報告書，2008.
38) 世界保健機関編，武田文和訳：がんの痛みからの解放とパリアティブケア．WHOテクニカルレポートシリーズ804号，金原出版，1993.
39) 田村恵子，河 正子，森田達也編：看護に活かすスピリチュアルケアの手引き．青海社，2012.

［竹原　歩，伊藤弘人］

第5章
心不全診療におけるコミュニケーション

はじめに

　慢性心不全患者が，その経過の中でいかに自分の病状と向き合うか，医療者はそれをいかに支援できるのか，コミュニケーションの在り方はケアの根底をなす重要なものである．心不全患者自身がどのような病期をたどるかを理解し自分の望む治療を選択するには，どの段階でどのように話をするべきなのか．患者自身の思いはどうすれば聴くことができ，信頼関係を築くことができるのか．患者と家族の関係を踏まえて，家族に支援者となってもらうには何が必要なのか．心不全の緩和ケアにおけるコミュニケーションは確立されていない面が多いが，がん患者などの診療で構築されてきたコミュニケーション技術を参考にできるところが多い．本章では，心不全診療におけるコミュニケーションに焦点を当てて，A．心不全における病期の共有の必要性と意義，B．アドバンス・ケア・プランニングの概念，C．心不全の包括ケアで必要となるコミュニケーション技術，D．重要な局面における意思決定支援のあり方の順に解説する．

A．心不全における病期の共有の必要性と意義

　心不全の特徴的な疾病経過を患者・家族が理解するには，まず患者と家族に向き合う医療者が心不全の病期と治療体系について十分に理解しておく必要がある．短期的な治療計画だけでなく，長期的視野をもてなければ，タイミングを逃さずに患者・家族と話し合いを進めることはできない．心不全と診断がついたときから，エンド・オブ・ライフ・ケアまでの経過を踏まえて，先を見据えたコミュニケーションの必要性について理解を深めておきたい．

1. 心不全のステージ分類

　心不全は治る病気ではなく，増悪と軽快を繰り返しながら，階段を一つ一つ降りるように徐々に悪くなっていく進行性の病である．補助人工心臓の装着や心臓移植により，病気の性格を変える可能性を有してはいるが，すべての患者がその治療の対象となるわけではなく，治癒を望めるものではない．しかし，心不全とは予後が悪いという認識がもたれにくい病気であり，心不全患者の予後や死の可能性についてのコミュニケーションは，がん患者などの場合よりも複雑である．その理由として，心不全患者の予後予測が難しいこと[1]，多くの心不全患者が生命予後不良なことに気づいていないこと[2]，心不全患者の認知機能はしばしば障害されていること[3,4]，などが挙げられる．

　そのような心不全の特徴的な病期の理解を助けるために，心不全の進行過程を時期別に示したものにACC/AHAの「成人における慢性心不全の診断と管理に関するガイドライン」のステージ分類がある（図5-1）[5]．A～Dの4段階のステージに分かれており，ステージAは心不全のリスクが高い状態，ステージBは器質的心疾患があるが心不全徴候・症状がない状態を示している．ステージCから心不全症状が出現しはじめ，重症心不全への移行に注意が必要で，ステージDでは特殊な介入を要する難治性心不全の状態となる．心不全が進行すればステージDの状態が先にあるということを認識すれば，治療により一時的に症状がよくなったとしても回復を喜ぶだけではいけないということに気づかされる．心不全では，ステージが進むにつれ，治療においてさまざまな選択を進めていかなければならないことになる．単に蘇生をするかしないかという選択のみで決着するものではなく，突然死の予防にICDを考慮するか，挿管や透析をしてICU管理を望むのか，器質的心疾患に対する外科的手術を行うのか，心臓移植を前提として補助人工心臓装着までを考えるのか，内科的治療のみで緩和ケアを中心とするのか，などの内容を考慮していくことになる．ステージ分類を理解して患者・家族と関わることは，これらの治療の選択肢を説明するタイミングをはかり，どのような病期をたどるのかの説明の一助となる．

　また最近の疫学的研究では，心不全の発病率は上昇しているが生存年数は伸びている[6]ので，心不全を抱えながら生きる症候性心不全患者が増えていることになる．治療の進歩により寿命が延びることで，心不全とともに生きる患者が増え，高齢化やほかの疾患の合併などの問題も生じてくる．また，心臓移植の適応[7]には年齢などの制限もあり（表5-1），移植適応とならない場合や患者・家族の考えでそのコースを選ばない場合もある．心臓移植を前提としないステージC/Dの患者に対して緩和ケアを中心とした医療体制をさらに充実させていく必要がある．移植を前提としない永久使用の補助人工心臓による治療 destination therapy（DT）においても倫理的問題などが指摘されている[8]が，2014年現在，本邦では認可されていない．

A. ● 心不全における病期の共有の必要性と意義

心不全のリスク状態		心不全	
ステージ A 心不全のリスクが高いが器質的心疾患や心不全症状がない状態	**ステージ B** 器質的心疾患があるが心不全徴候や症状がない状態	**ステージ C** 器質的心疾患に心不全症状の既往または現症を伴う状態	**ステージ D** 特殊な介入を必要とする難治性心不全の状態
例） ・高血圧 ・動脈硬化性疾患 ・糖尿病 ・肥満 ・メタボリックシンドローム ・心毒性のある薬剤使用歴 ・心筋症の家族歴	例） ・心筋梗塞の既往 ・左室リモデリング 　左室肥大 　左室駆出率↓ ・無症候性弁膜症	例） ・既知の器質的心疾患があり，以下の症状を伴う ・息切れ ・倦怠感 ・運動耐容能低下	例） ・最大限の薬物治療にもかかわらず安静時に著明な症状がある ・再入院を繰り返す ・特殊な介入なしには安全に退院できない
治療 目標 ・高血圧治療 ・禁煙励行 ・脂質異常治療 ・定期的な運動の奨励 ・アルコール制限 ・メタボリックシンドロームの管理 薬剤 ・ACE 阻害薬 ・ARB	**治療** 目標 ・ステージ A におけるすべての指標 薬剤 ・ACE 阻害薬 ・ARB ・β遮断薬	**治療** 目標 ・ステージ A・B におけるすべての指標 ・塩分制限 通常使用の薬剤 ・利尿薬 ・ACE 阻害薬 ・β遮断薬 選択使用の薬剤 ・アルドステロン拮抗薬 ・ARB ・ジギタリス ・硝酸薬 一部の患者に検討するデバイス ・両心室ペーシング ・植込み型除細動器	**治療** 目標 ・ステージ A・B・C におけるすべての指標 ・適切なケアのレベルの（再）設定 選択肢 ・EOL/ホスピスケア ・特殊な治療 ・心移植 ・強心薬の長期使用 ・永続的な機械補助 ・試験的な手術・薬剤

ACE 阻害薬：アンジオテンシン変換酵素阻害薬
ARB：アンジオテンシンⅡ受容体拮抗薬
EOL：End-of Life

図 5-1　成人における慢性心不全の診断と管理に関するガイドライン

(Hunt SA, Abraham WT, Chin MH, et al.：2009 focused update incorporated into the ACC/AHA 2005 Guidelines for the Diagnosis and Management of Heart Failure in Adults：a report of the American College of Cardiology Foundation/American Heart Association Task Force on Practice Guidelines：developed in collaboration with the International Society for Heart and Lung Transplantation. Circulation. 119：e391-479, 2009 より引用改変)

2. 病期の共有の必要性と包括的ケアの考え方

　Goodlin は症状の進行する心不全患者に対して，疾患自体を標的とする治療とともに，症状マネジメントや心理社会的・実存的な悩みに対応する緩和ケアや支持療法を含めた，包括的な心不全ケアが必要であると述べている[9]．WHO は，2002 年に緩和ケアに

表 5-1　心臓移植の適応

適応となる疾患	心臓移植以外に有効な治療手段がなく，患者・家族が移植治療を理解し，免疫抑制療法など移植後の治療を一生涯継続することができること
	適応となる疾患　：心臓移植の適応となる疾患は従来の治療法では救命ないし延命の期待がもてない以下の重症心疾患とする ・拡張型心筋症，および拡張相の肥大型心筋症 ・虚血性心筋疾患 ・その他（日本循環器学会および日本小児循環器学会の心臓移植適応検討会で承認する心臓疾患）
適応条件	不治の末期的状態にあり，以下のいずれかの条件を満たす場合 ・長期間またはくり返し入院治療を必要とする心不全 ・β遮断薬および ACE 阻害薬を含む従来の治療法では NYHA Ⅲ ないし Ⅳ 度から改善しない心不全 ・現存するいかなる治療法でも無効な致死的重症不整脈を有する症例
	年齢は 65 歳未満が望ましい（2013 年 2 月改訂）
	本人および家族の心臓移植に対する十分な理解と協力が得られること
絶対的除外条件	肝臓，腎臓の不可逆的機能障害
	活動性感染症（サイトメガロウイルス感染症を含む）
	肺高血圧症（肺血管抵抗が血管拡張薬を使用しても 6 wood 単位以上）
	薬物依存症（アルコール性心筋疾患を含む）
	悪性腫瘍
	HIV（Human Immunodeficiency Virus）抗体陽性
相対的除外条件	腎機能障害，肝機能障害
	活動性消化性潰瘍
	インスリン依存性糖尿病
	精神神経症
	肺梗塞症の既往，肺血管閉塞病変
	膠原病などの全身性疾患

（日本循環器学会心臓移植委員会：心臓移植の適応より作成）

ついて，「生命を脅かす疾患に起因した諸問題に直面した患者と家族の QOL を改善するアプローチで，痛み，その他の身体的，心理社会的，スピリチュアルな諸問題に対する確実な評価と治療によって苦痛を予防し，苦しみからの解放を実現することである」と新しく定義している[10]．この定義では，がんに限らない「生命を脅かす疾患」として対象が広がり，終末期に限ることなく診断後早期から包括的なマネジメントが必要であることを示している．また，支持療法 supportive care とは本邦ではまだなじみの薄い概念であるが，生命を脅かす疾患への包括的ケアにおいて，緩和ケアに代わって使用されることも多くなってきている．心不全への支持療法については，「心不全の症状緩和や心不全治療に伴う合併症や副作用に対して必要なケアを行い，そのケアには患者と家族が病気と治療効果に向き合うことを支持することが含まれる」と説明されている[11]ように，疾患自体を標的とした治療と同時進行で行われるケアを意味している．

がんの終末期では，疾患自体を標的とする治療を中止し緩和ケアへ移行することが多いが，心不全においては，カテコラミンや利尿薬の投与が症状緩和としての意味をもつこともあるため，疾患に対する治療と緩和ケアを簡単に二分することはできない．積極的治療から緩和ケアへのギアチェンジという言葉が使われることがあるが，心不全の包括的ケアには適さない場合もある．心不全の診断がついたときから，心機能を回復させるという意味合いでどのような治療が可能であるかを検討すると同時に，支持療法や緩和ケアとして何ができるか，そのケアに必要な職種やリソースは利用可能かについても多職種で検討を行うことが必要である．治療として目指せることと，患者・家族が人生において何を優先したいか，価値があると思うかを，すり合わせて早期から介入していくことは患者・家族と医療者の信頼関係を構築していくうえでも重要なことである．

3. 二項対立 Hope for the best and prepare for the worst

　心不全に限らず生命を脅かす病気に罹患すれば，患者・家族・医療者のそれぞれが病気の軽快を望む一方で，死の可能性について思いをめぐらせる．医療者にとって患者の病状を軽快させるための話は持ち出しやすいが，死の可能性について話すことはできるだけ先送りにしたい心情がある．それは患者・家族の望みや闘病意欲を失わせたくないことに起因するが，悪い話を先送りしてしまうことにより症状マネジメントの機会を失い，患者・家族が抱く心配事や恐怖を表出させる機会を失うことにつながってしまう．

　ここで薦められるのが，標題となっている"Hope for the best and prepare for the worst"の考え方である[12]．患者・家族や医療者も，心機能を改善させるための積極的治療についての話 Best か，予後不良で行える治療がないという話 Worst のどちらかを選んで話をするものだと思い込みがちである．前述の包括的ケアの考え方のように，心不全と診断された早期から，最善の状態への希望と，最悪の事態への対処の双方について話をしておくことが必要である．最善と最悪の状況の二項対立を掲げ，いずれの問題にも取り組むことが望ましく，患者・家族に可能性のある治療への希望を聞くとともに，医学的な妥当性をもって予測している悪い情報についても説明しておく必要がある．ただし，悪い話を聴きたくないと希望する患者・家族もいるため，この方法がすべての患者・家族に当てはまるわけではないことに注意が必要である[12]．

　筆者はICUでの臨床場面で，患者の終末期が近い状態で家族がそれを十分理解していても，希望を捨てずに最善の治療を続けているという前提を崩さずにケアを行うことが重要であったことを経験した．家族は，死期が迫っていることを納得しながらも，最後まで力を尽くしてもらったと思いたいものである．家族が希望を口にすると，医療者は，死を受け入れていない，状況を理解していないと判断しがちであるが，最後まで希望を捨てたくないという心情も理解する必要がある．「できる限りの治療を続けていますが，患者さんと過ごせる時間が少なくなってきていることも事実です」などと切り出すことで，治療を継続しながら最期の時間の過ごし方をともに考え，看取りを準備する

ことも可能である．終末期においても希望を大事にすることが重要となる局面もあるため，希望をもっても無駄だという態度を知らず知らずのうちにとっていないかに注意したい．

B．アドバンス・ケア・プランニングの概念

1．アドバンス・ケア・プランニングとは

　本邦では，アドバンス・ケア・プランニング Advance Care Planning（ACP）を事前ケア計画，アドバンス・ディレクティブを事前指示と訳していることが多い．本邦の現状では，事前指示は必ずしも文書である必要がないのに，事前指示書などの文書作成が重視され，肝心の事前指示の合意形成に至るプロセスが軽視されがちであり，ACPについての理解が不十分なことが指摘されている[13]．また，事前指示はACPの一部であり，ACPはさらに大きなアドバンス・ライフ・プランニング（事前の人生設計）といわれる，患者の人生全般における生活設計という長期的視点に包含されることになる．ACPとは，いかに生きるかという人生そのものの在り方を包含する広い意味をもつ．したがって，人生の主人公である本人自身が，自ら紡ぎだす統合的で創造的な物語として患者が作成するプランニングを意味する[13]．例えば，人生の最期をどこで，どのように過ごしたいかはACPとして重要である．具体的にはACPとしてこれからどのように療養し，どのような医療を受けたいかなどについて話し合うことになり，生命維持治療をどうするかなども含まれる．医療者が単に治療の説明を詳しく行うだけではACPの作成にはつながらない．病気を抱えた患者が何に価値をおき，どう生きたいと考えているのかを明確にしたうえで，それに見合う治療として医療者側が説明することで意味をなしていく．

　事前指示には，主に ①代理人指名型 proxyconsent と，②内容指示型 instructional directives の型がある[14]．内容指示は，本人が口頭で行う場合と文書に書き記す場合に区別され，書類になったものを事前指示書という．内容指示では，それらを手がかりとして本人の意思を推定する根拠とすることができる点で，代理人指名型の欠点を補うことができる．ただし，事前にすべての状況を想定できるわけではないため，事前指示を手がかりとして患者ならどう選ぶかを，家族や医療者で解釈するプロセスがとられることになる．

　ただし，現在の日本でACPを作成するには，いくつもの障壁がある．特に非がん患者では，緩和ケアの発達が遅れており組織的なアプローチがほとんど行われていない，

制度が整っていないため，利用できるリソースが少ないなどの問題がある．医療者側のACPへの理解も不十分であり，社会全体にもACPの概念が浸透していない．本邦の課題として，人生の早い時期からACPに触れる機会を提供することや，どの患者においても時間的にも空間的にもACPのプロセスを継続できる人材育成や，システムの構築が必要であると言われている[15]．

2. 心不全患者にとってのアドバンス・ケア・プランニング

ACPは，老年期の計画や将来の病に備えてといった意味合いで議論されることが多いが，心不全患者にとっては，生命に関わる病気に罹患したという覚悟とともに，制限のある中での選択肢の中から計画を立てていくことになる．心不全の治療の選択肢それぞれの長所・短所を理解することも必要不可欠であるが，ここで重要となるのが，前述の通り本人の人生に対する考え方であり，何に価値をおき，どのような生き方を望むかという点である．欧米の調査でも，心不全患者が終末期，あるいは急激な状態悪化の場合に至るまでACPについて議論されず，遅れがちであることが報告されている[16]．心不全の包括的ケアの視点から早期介入を実現するうえで，Ahluwaliaらは3 E's modelを紹介している[17]．心不全患者に対するACPコミュニケーションの3要素として，説明Explaining（心不全の本質や軌跡について説明する），聞き出すEliciting（患者のケアについての好みを聞き出す），奨励するEncouraging（患者自身が望む治療について記載しておくことを奨励する），という3つのEの頭文字から名づけている．このような単純で忘れにくい枠組みを用いることにより，忙しい外来診療においても実現可能となり，また，医師以外の医療従事者にも実践が可能になると述べている[17]．

表5-2　終末期に考慮すべき事項についての勧告

クラスI	1. 機能的予後および生命予後に関して患者と家族に対して継続的に教育を行うこと（エビデンスレベルC）
	2. 臨床的な状態を再評価して，患者および家族に終末期医療についての意向を伝える．事前指示書を作成し実行することの選択と緩和ケアやホスピスケアサービスの役割についての教育を行うこと（エビデンスレベルC）
	3. 植込み型除細動器の除細動機能を停止する選択についての話し合い（エビデンスレベルC）
	4. 入院と在宅での医療ケアの継続性を保証すること（エビデンスレベルC）
	5. 麻薬を含む苦痛を取り除くために適切なホスピスケアが推奨され，症状緩和のために強心薬や利尿薬を投与することを除外するべきでない（エビデンスレベルC）
	6. 心不全患者に関わるすべての医療者が，現在の終末期のプロセスを検証し，緩和ケアと終末期ケアのアプローチの改善に向けて取り組むこと（エビデンスレベルC）
クラスIII	最期の数日間に積極的な治療手技を行うこと（NYHA心機能分類IV度で治療による臨床的改善が期待できない患者に対する挿管や除細動の植込みを含む）は適切でない（エビデンスレベルC）

(Hunt SA, Abraham WT, Chin MH, et al.：2009 focused update incorporated into the ACC/AHA 2005 Guidelines for the Diagnosis and Management of Heart Failure in Adults：a report of the American College of Cardiology Foundation/American Heart Association Task Force on Practice Guidelines：developed in collaboration with the International Society for Heart and Lung Transplantation. Circulation, 119（14）：e391-479, 2009 より作成)

いつか起こるかもしれない事態に対する備えとしての計画も，心不全患者にとっては重要なこととなる．prepare for the worst に該当することであるが，予測できずに急激な症状悪化や代償不全の状態に陥ったときに，心肺蘇生（CPR），挿管，栄養チューブの挿入，ICD の作動停止，ICU への入室など，延命処置と呼ばれるような治療を選択するかどうかということも考えておかなければならない．避けたい話題であるが，最期の迎え方にもつながる重要な内容であるため，タイミングをみて話し合うことが望ましい．ACC/AHA ガイドラインの，終末期に考慮すべき事項についての勧告[5] においても（表5-2），終末期医療の意向を伝える事前指示書を作成し実行することについて触れられている．こういった内容の決断については，症状の進行や患者・家族背景の変化などによって考え方が変わることもあるため，年に1回見直すなど定期的なイベントとして組み込んでおくのも一つである（詳細は後述「D-1. 年一回の心不全レビュー」）．

C. 心不全の包括ケアで必要となるコミュニケーション技術

1. ask-tell-ask アプローチ

予後や治療目標について話し合う際のコミュニケーションとして勧められるステップが，ask-tell-ask のアプローチ方法である（表5-3）[18]．まず，患者が自身の疾患や状態をどのように理解しているか，今の状況についてどの程度知りたいかを尋ねる（ask）．これにより，患者がどこまで理解しているかを把握するだけでなく，誤解や不安が患者自身のケアに対する考え方にどれほど影響を与えているかを知ることができる．

次に，患者が聞きたいと望む範囲で，消化不良を起こさない程度の情報を伝える．患者が持っている知識に加えて新しい情報を提供し，誤解を正す．この伝え方は，医療者が患者の視点に立ち[19]，患者の価値観，望み，疾患の状態に合わせた提案をすることを可能にする[20]．

最後に医療者は患者からの質問を受ける（ask）．ここで「質問はありますか？」よりも「あなたの質問・心配ごとはどのようなことですか？」と聞くほうが，患者は質問をしやすくなる．患者と医療者が重要な問題について共通理解しているかを確かめ，さらに患者が心配していることを明らかにすることができる．

筆者は看護師であるが，医師以外の職種にとってもこのアプローチは利用しやすい．「主治医の先生からどのように今回の入院のことを聞かれていますか？」「今後の治療について，先生からどのようなことを聞きたいですか？」などから聞き出すと，必ず患者・家族の言葉で，何かしらの答えが返ってくる．ここで「先生の説明はわかりました

C. 心不全の包括ケアで必要となるコミュニケーション技術

表 5-3 ask-tell-ask アプローチ

流れ	ポイント	具体的な言葉の例
ask	・患者（家族）が心不全の病状などについて，どのように理解しているか ・病状や予後などについて，どの程度知りたいと思っているか	・今の病状について，これまでどのような説明を受けてきましたか？ ・ご自身の病状について，どのように感じていらっしゃいますか？ ・これからの治療の流れについて，ご自分でしっかり聞いておきたいと思われるほうですか？ ・心不全という病気がたどる経過について詳しく話を聞きたいですか？それとも，まずは今回考えている治療について話をお聞きになりたいですか？
tell	・患者（家族）が聞きたいと思っている範囲で情報を伝える ・患者（家族）が必要とする新しい情報を提供し，誤解を正す	・（悪いニュースを伝える場合，最初に警告する）これからお話しする内容は，よいニュースばかりではありません． ・○○さんがお話しされたように，心臓がポンプとして働く機能が少しずつ落ちてきています．ですので，現在は○○という治療を検討しています．お聞きになったことがありますか？ ・どのような治療を受けるかよく理解してらっしゃいますね．ただ，今回の入院は，そんなにすぐに退院できるわけではありません（誤解を正す）．
ask	・患者（家族）からの質問を受ける （Open クエスチョン） ・今回の話を患者（家族）と医療者で共有できているか確かめる	・○○さんが心配しているのはどのようなことですか？ ・今日いろいろなお話をしてきましたが，○○さんが今疑問に思われているのは，どのような内容ですか？ ・今日の話をご自身の言葉で振り返ってみていただけますか？

(Dudzinski DM : Ethics guidelines for destination therapy. Ann Thorac Surg. 81 : 1185-1188, 2006)

か？」などと聞いてしまっては，「はい」で終わってしまいやすい．医師が説明したと認識している内容と，患者・家族が認識している内容が意外と食い違っていることがここで明らかになることがある．医療者はとにかく説明が重要だと思い込みがちであり，患者・家族がどのように理解しているかを確かめることや，何を心配に思っているのかを聴き出すことに不慣れである．心不全という不確かな病気について，一回の話し合いで十分な理解が得られるわけはない．患者・家族自身の話を聴くことを重視するためにも，ask から始めるアプローチを身につけたい．

2. 悪い知らせの伝え方とタイミング

心不全患者・家族への悪い知らせの伝え方について，見本となるアプローチを紹介する[21,22]．ask-tell-ask アプローチと似た構造になっており，患者の理解を確かめ，知りたいと思う範囲の情報を共有するというのが鉄則である．

　第1段階：静かに座った環境で面談にとりかかる（医療者自身を落ち着かせる）．
　第2段階：患者がどの程度理解しているかを知る．
　第3段階：患者がどの程度知りたいかを理解する．知りたい場合は，悪いニュースであることを告げる．
　第4段階：誤解が起こらないような明確な言葉を用いて診断名などを告げる．
　第5段階：患者が知りたいと言った情報のうち，現在の健康管理のポイントとなることを説明する．

第6段階：患者の感情に応答し，通常の反応であることを告げる．
第7段階：フォローアップの計画を立てる．
第8段階：今後の治療における医療者のコミットメントを強調する．

　患者に心不全の状態が悪化していることなどの悪い知らせを伝えることに対して，医療従事者は全員，それを聞いた後の患者のケアに関わることになる．このとき，患者から医師以外の，特に若いスタッフの方が，より頻繁に患者の最も難しい質問を受けることになる．なぜなら彼らは，医師ほどの恐さを感じさせず，患者にとってより身近に思える存在だからである．そして，その質問に答えられなくても，無理に答えようとしてはいけない．答えられない質問は，患者にとっては重要な問題であると考え，答えられそうなスタッフに相談するのがよい．この行為は患者にとって極めて有益となる[22]．病状説明などの改まった場面で患者が本当に悩んでいることを話せることは少ないため，身近でケアを行うスタッフが担う役割は重要である．感情をぶつけられる場合もあるだろうが，それは一人のスタッフの責任でないことが多く，患者がそのような状況に置かれていることを医療チームに伝え，皆で対応を考えることが求められる．

　また，患者本人が悪い知らせについて詳しく説明されることを望んでいない場合はどうすればよいのだろうか．例えば病気の重篤さや予後についての説明はしないとしても，治療計画について説明していく用意があることを伝えるなどして，コミュニケーションすべてを断ち切ってしまわないように注意を払わなければならない．その時点では患者が情報提供を望まないとしても，その後も患者がいつでも意見の言える関係を維持し，情報を押しつけることはしないと納得してもらえるような説明が必要である．悪い知らせを聞くことを望んでいない患者は，自分の病状に気づいていないというわけではない．表立った議論を望んでいないだけであるかもしれず，その患者に必要な治療や緩和ケアを提供することに支障がないように気をつける必要がある．

　では，悪い知らせを伝えるタイミングや，治療方針について話し合うのはいつがいいのだろうか．まとまった時間を確保し集中して話し合うには，感情のエネルギーも必要であるが，患者・家族・医療者が同時にその条件を満たすことが，忙しい臨床の中ではほぼ不可能に近い．そうした結果，重要な話し合いが行われることなく，緊急の場面という最悪のタイミングで，悪い知らせを伝えて，考える間もなく意思決定がなされることとなる．例えば，緊急入院となった当日に患者とまだ関係性も築けていない状況で，急いで「あらゆる治療を望みますか？」などの質問や特殊な治療についての説明をするよりも，その患者の軌跡やこれまでの治療内容，意思決定の内容について情報収集をするほうがよいと考えられる[23]．緊急事態となる前に，できる限り心不全の病期や治療の好みなどについて話し合いをしておき，その内容を残しておくことが望ましい．

3. 意思決定支援の形 Shared Decision Making

　医療における意思決定は，意思決定の主体によって3つのモデルに分けられる．医師

に決定をゆだねるパターナリズムモデル，患者（家族）が主体的に決める自律モデル，患者（家族）と医師が共同で意志決定するモデル Shared Decision Making（SDM）となる．重症心不全患者の意思決定において，このSDMが推奨されるようになってきている[23]．SDMは，患者の視点からの目標や価値，好みを組み入れ，医療者の視点から医学的に妥当と考えられる治療の選択肢を組み入れ，双方が合意した治療の意思決定を可能にする．SDMモデルは改めて説明されると新しい概念のように感じるが，日本においても昔から日常的に医療者が行ってきた意思決定支援の形である．意思決定をすべて患者にゆだねるのではなく，患者や家族が意思決定に際して体験する気持ちのつらさに十分配慮して，何が最もその患者・家族に適切かをともに考え，医療従事者が一緒に意思決定を行っていく[24]，これがSDMである．そのためには，患者・家族の意向などをまず横において，何が医学的に妥当で望ましいかを判断することが求められる[24]．ただ治療の選択肢を提示して，患者・家族の判断に任せるというやり方は，自律モデルに見せかけて，患者・家族に負担を強いているのではないかと真摯に問う姿勢が必要である．

D. 重要な局面における意思決定支援のあり方

　重症度が進むにつれ，意思決定が必要な内容は重いものとなる．これまでにも触れてきた通り，緊急の場面になるまで意思決定が必要な治療に関する話を先送りにしがちであるが，先立って困難なコミュニケーションを行っておくことは，必ず困難な意思決定場面において役に立つことになる．先送りにしがちなわれわれ医療者が，タイミングを逸することなく話し合いをするために，① 年一回の心不全レビュー，② 病態の変化に対応した話し合いをすることが勧められている[23]．

1. 年一回の心不全レビュー

　毎年一回，プライマリ・ケアの一部として，心不全の現在の状態について患者・家族と医療者が振り返る機会を持つことが勧められている[23]．この機会は，予備的ガイダンス anticipatory guidance と呼ばれる手法で，将来に予測されるストレスフルな出来事に対する恐怖や不安をやわらげるために，心理的な準備をすることの応用である．この機会には，現在の病状，予測できる予後の範囲，治療の振り返り，ACP，蘇生の希望などの内容を含んでおくことが望ましい．そしてこれからの1年間の治療目標を共有し，話し合った内容をカルテなどに記載し残しておく．心不全が進行する中で，治療や蘇生をどうするかといった希望は変化していくことが考えられるため，このように定期的な話し合いを予定に組み込むことは重要である．患者・家族にとっても改めてこれま

での経過を振り返り，自分が人生で何を大切にしたいか，もしものときにはどうしたいかということを考える機会となるだろう．シミュレーションのように，「こういう結果だったらどのように思うか想像してみてください」などと話してみて，患者・家族の心情に共感していくプロセスであり，心不全の病期・軌跡を理解していき，困難な意思決定をともに行うための信頼関係の構築のためにも有用な取り組みであると考えられる．

2. 病態の変化に対応した話し合い

　心不全は進行性の慢性疾患であり，病態の変化のきっかけとなるような重要な段階がある．例えば，初めてICDが作動したとき，再入院，他臓器を含んだ症状の悪化，挿管などの機会である．このような機会に，心不全の病態について，予後，治療の選択肢，患者の好みなどについて再アセスメントを行うようにすることが望ましい[23]．ただし，本邦では悪性疾患以外の終末期についての議論が十分に行われているとは言えず，どうしても「最善の医療＝できる限りの積極的治療」という考えが根強いように思われる．そのため，治療の中止などの選択肢を提示しがたい状況にあると思われるが，本邦の現状を踏まえながら病態の変化に応じた対応を紹介したい（表5-4）．

a. 心不全の診断がついたとき

　まず，心不全とは生命に関わる病であり，特徴的な病期・軌跡をたどることを説明しなくてはならない．患者と家族や支えとなる人との関係を把握し，可能な限り患者だけに話すのではなく，家族も含めて話をする必要がある．これからさまざまな意思決定を行う必要が出てくるため，この時点で，患者自身が治療の意思決定に積極的に関わりたいと思っているか，悪い知らせを患者自身に直接話してもよいかを明らかにしておくことが望ましい[25]．そのうえで，ask-tell-askの原則に沿って，生命予後と機能予後などについても，患者・家族が望む範囲の内容を消化できる量ずつ話し合っていく．

b. 蘇生の意思確認

　蘇生の希望については，心不全と診断されたときから考え始めてもらうことが望ましい．また，この内容については，病状の変化に沿って繰り返し希望を確認していく必要がある．ただし，死を予測させるストレスフルな意思決定であるため，患者に死が差し迫っているから聞かれているのだと思わせるのではなく，心不全になったら全員に確認していることであるというような言い回しをするなど，追い込まないような配慮が必要である．この話題について話し始める際には，「緊急時にはどのようにしましょうか」などの言葉を用いるのがよいかもしれない．自然な死を選ぶか，突然死予防のためにICDを考慮するかなどにつながっていく内容であるため，時間をかけて理解してもらう必要がある．

D. 重要な局面における意思決定支援のあり方

表5-4 病態の変化をきっかけとするコミュニケーション

病態の変化	ポイント	具体的な言葉の例
心不全の診断	・心不全という病気の特徴 ・患者と家族（重要他者）との関係把握 ・患者自身が意思決定に関わりたいと考えているか	・心不全という病気について，お聞きになったことがありますか？少し時間をかけて説明させてもらいたいのですが，よろしいでしょうか． ・これから治療の話などをしていくことが度々あるかと思いますが，ご家族など，どなたに一緒に話を聞いておいてもらいたいですか？ ・○○さんは，ご自分で受ける治療を決めていきたいタイプですか？それとも家族や医療者に任せたいと思われるタイプですか？
蘇生の意思確認と突然死予防デバイス	・経過に応じて話し合いを重ねる ・緊急時にはどうするか ・不整脈イベントへの対応	・○○さんの心臓の状態から考えると，不整脈などで突然心臓に負担を与える出来事も考えられます． ・緊急時に○○さんを助けるために最大限の努力をするか，自然な成り行きにまかせるかを選んでいく必要が出てきます．それらの方法について説明していきますが，よろしいですか？
リスクの高い心臓外科手術	・手術によって得られると考えられる恩恵とリスクの程度について十分な説明・理解が必要	・手術によって弁の逆流を抑えることができれば，心不全の状態や息切れなどの症状を改善させることが期待できます．ただし，手術によっても全身に負担をかけることになり，○○などの危険性もあります．
急激な悪化の際の侵襲的治療（強心薬の持続投与，腎代替療法，人工呼吸など）	・治療依存の可能性 ・重大な合併症リスク，予後，患者・家族のQOL	・今，呼吸を助けるためにのどに管を入れて人工呼吸を行っています．これで心臓にとっての負担も軽減しています．心臓の状態が落ち着いてくれば，人工呼吸もいらなくなってくると思うのですが，ご自分で呼吸をすることで，また全身に負担がかかる可能性があります．人工呼吸がいらなくなるまで時間がかかる場合，気管に少し穴を開ける気管切開というものが必要になるかもしれません．
短期使用を目的とした補助循環（IABP/PCPS）	・心臓以外の諸臓器の機能不全がないか ・離脱可能か，あるいは次の手段があるか ・患者本人に話ができない状態の場合も多い	・○○さんの心臓のポンプとしての機能が急激に悪化していて強心薬という心臓の働きを強化する薬を使っていますが，効きにくくなってきています． ・次の手段として，機械の補助によって心臓を助ける手段があります．大動脈内に細いカテーテルを入れて，風船を膨らませる方法は… ・機械の補助が必要になってきているということで，心不全の段階が徐々に進んできていることをお伝えしなくてはなりません．機械の補助により○○さんの心臓が休むことができて機能が回復してくれることを期待していますが，なかなか回復できないかもしれません．ここまでの話を聞いてどう感じられていますか？
補助人工心臓／心臓移植	・心臓移植の適応か ・移植後の生活についての十分な理解と家族の支援が得られるか ・補助人工心臓についての説明・理解	・これまでにもお話してきたことですが，心臓移植や，それを待つ間の補助人工心臓について決断をするべき時期にきています． ・心臓移植について，○○さんはどのような考えをお持ちですか？ ・（家族に対して）心臓移植を受けるまでの待機の期間や心臓移植を受けた後もご家族のサポートが非常に重要になってきます．ご家族の皆さんの状況はいかがでしょうか？時間の確保は可能ですか？
エンド・オブ・ライフ・ケア・プランニング	・患者自身の望む最期の迎え方が明らかにされているか ・患者にとっての最善の死について	・（家族に対して）○○さんが望まれていたように，苦痛がない状態を維持できるようにケアを続けていきます．どのようなことが気がかりですか？ ・（家族に対して）ここまで急な展開だったので，○○さんご自身とあまりお話される機会も少なかったと思いますが，○○さんが望まれるであろうことを考えられるのは長い間支えてこられた奥さんだと思います．我々と一緒に，何が○○さんにとって最善なのかを考えていきましょう．

c. 突然死予防のデバイス（ICD，CRT-D）

　ICDは薬物治療やカテーテルアブレーションとは異なり，致死的心室性不整脈が発生した後に治療を行うという，あくまで対症的な治療法であるが，致死的不整脈を有する患者にとってICDは延命効果のある最も確実な治療法である．突然死を予防するという観点からの希望を確認し，心機能を向上させたり，不整脈を予防する効果はないことを理解してもらったうえで選択される治療法である．

　一方，CRT-Dは心機能を向上させる効果を併せ持ち，心臓移植に移行するまでの必須の治療法ともなっている．植込み適応のガイドラインの変更などにより，本邦でも植込み患者の増加が見込まれている[26]が，植込まれた状態のままで終末期に突入する患者も増加することになる．終末期になれば心室性不整脈が生じやすくなるが，ICD，CRT-Dのショック作動を停止させるか否かについて，蘇生の希望とともに考えなくてはならなくなる．しかし，松岡らは国内のICD認定施設に勤務する医師と看護師を対象に調査を行い，50%の医師と73%の看護師は，患者または関係者とICD停止を選択肢として検討した経験がないという結果を報告している[27]．本邦には，欧米のガイドラインに準じたデバイス停止などの倫理指針がないことなどがこのような結果につながっていると考えられ，終末期の苦痛緩和の視点から検討がなされることを願う．

d. リスクの高い心臓外科手術

　重症心不全のうち，弁膜疾患・冠動脈疾患などが主たる要因で，手術により心機能の改善の余地が見込まれるが，手術侵襲によるさらなる悪化などリスクの高い手術を選択するかで判断が困難な場合がある．低心拍出量症候群などによる多臓器不全が重症でなければ，心機能の回復による全身状態の改善も見込まれるため，手術適応は他臓器の状態などが考慮されることになる．しかし，手術適応については経験に基づく判断がとられやすく，「最善を尽くす医療 Maximal Therapy」を選択する傾向がある[26]とされている．わずかでも回復の可能性に賭けることが多く，外科治療の適応なしとの積極的判断は，本邦においては，さほどされていない[26]と考えられている．

　重症心不全患者への外科手術の選択肢については，その治療によって得られると考えられる恩恵とリスクの程度について，十分な説明・理解が必要となる．内科的治療よりもはるかに大きなリスクを伴うため，慎重を要する．

　SDMの形で意思決定されるべき内容であり，患者・家族と医療者の双方が納得して取り組むべき選択肢である．

e. 急激に悪化したときの侵襲的治療

　強心薬の持続投与，腎代替療法，人工呼吸といったこれらの治療は，急激な心不全の増悪をきっかけに導入されることが多く，また，離脱困難となる可能性のある治療でもある．そのため，「状態がよくなれば離脱できる」と安易な認識がなされないように，

離脱できなくなるかもしれないことへの説明も必要となる．これまでの治療では奏功しなくなってきている段階に入っていることは確実であり，話し合いが必要なタイミングであるが，緊急入院で行われるなどの治療が多く，十分な時間をとることが難しいのも特徴である．治療によって得られると考えられる効果だけでなく，重大な合併症リスク，治療依存の可能性，予後，患者・家族のQOLについても必ず伝えなくてはならない．

f. 短期使用目的の補助循環（IABP，PCPS）

補助循環の治療目的は，心臓のポンプ機能を補助あるいは代行することにより，時間的猶予を得て次の手段に移行することを目指すものである[26]．心臓以外の脳を含む諸臓器の機能不全などでその治療目的が達成できないと判断される場合には，新たな治療を加えることは行わず，補助循環の中止を検討する[26]．

慢性心不全の急性増悪の場合には，患者自身の十分な理解を得て，開始・中止が検討されるべき治療である．移植適応があるかないかによって，次の手段へ進めるかが変わってくるため，まず医療者側での十分な検討が必要となる．

g. 病の性格を変える特殊な治療（補助人工心臓，心臓移植）

補助人工心臓装着や心臓移植は，大きく方針が変わる特殊な治療であり，治療後の生活についての十分な理解と支援者（家族）のサポートが得られるかを確認したうえで選択されるべき治療である．心臓移植後には，感染への配慮や特有の合併症への注意が必要となり，補助人工心臓装着では抗凝固療法に伴う脳卒中や体内への異物の植込みによる感染症という2大合併症への対策が必要となる．近年は植込み型の補助人工心臓も保険適応となり，実施施設も増えている．心臓移植までの待機期間は長く，患者と家族への全人的な支援が重要であり，多職種による組織的なサポート体制を構築し支えることが必要である．

3. エンド・オブ・ライフケア・プランニング

終末期の治療について事前に考えておくことは困難であるが，患者が望む最期の迎え方を叶えるには重要なことであり，ACPや蘇生の希望とともに考えておきたい事項である．

家族が終末期の治療のすべてを代理意思決定で担わなければいけないのか，一部の代理意思決定となるかは，事前の意思決定次第である．患者自身の意思が事前指示の形で残されていれば，大きな道筋となるであろう．

家族による代理意思決定が必要な場合でも，家族だけに負担を背負わせるのではなく，医療者もともに患者の大切にしてきた価値や人生の目標について振り返り，最善の死が迎えられるように取り組む必要がある．

おわりに

　筆者は，積極的治療として心臓移植を目指した患者・家族の方々と多く関わってきた．補助人工心臓装着や移植により社会復帰を果たした患者，移植にたどりつけなかった患者，移植後に命を落とした患者，さまざまな人生があった．移植にたどりつけず命を落としても，充実した人生を送り，誇らしい人生であったと家族とともに振り返ってきた経験がある．

　移植を目指すことを支援する必要はあるが，移植の実現だけがその患者の人生のゴールだという考えに捉われてしまわないために，対話を継続する必要がある．ここでも人生において何に価値を置くのかという点が重要になってくる．心不全患者のゴール設定は，病態の変化とともに設定し直す必要があり，進行性の慢性疾患であることを忘れてはならない．それは，積極的治療を選択する場合もしない場合も同様である．本章で紹介した内容が，日々の診療におけるコミュニケーションの一助となることを願う．

●文　献

1) Jaagosild P, Dawson NV, Thomas C, et al.：Outcomes of acute exacerbation of severe congestive heart failure：quality of life, resource use, and survival. SUPPORT Investigators. The Study to Understand Prognosis and Preferences for Outcomes and Risks of Treatments. Arch Intern Med, 158（10）：1081-1089, 1998.
2) Remme WJ, McMurray JJ, Rauch B, et al.：Public awareness of heart failure in Europe：first results from SHAPE. Eur Heart J, 26（22）：2413-2421, 2005.
3) Zuccala G, Marzetti E, Cesari M, et al.：Correlates of cognitive impairment among patients with heart failure：results of a multicenter survey. Am J Med, 118（5）：496-502, 2005.
4) Vogels RL, Scheltens P, Schroeder-Tanka JM, et al.：Cognitive impairment in heart failure：a systematic review of the literature. Eur J Heart Fail, 9（5）：440-449, 2007.
5) Hunt SA, Abraham WT, Chin MH, et al.：2009 focused update incorporated into the ACC/AHA 2005 Guidelines for the Diagnosis and Management of Heart Failure in Adults：a report of the American College of Cardilogy Foundation/American Heart Association Task Force on Practice Guidelines：developed in collaboration with the International Society for Heart and Lung Transplantation. Circulation, 119（14）：e391-479, 2009.
6) Kawashiro N, Kasanuki H, Ogawa H, et al.：Clinical characteristics and outcomes of hospitalized patients with congestive heart failure：results of the HIJC-HF registry. Circ. J, 72：2015-2020, 2008.
7) 日本循環器学会心臓移植委員会：心臓移植の適応．
http://plaza.umin.ac.jp/~hearttp/（2014年4月16日確認）
8) Dudzinski DM：Ethics guidelines for destination therapy. Ann Thorac Surg, 81（4）：1185-1188, 2006.
9) Goodlin SJ：Palliative care in congestive heart failure. J Am Coll Cardiol, 54（5）：386-396, 2009.
10) World Health Organization：WHO Definition of Palliative care, 2002.
http：//www.who.int/cancer/palliative/definition/en/（2014年4月16日確認）
11) Jaarsma T, Beattie JM, Ryder M, et al.：Palliative care in heart failure：a position statement from the palliative care workshop of the Heart Failure Association of the European Society of Cardiology. Eur J Heart Fail, 11（5）：433-443, 2009.
12) Back AL, Arnold RM, Quill TE：Hope for the best, and prepare for the worst. Ann Intern Med, 138（5）：439-443, 2003.
13) 伊藤博明，中島孝，板井孝壱郎ほか：事前指示の原則をめぐって―事前指示の誤解・曲解を避けるために―．癌と化学療法，36 Suppl 1：66-68, 2009.
14) Advance Directives and Advane Care Planning. Encyclopedia of Bioethics 3rd edition, 74-79, Macmillan Library Reference, 2003.（事前指示と事前ケア計画．生命倫理百科事典，1258-1267, 丸善株式会社，2007.）
15) 西川満則，横江由理子，久保川直美ほか：終末期医療の方向性　臨床に役立つQ&A 2. 地域において高齢者の緩和ケアを実現するためには何が必要でしょうか．Geriat Med, 50（12）：1437-1439, 2012.
16) Murray SA, Boyd K, Kendall M, et al.：Dying of lung cancer or cardiac failure；prospective qualitative interview study of patients and their carers in the community. Brit Med J, 325（7370）：929, 2002.
17) Ahluwalia SC, Levin JR, Lorenz KA, et al.："There's no cure for this condition"：How physicians discuss advanced care planning in heart failure. Patient Education and Counseling, 91（2）：200-205, 2013.

18) Goodlin SJ, Quill TE, Arnold RM：Communication and decision-making about prognosis in heart failure care. J Card Fail, 14（2）：106-113, 2008.
19) Zickmund SL, Blasiole JA, Brase V, et al.：Congestive heart failure patients report conflict with their physicians. J Card Fail, 12（7）：546-553, 2006.
20) Quill TE, Brody H：Physician recommendations and patient autonomy：finding a balance between physician power and patient choice. Ann Intern Med, 125（9）：763-769, 1996.
21) Goodlin SJ, Quill TE, Arnold RM：Communication and decision-making about prognosis in heart failure care. J Card Fail, 14（2）：106-113, 2008.
22) Buckman R：How to Break Bad News a guide for health care pofessionals.（悪い知らせの伝え方―6段階のアプローチ―．真実を伝える コミュニケーション技術と精神的援助の指針．恒藤 暁監訳．診断と治療社，2008.）
23) Allen LA, Stevenson LW, Grady KL, et al.：Decision making in advanced heart failure：a scientific statement from the American Heart Association. Circulation, 125（15）：1928-1952, 2012.
24) 木澤義之：終末期医療の方向性 臨床に役立つQ&A 1．非がん患者における緩和ケアはどのように行えばよいでしょうか．Geriat Med, 50（12）：1433-1436, 2012.
25) Goodlin SJ, Quill TE：Communication between clinicians and their heart failure patients and families. Supportive Care in Heart Failure, Beattie J, Goodlin SJ, 417-430, Oxford University Press, 2008.
26) 日本循環器学会ほか：心臓血管外科における末期医療．循環器病の診断と治療に関するガイドライン（2008-2009年度合同研究班報告）循環器疾患における末期医療に関する提言．
http：//www.j-circ.or.jp/guideline/pdf/JCS2010_nonogi_h.pdf（2013年8月30日確認）
27) 松岡志帆，奥村泰之，市倉加奈子，ほか：心不全患者の終末期に対する心臓専門医と看護師の認識－ICD認定施設の全国調査－．J Cardiol Jpn Ed, 6：115 121, 2011.
・Yancy CW：Decision-making in advanced heart failure. Supportive Care in Heart Failure, Beattie J, Goodlin SJ, 431-442, Oxford University Press, 2008.
・Gillick MR：A broader role for advance medical planning. Ann Intern Med, 123（8）：621-624, 1995.
・Kini V, Kirkpatrick JN：Ethical challenges in advanced heart failure. Curr Opin Support Palliat Care, 7（1）：21-28, 2013.

［能芝範子］

第6章
心不全で死にゆく患者・家族のケア

はじめに

　近年，終末期医療や緩和ケアを内包する新しい概念として「エンド・オブ・ライフケア」という概念が提唱された．エンド・オブ・ライフケアは，「診断名，健康状態，年齢に関わらず，差し迫った死，あるいはいつか来る死について考える人が，生が終わるときまで最善の生を生きることができるように支援すること」である[1]．質の高いエンド・オブ・ライフケアの構成要素は，① 患者が適切な疼痛および症状マネジメントを受けること，② 不適切な延命を避けること，③ 自律の尊重（コントロール感覚の到達），④ 家族の身体的・心理的な重荷を軽くすること，⑤ 愛する人との関係性を深めることの5つの要素があり[2]，患者・家族にとってよりよい死を迎えるということは，最期の時期をどうするかという点が重要ではなく，最期を迎えるまでの身体的安楽とともに，大切な人との関係を確認しあい，絆を深め，どのように生と向き合えるか，一つひとつのつらさや不安をどのように受け止めて，大切な人と共有し乗り越えていくか，そのプロセスの重要性が指摘されている．

　以上のことから，慢性心不全患者・家族の質の高いエンド・オブ・ライフケアを，死にゆく患者・家族ケアの視点で考えると，ケアの構成要素は，苦痛緩和，意思決定支援，グリーフケアの3本柱に包含される緩和・サポーティブケア（**図6-1**）であり，慢性心不全の病みの軌跡の特徴やその経過に応じた継続的で包括的なケアが展開されることが望ましいと考える．

　そこで，本章では，心不全で死にゆく患者・家族のケアを，慢性心不全の病みの軌跡の特徴や経過を踏まえて，苦痛緩和，意思決定支援，グリーフケアの視点から考察し，最後に心不全で死にゆく患者・家族のケアをより洗練させるための方略として看取りのパス Liverpool Care Pathway（LCP）を紹介する．

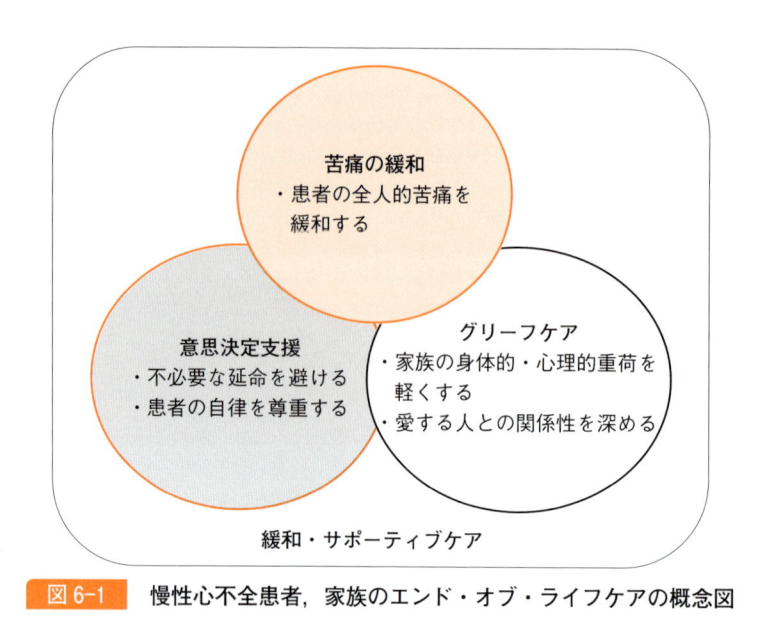

第6章 ● 心不全で死にゆく患者・家族のケア

図 6-1 慢性心不全患者，家族のエンド・オブ・ライフケアの概念図

A．死にゆく心不全患者の苦痛緩和

1. 苦痛緩和と包括的アプローチの意義

　終末期は疾患自体を治療することは困難であるが，身体的苦痛，心理・社会的苦痛，スピリチュアルな苦痛を緩和することは可能である．これらの苦痛は複雑に相互に関連し合っており，全人的苦痛（トータルペイン）として現れている．心不全末期には，呼吸困難，疼痛，倦怠感，活動制限などの身体的苦痛が増強してくる．そして，予後に対する不安，怒り，コントロール感覚の喪失といった心理的苦痛，家庭や職場での社会的役割の喪失や重要他者との関係の変化，経済的心配などの社会的苦痛，将来に対する希望や目的の喪失，孤独，自己概念の変化から生きる意味や目的，価値を見いだせないといったスピリチュアルな苦痛も併存する[3]．これらが緩和されなければ，安らぎや希望をもって最期まで生きることや，苦痛に耐えることが困難となる．これらの苦痛体験は喪失体験につながり，その後の意思決定や死別後の悲嘆に影響する．したがって，終末期に入る前段階からトータルペインの視点で苦痛緩和を行い，安らかな死を迎えることができるよう支援することが重要である．

2. 終末期患者の症状評価と症状マネージメントのアプローチのあり方

　苦痛なく穏やかに最期を迎えることは，家族の求める看取りのケア[4]であり，医療者は，終末期にみられる症状やそのマネージメントに習熟しておく必要がある．看取りの時期になってからよくみられる症状は，疼痛，呼吸困難，口渇，せん妄（不穏），気道分泌過剰（死前喘鳴）である[5]といわれている．心不全終末期においては，主に心筋の収縮力の低下，心拍出量低下による多臓器不全をきたし，せん妄や意識レベルの低下，呼吸困難（下顎呼吸），全身倦怠感や身の置きどころがないといった難治性症状が生じやすい．この時期には苦痛症状の評価が困難となるため，表情や眉間のしわ，肩呼吸といった仕草から客観的に苦痛を評価する[6]必要がある．そして終末期の症状マネージメントにおいては，すべての治療を再評価し，侵襲的な治療や症状緩和が望めない薬剤は中断すべきである[7,8]．ただし，がんとは異なり心不全の終末期においては，強心薬や利尿剤といった心不全治療薬の使用が症状緩和としての意味をもつこともあるため，積極的な点滴治療が選択肢として残される[9]ことに留意する必要がある．例えば，利尿薬の継続は呼吸困難を改善する可能性があり，ループ利尿薬は重篤な肺水腫を避けるため死に至る直前まで必要とされるかもしれない．また，経皮的なニトロ製剤は狭心痛を緩和し，肺水腫を避ける目的でループ利尿剤と併用で使用されることがある[7]．低心拍出量状態に付随する全身倦怠感には強心薬使用が効果を示すことがある．緩和ケアとしての継続的な強心薬の投与は，2013年AHA/ACCガイドライン[10]では，ClassⅡbに位置づけられており，NYHA Ⅳ患者の低心拍出状態に伴う症状を緩和するために使用されることは否定されておらず[11]，患者の病態を踏まえたうえで使用すれば症状緩和に有効であるかもしれない．しかし，強心薬の効果には限界があり，不整脈や麻痺性イレウスなどの合併症をきたすリスクもあるため，リスクとベネフィットについて循環器内科医を含めた多職種で総合的に判断し，使用量を検討する必要がある．

　看取りの時期の薬物投与においては，患者の多くは内服ができない状態であるため，経静脈的か，持続皮下注射で行われる．静脈ルート確保はこの段階になると困難であることも多く，ルート確保することがさらなる患者の苦痛の原因となる．ルート確保の際の苦痛や疼痛を伴う筋肉内注射を避けるために，静脈ルートの持続的な確保が困難な患者にはシリンジポンプでの持続皮下注射を考慮する[5]．

3. 終末期の主要症状のマネージメント

　終末期症状の主要症状のマネージメントの際には，先行処方を行い，必要に応じてすぐに薬剤が投与できるようにしておくことが望ましい．患者が24時間以内に2回以上薬剤を必要に応じて使用する場合には，シリンジポンプによる持続皮下注射を検討す

る[12]（詳細は第3章-C参照）．以下に，終末期に出現する症状に対するマネージメントの留意点について述べる．

a. 終末期せん妄

終末期せん妄は，全身状態の悪化によるもので治癒困難な不可逆性なものである．したがって，回復しないことを前提に治療や家族ケアを行う必要がある[13]．終末期せん妄には，興奮，幻覚が特徴的な過活動型と，眠っている時間が長い意識の抑制された低活動型に区別される．臨床的にはその両者が時間とともに変化する混合型が多い[14]．また，意識が抑制される終末期せん妄は亡くなる自然な過程の一部であるため，興奮が目立つ過活動型せん妄への対処を中心に行う[13]．

b. 気道分泌過剰（死前喘鳴）

気道分泌過剰は，唾液や気道に蓄積した分泌物によって起こる．意識が低下して，自分自身の唾液が飲み込めないことに関連するといわれており，その診断と治療が重要である[15]．医療者は，死前喘鳴を痰が貯留していると認識して不用意に喀痰吸引をくり返すことがある．吸引は看取りの時期にある患者に最も強い苦痛を与え，かえって経皮的酸素飽和度の低下をきたし呼吸困難の増悪や呼吸停止を誘発させることになるため，死前喘鳴を適切に判断し対応することが重要である．治療としては，抗コリン薬（ブスコパン®，ハイスコ®）の投与が有効とされている．心不全患者には避けるべきであるが，最期の数日または数時間においては，症状に対する利益が優先されるべきであり，生存へ影響が少ないと考えられる終末期での使用は検討の余地がある[12]．そして，ハイスコ®は意識が低下する場合が多いので，コミュニケーションを維持したい患者には使用しない方がよい．使用する場合には，テルガシン®吸入（2 puff），ハイスコ®0.5 Aの舌下などが日常的に用いられる場合が多い．

c. 体液貯留と終末期における輸液管理

終末期は体動が困難となり，悪液質や栄養状態の低下が全身浮腫を助長し皮膚が脆弱になりやすい．慢性心不全末期患者は腎不全合併症例が多く，利尿低下から体液貯留をきたし，さらに皮膚損傷の拍車がかかることになるため，不要な圧迫や損傷を避け，愛護的なケアを行い，二次的合併症の予防をすることが重要である．そして，本邦における多施設共同前向き観察研究では，死亡前に1,000 mL/日以上の輸液を受けた患者は，受けていなかった患者と比較して，有意に浮腫，腹水，胸水の増悪がみられ[16]，輸液療法は口渇を改善させない一方で，口腔ケア，氷片を口に含むなどの看護ケアが有効であった[17]と報告されている．終末期はエネルギー代謝が効果的に行われず栄養管理目的の輸液のメリットは望めないため，かえって患者の苦痛を増大させる可能性があり，輸液の減量を検討し苦痛緩和へシフトすることも重要である．

d. 苦痛の緩和のための鎮静　Palliative Sedation

　適切な心不全治療，可逆的な要因の除去，一般的な症状マネージメントを行っても苦痛が増強し治療抵抗性の場合には，Palliative Sedation の適応を検討する．苦痛緩和のための鎮静は医学的妥当性，倫理性を検討したうえで施行すべきであり，緩和ケアチームや臨床倫理委員会へコンサルトすることが望ましい．本邦における終末期がん患者のPalliative Sedation に対する多施設共同前向き観察研究においては，83％が症状緩和に有効で，生命予後への影響は 3.9％である[18]と報告されており，有効性と安全性は検証されている．しかし，心不全患者でのエビデンスは乏しく，中枢性無呼吸や腎不全合併例も多く，深い鎮静を行う場合には予後への影響が憂慮されること，予後数日の判断が非常に困難であることから緩和目的の鎮静は倫理的妥当性を慎重に検討する必要がある．

B. 心不全末期・終末期における意思決定支援

1. 意思決定の観点からみた心不全

　慢性心不全の終末期までの臨床経過は，感染や致死的不整脈などの合併により急変することが多い．そのため，終末期には患者の意識がない場合が多く，患者の意向が不明のまま，最期を迎えることが少なからずある．一方で，心不全は予後予測が困難であり，末期となっても高度専門医療による救命の可能性が残されるという疾患特性から，急変時は，可能な治療はすべて行う＝「do everything」となってしまうことが多く，患者・家族が望む終末期医療が実現できていない現状がある．

2. 心不全における意思決定の望ましいあり方

　医療者は，予後予測がつかないことや予後告知が希望をなくすという理由から，死や終末期ケアについて話すことを躊躇するため，患者・家族は，終末期になってはじめて病期が説明され，同時に「死に至る過程の選択」を迫られる場合が少なくない．そのため，患者・家族の心理的動揺は強く，死を受容することが困難となりやすい．加えて，心不全の終末期は意識がないことが多く，たとえ意識があったとしても認知障害の出現や症状緩和が不十分であるため，終末期の死に至る過程の選択は，患者の自律が尊重された選択とならないことが多い．患者の自律が尊重された最善の意思決定を行うためには，患者・家族が心不全の病みの軌跡を理解したうえで，終末期に至る前段階からあら

かじめエンド・オブ・ライフプランニングが考えられるように話し合いの機会をもつことができるように支援することが重要である．このような将来の意思決定能力低下に備えて今後の病気，治療について患者・家族とあらかじめ話し合うプロセスを，アドバンス・ケア・プランニング（ACP）（詳細は第5章-B参照）といい，末期心不全の意思決定においても積極的なACPが推奨されている[19]．心不全におけるACPの効果を示す論文は少ないが，オーストラリアの，主として呼吸器・循環器内科に入院している80歳以上の高齢者を対象としたACPの無作為比較対照試験において，ACP介入群の方が対照群と比較して有意に患者・家族の終末期の希望が反映されており，遺族の不安，ストレス，うつの割合も有意に少なく，入院中のケアの満足度も高かったと報告されており[20]，その効果が示されている．この研究におけるACPの介入は，メルボルンで開発されたRespecting Patient Choices modelをもとに，訓練を受けたファシリテーターが医師の治療と協同して，患者・家族とともに患者の目標，価値，信念を反映した議論を行い，医療における将来の選択について文書化するという協調的アプローチをとっている．本邦においても医療職者それぞれがACPの意義と必要性を理解し，患者の自律性を尊重した意思決定になるように推進していく必要がある．さらに，日本の文化や死生観，そして慢性心不全の病期と進行する経過に対する患者・家族の認識を踏まえたACPのあり方を検討し，効果的な介入を目指していくことが望まれる．

3. 心不全末期・終末期における選択肢と意思決定支援の留意点

終末期医療やケアは，患者の意思が確認できる場合には患者の自律を尊重した決定を基本とする．その際には適切な情報提供が必要であり，それが，多職種からなる医療チームによって医学的妥当性・適切性の判断と一致したものであることが望ましい[21]．終末期には治療の撤退や差し控えなどの倫理的問題を取り扱うこと，患者の意思が不明確な状態の中で，意思決定支援を行うことが多い．その中で価値の対立状況が生じ，誰のどのような価値を優先するか判断することが難しい場合が多い．そのため，患者の意向を尊重した最善の選択となるように，医療者は必要となる選択肢を理解したうえで，患者・家族と十分に話し合い，医療チーム間で合意形成を行う必要がある．そして，このような人生の終焉を決める意思決定のプロセスは，葛藤しながら選択していくプロセスをたどるものであり，気分の落ち込みが生じる場合も少なくない．したがって，心身の状態を多職種でアセスメントしたうえで，タイミングを逃さないように，いつ，誰が，どのように伝え，どうサポートするかを話し合い，継続的に支援する必要がある．

a. 心不全末期の選択肢と留意点

適切な治療が行われても末期の状態になった場合，緩和ケアを中心とした保存的な治療を選択するのか，標準的な治療を超えた特殊な治療を選択するのか，選択肢の提示を行う必要がある．

B. ● 心不全末期・終末期における意思決定支援

表6-1　延命措置を中止する方法についての選択肢

1. 人工呼吸器，ペースメーカー，人工心肺などを中止，または，取り外す （注）このような方法は，短期間で心停止となるため，原則として家族らの立ち会いのもと行う
2. 人工透析，血液浄化などを行わない
3. 人工呼吸器設定や昇圧剤投与量など，呼吸管理・循環管理の方法を変更する
4. 水分や栄養補給などを制限するか，中止する

ただし，以上のいずれにおいても，薬物の過量投与や筋弛緩薬投与などの医療行為により死期を早めることは行わない．
（日本救急医学会救急医療における終末期医療のあり方に関する特別委員会：救急医療における終末期医療に関する提言（ガイドライン）より引用）

　保存的治療を選択した場合，長期の強心薬の投与，麻薬を含めた緩和ケアがある．長期の強心薬の投与は，機械補助や心移植の適応がない患者への緩和治療として検討される．緩和ケアにおいては，がんとは異なりエビデンスは十分ではないが，心不全診療に携わる医療者も緩和ケアの知識を深め，選択肢を提示できるようになることが望まれる．一方，特殊な治療と考えられる選択肢には，心臓移植，恒久的な機械的サポートがある．これらの治療は適応条件があるため，適応を見定めて必要な対象に提示できるようにすることが重要である．

　さらに，ICDを停止するかどうか，心肺蘇生を含めた積極的治療をどこまでするか話し合う必要がある．終末期におけるICDの不適切作動や心肺蘇生時の胸骨圧迫は患者・家族にとって苦痛になることがあるため，選択肢の提示は重要である．また，どこで生活したいか，暮らしていきたいか，最期を迎えたいかという療養場所に関する話し合いも検討する．現状では，強心薬の持続点滴が離脱できない患者の療養場所は，管理料の問題，受け皿がないなどの問題によって病院に限られていることが多い．そのため，患者が選択する療養場所の希望がすべて叶うとはいえないが，目指す医療やケアの方向性についての調整を行うことも可能であるため，患者・家族にとって安らかで快適な療養場所を選択できるように，多職種で可能な社会資源を検討し支援することが大切である．

b. 心不全終末期の選択肢と留意点

　この時期の選択肢には，延命治療の中止，延命治療の差し控えがある．本邦の終末期医療の現状では，延命治療の中止，延命治療の差し控えに関して家族からの要望があった際には，法的解釈などの観点から主治医一人で判断するのではなく，多職種を含めた組織の倫理委員会で検討する必要がある．その場合，日本救急医学会の「救急医療における終末期医療に関する提言」にある延命治療を停止する方法についての選択肢のような，4つの選択肢[22]（表6-1）が考えられる．この考え方を踏まえて，どのような選択肢があるのか医療チームで十分に検討したうえで，選択肢の提示を行う必要がある．

4. 意思決定支援のポイント

a. 予後告知におけるコミュニケーションのポイント

予後告知は間近に迫る死の宣告を意味し，希望を失い心理的危機状態に陥る可能性がある．したがって，患者・家族の無危害の原則を護るために，精神的な負担を最小限にしたコミュニケーションを行うことが大切である．ask-tell-ask アプローチ，Hope for the best and prepare for the worst アプローチが参考になるため活用する（詳細は第5章 A-3，C-1 参照）．一方で，慢性心不全は増悪と軽快を繰り返すという特徴上，患者や家族は「今回もまたよくなるのではないか」と期待してしまう[23]ため，現実的に考えることができないことも多い．したがって，ask-tell-ask アプローチ，Hope for the best and prepare for the worst のようなアプローチを活用したうえで，「今回は自宅に帰れないかもしれない」，「亡くなる時期が近づいてきている」など死が間近に迫っていることを現実的に考えられるように伝えることも大切である．告知後は，悲嘆感情を表出することを促すこと，患者と家族との時間を確保することが重要である．これらの過程を通して，患者および家族が自らの感情を整理することができ，回復の見込みが少ないことを納得し，先にある死という現実を理解することにつながる．

b. 代理意思決定支援における意思決定支援の留意点

死に至る過程の選択は，家族にとって苦渋の選択となり，心理的苦悩や死別後の悲嘆過程に影響する．心不全患者の家族は意思決定に関して後悔の念をもっている[24]ことが多く，終末期の代理意思決定後に患者の死亡を経験した，ICU に入室した家族の PTSD のリスクは 60％ である[25]と報告されている．したがって，家族が自分たちだけで意思決定をしなければならないと思い込まないように，医療者の意思決定における役割を説明しておく必要がある．選択肢提示の際には，延命治療の具体的な選択肢に移る前に，最期まで延命を最優先にしたいのか，安らかに死を迎える準備に移行するのか大きな方針の確認を行い，家族が自らの価値観を整理でき選択しやすいように支援するとともに，意思決定後はその決定を肯定すること，決定した意思を変更してもよいことを保証することが重要である．そして，延命治療の差し控えや中止を選択した場合には，そのことが安らかな死への一助になることを共有するとともに，治療の差し控えや中止後に起こりうる患者の反応について事前に伝えておくこと，そばにいてほしいと思う家族や友人を確認し面会を考慮するなどの支援を行い，積極的治療の継続を希望された場合には，今後起こり得る外観の変化を伝え，家族の後悔や罪悪感を回避することが重要である．

C. 死にゆく患者・家族に対するグリーフケア

　グリーフ（悲嘆）とは，親しい人や大事なものを喪失したときに体験する複雑な感情的，身体的，行動的，認知的反応[26]（表6-2）をいう．悲嘆は，心理的なものと誤解されやすい反応であるが，食べられない，眠れない，人と会うのがつらい，否認，集中力低下などといった身体的反応，行動的反応，認知的反応を含んだ多面的な反応であり，反応の頻度や強弱は個人差があるという理解が重要である．また，死別に伴う悲嘆は，誰もが経験し得る正常な反応であり，はじめは痛みが伴い生活の障害となるものであるが，時間の経過とともに和らぎ（悲嘆のピークは最初の6か月であり，その後は軽減すると報告されている[27]），その人の人生にとって成長の機会となる肯定的な面もある．

1. グリーフケアとは

　家族が家族員の死という現実と向き合い，受容し，新しい生活へ向けて再出発できるように，死別前後の時期に悲嘆プロセスを援助することである．慢性心不全の場合，多くの家族にとって共通にみられる傾向は患者の死が予想外であったことであり，死別後に後悔や罪悪感をきたす[24]ことが明らかになっている．これらの反応は，死別をストレスと感じやすく，死別後に複雑性悲嘆が生じる可能性がある．複雑性悲嘆は，日常生活に支障をきたすような悲嘆反応が長期間持続している状態であり，大うつ病性障害 major depressive disorder（MDD）や心的外傷後ストレス障害 Post-traumatic stress disorder（PTSD）などの精神疾患を併存する可能性があるため，家族が正常な悲嘆の過程をたどれるように支援していくことが重要である．

表6-2　一般的な悲嘆反応

身体的反応	口渇，息の詰まる感じ，呼吸促迫，ため息，胃の空虚感，筋力の衰退，体に力が入らない，食欲低下，睡眠障害
感情的反応	悲しみ，パニック，泣き叫ぶ，怒り，罪悪感と自責，不安，孤独感，抑うつ，疲労感，無力感，思慕，解放感，安堵感，感情鈍麻
認知的反応	否認，集中力低下，散漫，混乱，幻影を見る
行動的反応	摂食障害，社会的引きこもり，故人を思い出させるものの回避，落ち着きのない過剰行動，嗜好への傾倒の増大，故人を思い出す場所の訪問や品物の携帯，故人への思いにとりつかれる探索行動

（立野淳子：クリティカルケア領域でのグリーフケア．家族看護，10（1）：48-55, 2012 より引用改変）

2. 悲嘆のプロセス

悲嘆プロセスを理解するための理論モデルとして，段階モデル，課題モデル，二重過程モデル，意味再構成モデルがある．

a. 段階モデル

主に死別者の精神状態や行動に関する性質や順序について描出し，喪失後の反応を経時的に順序づけるモデルである．鈴木らは終末期の家族がたどる心理的プロセスとそのプロセスに応じた看護援助[28]（表6-3）を明らかにしており，このモデルでは，家族の心理状態に応じた支援内容がわかりやすく述べられているため，グリーフケアに活用することができる．しかし，近年，悲嘆プロセスは，はっきりした境界線を引けるような直線的なプロセスではなく，各個人で異なる流動的な状態の複合であるとされており，段階モデルの臨床応用がかえって対象理解や援助に支障をきたす可能性もあるため，一般論として理解し，個別性を考慮したケアを行うことが望ましい．

b. 課題モデル

課題モデルは，死別後の適応過程を一連の課題の達成と考えるものである．代表的なモデルは，Wordenの示した4つの課題モデルである[29]（表6-4）．悲嘆は，死別後一定期間続くため，家族の死別から適応までの課題を理解するうえで役立つモデルである．

c. 死別の対処モデル

二重過程モデル，意味再構成モデルは，死別の対処モデルであり，死別の際に家族が

表6-3　家族がたどる心理的プロセスと援助

局面	特徴	援助
衝撃と無感覚	衝撃を受け，愕然とし，血の気が引いていくような感覚や力が抜けていくような感覚．考えていることと行っていることがバラバラである．	そばにつきそい優しい態度で接する．
否認	死が避けられないことがあまりにも恐ろしくて圧倒的なため，さまざまな防衛機制を用いて自身の内面を守ろうとする． 否認や現実逃避を用いて現実から心を閉ざす．	否認の状況を当然のこととして受け入れ，否定しない．
苦悩	次第に変化していく患者の状況から死が近づきつつあると理解するようになり，心をえぐられるような深い悲しみや不安，今後の不確かさ，患者を助けられない医療者や早期発見できない自分自身に対する怒り，罪責感，孤独感，無力感，絶望感，抑うつなどを呈する．	現実に直面することによって起こる問題や心配事に対して援助する．
受け入れていく	死が近いことを認め，患者は精一杯生きたのだからもう楽にしてあげたいと願い，自分自身に仕方がないと言い聞かせ，死後の世界について建設的に考えようと努力し始める．	患者の死後の準備をしていけるように社会資源の活用や役割の移行を援助する．

（鈴木志津枝：家族がたどる心理的プロセスとニーズ．家族看護，1：35-42，2003より引用改変）

C. ● 死にゆく患者・家族に対するグリーフケア

表6-4 死別に適応するための4つの課題

課題Ⅰ	喪失の事実を受容する	知的だけではなく情緒的にも受容すること
課題Ⅱ	悲嘆の苦痛を処理する	悲嘆を抑圧せず，享受すること
課題Ⅲ	故人のいない世界に適応する	死者が以前果たしていた役割を肩代わりし，死別によって変化した自己意識や世界観の問い直しを行う
課題Ⅳ	新たな生活を歩みだす中で，故人とのつながりを見つける	死者を苦悩なく思い出せるようになる

(坂口幸弘：悲嘆学入門―死別の悲しみを学ぶ．昭和堂，2010 より引用改変)

とる対処過程を示している．二重過程モデルは，StroebeとSchutによって提唱され，近年，悲嘆プロセスの理解に多く用いられるようになっている．このモデルは，死別への対処過程として「喪失志向コーピング」，「回復志向コーピング」という2つのコーピングがあり，この2つのコーピングを行ったり来たりしながら悲嘆プロセスをたどるというものである．「喪失志向コーピング」は，故人との関係や絆に焦点を当てた喪失自体に対する対処であり，故人を思慕することや反芻すること，死が意味するものを検討することなどが含まれる．「回復志向コーピング」は，死の結果として生じる2次的問題に焦点を当てた対処であり，故人の果たしていた役割を会得することや生活を再建すること，新しいアイデンティティを確立することなどが含まれる．揺らぎは二重過程モデルにおいて重要な要素として位置づけられており，これは，並列するコーピング間の反復を意味し，揺らぎは時間経過とともに「喪失志向コーピング」から「回復志向コーピング」へと重心が移っていく．「喪失志向コーピング」に費やす時間は徐々に減少するが，単なる直線的な減少ではなく，記念日前後に再発するなどの変動を伴うものであると捉えられている[29]．

3. 終末期におけるグリーフケア

a. 予期悲嘆の促進

予期悲嘆とは，来るべき死を悼む過程のことであり，実際に死別したときのことを予期して嘆き悲しむことで，実際の喪失に対する心の準備を行い，喪失に対する衝撃を緩和するために役立つといわれている．予期悲嘆を行うことで，ライフレビュー，回想，未完の仕事の完結，和解のようなエンド・オブ・ライフワークを促進することができ，患者・家族にとって悔いのない最期を迎えることにつながる．

b. 遺族調査から導かれたグリーフケア

遺族を対象とした調査結果から導かれた，死別後の遺族の適応過程に影響を及ぼす優れた実践には，患者の状態に関する情報提供，患者に役立つ援助方法の説明，患者と過ごす時間の配慮，家族が患者を看取るための精神的支援がある[30]．多くの家族は，これ

から具体的に何が起こるのか知りたいと考えており，亡くなるまでの自然経過の説明，どのように患者と接したらよいか，医療者から説明してほしいと考えている[4]．病状や日々の経過を説明するとともに，意識のない患者に手を握る，意識がないようにみえても患者は聞こえていると考えて声をかけることを伝えること，食事ができなくなった患者に綿棒や，氷片を活用して水を口にする方法など患者に役立つケアを教えること，そして家族のケアがうまくできていると声をかけること，家族の労をねぎらうことは，家族がよいグリーフケアであったと認識している実践であり，ケアに活用する．

4. 臨終時のグリーフケア

a. 死亡宣告時の配慮とケア

臨終時には立ち会いたいと希望する家族は多い．立ち会えなかったことは家族の後悔につながりやすく死別後の悲嘆過程に影響する．そのため，臨死期には，家族が臨終時に立ち会いたいかどうか確認するとともに，可能な限り死別の時期を予測し臨終時に立ち会えるように配慮することが大切である．死亡確認が行われると，家族は現実に向き合うこととなり，喪失を実感することになる．家族が臨終時に間に合わない場合でも，できる限り死亡確認は家族が来院してから行い，家族に敬意を払ってねぎらいの言葉をかけ，家族が故人との時間をもてるように配慮する．

b. 死後の処置（エンゼルケア）への参加

死後の処置（いわゆるエンゼルケア）により，家族が遺体に触れることで死を現実のものと認識でき，患者の死を受容できると考えられる．家族の悲嘆の状況に応じ，可能であれば死化粧（いわゆるエンゼルメイク）や保清などの参加を促す．そして，最期の顔が穏やかでその人らしさが残っているかどうかは，死別後の悲嘆過程に影響する．したがって，臨死期に最期の身支度やメイクの希望を確認するとともに，穏やかで，生前のその人らしい姿に近づけるようケアを行うことが大切である．

5. 死別後のグリーフケア

家族はさまざまな行事に追われながらも，愛する人が亡くなったことを生活の中で実感していくことになる．その中で，家族は，自分たちが心理的におかしくなっていないと安堵したいニードをもっている[24]．したがって，家族が自身の悲嘆反応が病的でなく正常の反応であることを認識することができるように，死別後どのような悲嘆反応が生じるのか説明をしておくことは重要である．また，悲嘆感情を表出することを促すこと，家族にとって支えとなるソーシャルサポートが得られるように調整することも心理的負担を軽減するうえで重要である．そして，お悔み状の送付や遺族会など話を聴く機

会を設けるなどの死別後の継続的介入も検討する．介入の機会が得られた場合には，家族の悲嘆プロセスを知り，複雑性悲嘆やMDD，PTSDに移行していないかアセスメントを行い，必要であれば専門家の介入を促し，少しでも早期に故人がいなくなった生活に適応できるように援助することが大切である．

D. 看取りのパス　Liverpool Care Pathway（LCP）

　看取りのケアをより洗練させる目的に，統合されたケアを多職種で行うための看取りのパスが開発され，改良されている．Liverpool Care Pathway（LCP）は，臨死期患者とその家族が，安楽，安心して臨死期を過ごせるために，必要なケアを確実に受けられることを目標とした，アウトカム志向の看取りのケアについてのクリティカルパス[31]である．このパスは，臨死期における臨床症状，医療的問題，必要とされるケアに関する臨床研究に基づき開発されたもので，疾患の種類に関わらず看取りのケアの共通性が考慮されている点で，心不全患者の看取りのケアの質の向上に寄与することができると考えられる．また，LCPは臨死期のケアの質の改善プログラムの一部をなし，組織のクリニカルガバナンスの質指標として活用することができる．2010年，本邦においても文化や医療環境，使用できる薬剤などを加味した日本語版LCP[32]が作成された．本項では，LCPの概要と心不全患者に考慮すべきケアの内容を紹介する．

1. 死期の診断（LCP使用基準）

　看取りのケアで必要とされる予後予測とは，「いつから看取りを前提としたケアを開始すべきか」わかることで，特に最期の1週間が診断できることである．LCPでも，亡くなることを診断することの重要性が強調されている．その判断は，特殊な検査を要するものではなく，身体所見や日常活動を参考に決定されている．一般的には，寝たきり状態，半昏睡／意識低下，ごく少量の水分しか口にできない，錠剤の内服ができないという項目のうち2項目以上を満たし，かつ予後が1週間程度と予測される場合となっている．上記の所見は心不全患者においても適当であるとされており，終末期の判断の際，参考にすることができる．しかし，心不全の病みの軌跡の観点から終末期をみると，予後予測は非常に困難であり，パスをすべて適用することはできない．しかし，予後予測がつかないというだけの理由で，死にゆく患者・家族へのケアに支障をきたさないように，上記の症状を考慮して死期の判断を多職種と検討することが必要である．

2. 鍵となる3つのセクションの概要

初期評価とケア，継続的ケア，死後のケアの3つのセクションがある．

a. 初期評価とケア

患者の状態をオーバービューして，処方やケアの見直しを行う．その際に，身体的，心理・社会，スピリチュアルといった全人的な視点から必要な情報がもれなく収集されているか確認し，目標の達成状況の評価を行う．ケアには以下のものを含むべきである．

- すべての薬の再検討．呼吸困難を和らげるために利尿薬を継続するなどの積極的な治療はしばしば継続することがある．静脈点滴ラインは，このような終末期段階の患者にとってさらなる苦痛の原因となるため，持続皮下注入により行うことを検討する．
- バイタルサインの監視や2時間ごとのラウンドのような不適切な看護介入，非本質的な投薬処置の中止．
- 実施されていない場合には，ICDの除細動設定をオフにする．
- 疼痛，嘔気，嘔吐，気道分泌物，呼吸困難に対する薬剤の先行処方．
- 終末期患者とその家族の，文化的，宗教的，精神的なニーズが問題として取り上げられているか確認する．
- 心肺蘇生の意思決定の記述．

b. 継続的ケア

少なくとも4時間ごとの症状コントロールに関する観察を行い，何らかの問題がある場合には適切な対応をとることを強調している．患者と家族には，12時間ごとに心理的，精神的な援助が与えられるように促され，病期の理解状況についても定期的に再評価を行い，病期の理解やケアの目標が不一致にならないように調整を行う．

c. 死後のケア

死亡診断書の手続きなどの法的要件，死の直後に家族と介護者に必要とされるサポートなどに焦点が当てられている．家族へ死別に関するパンフレットを渡すことは一般的であり，そのパンフレットには，死別の際の家族の感情や必要な支援を受けるための有用な連絡先が中心に記述されている．また，死の過程自体について説明されている"臨終との付き合い"というパンフレットは，緩和ケア看護師により開発され，さまざまな家族の不安を和らげることにつながっている．心不全の場合には，ICDの非作動に関する特有の心配事が生じるかもしれない．したがって，デバイスをオフにすることは適切な治療の中止であり，安楽死ではないことを説明することも大切である．本邦においてもエビデンスに基づいた看取りのパンフレットが作成[33]されており，死別ケアに役立てることができる．

●文　献

1) 長江弘子：患者・家族の生活文化に即したエンド・オブ・ライフケア．Nursing Today, 28 (3)：8-15, 2013.
2) Singer PA, Martin DK, Kelner M：Quality end-of-life care：patients' perspective. JAMA, 281 (2)：163-8, 1999.
3) Johnson M, Lehman R：Heart Failure and Palliative Care a team approach. Radcliffe Publishers, 2006.
4) Shinjo T, Morita T, Hirai K, et al.：Care for imminently dying cancer patients：family members' experiences and recommendations. J Clin Oncol, 28 (1)：142-8, 2010.
5) Hallenbeck J：Palliative care in the final days of life："they were expecting it at any time". JAMA, 293 (18)：2265-71, 2005.
6) Herr K, Bjoro K, Decker S：Tools for assessment of pain in nonverbal older adults with dementia：a state-of-the-science review. J Pain Symptom Manage, 31 (2)：170-92, 2006.
7) Littlewood C, Johnson M：Care of the patient dying from heart failure：Heart Failure and Palliative Care a team approach. 110-8, Radcliffe Publishers, 2006.
8) Ellershaw J,Johnson M：The last few of life, Supportive care in heart failure. 365-75, Oxford University Press, 2008.
9) Goodlin SJ：Palliative Care in Congestive Heart Failure. J Am Coll Cardiol, 54 (5)：386-96, 2009.
10) Yancy CW, Jessup M, Bozkurt B, et al.：2013 ACCF/AHA Guideline for the Management of Heart Failure：a report of the American College of Cardiology Foundation/American Heart Association Task Force on Practice Guidelines. J Am Coll Cardiol, 62 (16)：e147-239 ,2013.
11) Yancy CW：Decision-making in advanced heart failure, Supportive care in heart failure. 431-42, Oxford University Press, 2008.
12) Johnson M, Hogg K, Beattie J, et al.：Care of the dying, Heart failure from advanced disease to bereavement. 173, OXFORD, 2012.
13) Morita T, Akechi T, Ikenaga M, et al.：Terminal delirium：recommendations from bereaved families' experiences. J Pain Symptom Manage, 34 (6)：579-589, 2007.
14) Bruera E, Bush SH, Willey J, et al.：Impact of delirium and recall on the level of distress in patients with advanced cancer and their family caregivers. Cancer, 115 (9)：2004-12, 2009.
15) Wee B, Hillier R：Interventions for noisy breathing in patients near to death. Cochrane Database Syst Rev, 23 (1)：CD005177, 2008.
16) Morita T, Hyodo I,Yoshimi T, et al.：Association between hydration volume and symptoms in terminally ill cancer patients with abdominal malignancies. Ann Oncol, 16 (4)：640-7, 2005.
17) McCann RM, Hall WJ, Groth-Juncker A：Comfort care for terminally ill patients. The appropriate use of nutrition and hydration. JAMA, 272 (16)：1263-6, 1994.
18) Morita T, Chinone Y, Ikenaga M, et al.：Efficacy and safety of palliative sedation therapy：a multicenter, prospective, observational study conducted on specialized palliative care units in Japan. J Pain Symptom Manage, 30 (4)：320-8, 2005.
19) Allen LA, Stevenson LW, Grady KL, et al.：Decision Making in Advanced Heart Failure. Circulation, 125 (15)：1928-52, 2012.
20) Detering KM, Hancock AD, Reade MC, et al.：The impact of advance care planning on end of life care in elderly patients：randomised controlled trial.BMJ, 340：C1345, 2010.
21) 厚生労働省：終末期医療の決定のプロセスに関するガイドライン．
 http://www.mhlw.go.jp/shingi/2007/05/s0521-11.html.
22) 日本救急医学会救急医療における終末期医療のあり方に関する特別委員会：救急医療における終末期医療に関する提言（ガイドライン）．
 http://www.jaam.jp/html/info/info-20071116.pdf.
23) 吉田和代：慢性心不全の終末期医療 -cure から palliation and end-of life-．治療, 89 (6)：2013-18, 2007.
24) Cowen DJ, Hatfield K：Bereavement support for patients and families, Supportive care in heart failure.377-89, Oxford University Press, 2008.
25) Azoulay E, Pochard F, Kentish-Barnes N, et al.：Risk of post-traumatic stress symptoms in family members of intensive care unit patients. Am J Respir Crit Care Med, 171 (9)：987-94, 2005.
26) 立野淳子：クリティカルケア領域でのグリーフケア．家族看護, 19 (1)：48-55, 2012.
27) Maciejewski PK, Zhang B, Block SD, et al.：An Empirical Examination of the Stage Theory of Grief. JAMA, 297 (7)：716-23, 2007.
28) 鈴木志津枝：家族がたどる心理的プロセスとニーズ．家族看護, 1 (2)：35-42, 2003.
29) 坂口幸弘：悲嘆学入門 死別の悲しみを学ぶ．昭和堂, 20-23, 96-106, 2010.
30) 鈴木志津枝：グリーフケアとしての終末期ケア．家族看護, 10 (2)：37-45, 2012.
31) Liverpool Care Pathway for the dying patient. Marie Curie Palliative Care Institute. Liverpool
 http://www.liv.ac.uk/mcpcil/liverpool-care-pathway/
32) 茅根義和：Liverpool Care Pathway（LCP）日本語版 - 看取りのパス．緩和医療学, 9 (3)：233-8, 2007.

33）厚生労働科学研究費補助金　第3次対がん総合戦略研究事業「緩和ケアプログラムによる地域介入研究」班：緩和ケア普及のための地域プロジェクト　看取りのパンフレット
　　http://gankanwa.umin.jp/pdf/mitori02.pdf.

［高田弥寿子］

第7章
在宅における心不全緩和ケア

A. 総 論

はじめに

　在宅でみられる末期心不全患者の頻度やその特徴，軌道，苦痛，治療や緩和ケアの実際について解説した．

　在宅における心不全の有病率は比較的高いが，不動 immobility，認知症の合併などのため，多くの患者で心不全は顕在化せず，潜在的に存在している．在宅心不全患者は，動作によって心不全症状が悪化することはほとんどなく，感染症などの合併症の発症・増悪時に，心不全も急性増悪し，症状が顕在化するケースが少なくない．

　在宅導入時から，身体診察やBNP（NT-proBNP）や心エコーで潜在的心不全患者を積極的に拾い上げておくと，心不全の急性増悪時のアセスメントが容易となる．

　専門的治療の適応については，本人の意向（とりわけ療養の場所）や家族背景も考慮した総合的な判断が求められる．在宅末期心不全の緩和ケアでは，標準的治療を継続し，その上に，モルヒネや酸素療法などの緩和的手技を上乗せしていく．

1. 在宅療養者における心不全の頻度

　在宅医療対象者の中で，心不全が主要な基礎疾患であるケースはそれほど多くない．2012年の梶原診療所の新規在宅導入患者113例のうち，基礎疾患の主病名が心不全であった患者は4例（3.5%）であった．

　関東地域の7施設において，2000年4月から2006年10月の6年7か月間に訪問診療を受けた非がん疾患の全在宅死亡連続例242例を対象にした後方視的研究「非がん疾患の在宅ホスピスケアの方法の確立のための研究（以下非がん疾患研究）」では，心不全による死亡は14例で，非がん疾患による死亡例の5.8%[1]であった．

以上から，一般の在宅医療対象者の中では，心不全を基礎疾患とする患者や心不全の緩和ケアの積極的な対象となる患者は，それほど多くはないと推測される．

一方，在宅医療対象者のうち心不全をもつ患者は少なくない．在宅療養者は，不動 immobility という特徴があるため，動作によって顕在化する心不全のような疾患は見過ごされている可能性がある．

梶原診療所の 2009 年の在宅患者数 231 例のうち，106 例（45.9％）で，慢性心不全が疑われ，BNP または NT-proBNP が測定されていた．このうち，59 例（約 55.9％）がカットオフ値（BNP 100 pg/mL，NT-proBNP 500 pg/mL で設定すると，感度 90％，特異度 74％）を超えており，慢性心不全と考えられた[2]．BNP や NT-proBNP を測定していない患者全員に心不全がなかったと仮定しても，少なくとも在宅患者の 25.5％に心不全を認めていたことになる．

以上から，在宅療養者の基礎疾患や主たる死亡原因からみた慢性心不全の頻度はそれほど多くはないが，潜在的な患者も含めると在宅患者における慢性心不全の頻度は決して少なくはないと考えられる．

2. 在宅療養者の心不全の特徴

在宅慢性心不全患者のうち，労作性呼吸困難等典型的な心不全症状を伴っていたのは 59 例中 27 例（45.7％）であり，食思不振や意識障害などの非典型的な症状を伴っていたのは 21 例（35.6％）であった．心不全症状の中では，浮腫を認めた割合が約 59.3％，呼吸苦を認めた割合が 33.3％であった[2]．

また，典型的な心不全症状を伴っていた患者のうち，認知症（認知症高齢者の日常生活自立度Ⅱa 以上）は 37％，非典型的症状を伴っていた患者のうち認知症は 63.6％，無症状であった患者のうち認知症は 71.4％であった．

慢性心不全を認めた 59 例の平均年齢は 88.2 歳であり，ADL 低下例や認知症などの老年症候群の合併例が少なくない．

在宅患者の最大の特徴は，不動 immobility である．在宅慢性心不全患者は，身体活動が低下しているため，NYHA Ⅲ度までの心不全では症状があらわれにくい．また，在宅慢性心不全患者は主に 85 歳以上の超高齢者であり，認知症の合併も少なくない．認知症を合併する場合，心不全の症状が潜在化しやすい傾向がうかがえる．

また，在宅の慢性心不全患者では，ADL 低下のため，体重測定が困難な患者が多く，心不全の悪化を捉えにくい．また，在宅療養者の中には経口摂取が困難な患者が多く，脱水に傾いている患者が多いため，普段の生活では心不全症状が出現しにくい．

これらの理由から，在宅慢性心不全患者は，安定期には見過ごされやすい傾向にある．

A. 総 論

3. 在宅末期心不全の緩和ケアの特徴

在宅医療の現場で在宅医が診ている末期心不全患者は、循環器専門病院で診ている患者とは、異なる特徴があるかもしれない.

在宅の末期心不全患者の状態像を明らかにするために、2009年1月から2013年5月までの4年3か月の間に、梶原診療所で在宅緩和ケアをうけて死亡した末期心不全患者18例（男性7例、女性11例）を後方視的に調査した.

対象者は全員後期高齢者（77～106歳）であり、平均年齢は90.8歳±7.3歳であった. 前述の「非がん疾患研究」[1]においても、非がん疾患全体の死亡時平均年齢が、84.5±11.3歳に対し、末期在宅心不全患者14例の平均年齢は90.3±7.8歳であり、超高齢者が多い傾向が認められていた.

末期心不全患者のADLは厚生省の寝たきり高齢者生活自立度で室内クラスのAランクが4例（22.2%）、ベッド上のBランクが8例（44.4%）、寝たきりのCランクが6例（33.3%）であり、ベッド上の生活が77.7%と、在宅末期心不全患者ではADLが低下している例が多かった.

在宅療養期間は、4～3,314日で、平均在宅療養期間は565日±854日であった. 3か月以内の短期の往診が8例、1年以内が3例で、1年以上が7例であった. 在宅の末期心不全患者では、長期の在宅療養の経過の中で、複数の慢性疾患の一つであった心不全が進行して、末期心不全となり、緩和ケアの対象となった患者も少なくない.

18例のうち、専門医との並診は2例（11.1%）のみで、病院から紹介後病院には通わずに完全に在宅移行したケースが8例（44.4%）、在宅で発症して専門病院にかからずに末期心不全の緩和ケアを行ったケースが8例（44.4%）あった.

18例の死亡場所は自宅15例（83.3%）、施設（有料老人ホーム）1例（5.6%）、病院2例（11.1%）であったが、病院と並診をしていた2例はともに、急性増悪時に入院し、病院での看取りとなった.

循環器専門の急性期医療機関と在宅医療との連携が乏しい現在の日本においては、在宅で緩和ケアの対象となる末期心不全患者は、専門病院で緩和ケアの対象となっている末期心不全患者とは、別の患者層を診ている可能性があると考えられる.

4. 在宅における末期心不全患者の合併症と死因

在宅で心不全末期の緩和ケアを提供した18例において、心不全や心疾患以外に合併した疾患数は、0～9個であり、一人平均4.6個の合併症を持っていた. 合併した疾患としては、慢性腎不全と認知症が9例（50%）、誤嚥性肺炎7例（38.9%）褥瘡と高血圧が6例（33.3%）、COPDと胸部or腹部大動脈瘤が4例（22.2%）、閉塞性動脈硬化症／重症下肢虚血、慢性呼吸不全が3例（16.7%）、胆道感染症、脳卒中、気管支喘息、甲状腺

表 7-1　末期心不全と合併症

疾患名		疾患名		疾患名	
慢性腎不全	9	気管支喘息	2	低ナトリウム血症	1
認知症	9	甲状腺機能低下症	2	腎性貧血	1
誤嚥性肺炎	7	前立腺肥大	2	卵巣腫瘍	1
褥瘡	6	神経因性膀胱	2	低蛋白血症	1
高血圧	6	イレウス	1	下血	1
COPD	4	糖尿病	1	慢性リンパ性白血病	1
胸部／腹部大動脈瘤	4	深部静脈血栓症	1	悪性関節リウマチ	1
ASO／重症下肢虚血	3	肝硬変（HCV）	1	気管ステント開窓	1
慢性呼吸不全	3	食道がん術後	1	胆石症	1
胆道感染症	2	過敏性大腸症候群	1	慢性膀胱炎	1
脳卒中	2				

　機能低下症，前立腺肥大症，神経因性膀胱 2 例（11.1％）などであった（表 7-1）.
　特徴的なのは，超高齢者が多いため，老年症候群の合併が目立つことである．認知症，せん妄，褥瘡，嚥下障害/誤嚥性肺炎の 4 つの老年症候群のいずれかを認めたのは 13 例（72.2％）であった．中等度以上の認知症の合併は 9 例（50％）であった．経過中にせん妄を認めたケースは 7 例（38.9％），誤嚥性肺炎 7 例（38.9％）2 度以上の褥瘡は 6 例（33.3％）であった．
　心不全に合併する腎不全は近年「心腎症候群」として注目されている．実際，急性心不全の 30％に腎不全が合併しているとされ，入院時の BUN とクレアチニンは院内死亡の強い因子であることが知られている．クレアチニンは 0.52〜9.25 mg/dL（平均 2.77 mg/dL），基準値（1.1 mg/dL）以上は 12 例（66.7％），クレアチニン 2.0 mg/dL 以上は 9 例（50％）であった．在宅の末期心不全患者においても，腎不全の合併は一般的である．
　心不全以外に死亡に影響を与えた疾患があったのは 15 例（83.3％）で，誤嚥性肺炎 5 例（27.8％），慢性腎不全 4 例（22.2％），慢性呼吸不全 3 例（16.7％），大動脈瘤破裂 2 例（11.1％），胆道感染症 2 例（11.1％），下血 1 例（5.6％）（重複例あり）であった．
　不動 immobility という特徴をもつ在宅末期心不全患者は，感染症の発症による心負荷の増加や腎不全や呼吸不全，大動脈瘤破裂，下血などの他の臓器障害等の増悪を引き金に，心不全の急性増悪を起こすケースが多いと考えられる．

5. 在宅末期心不全患者の終末期の軌跡

　慢性心不全は，経過中に何度か急性増悪を経験し，急性増悪によって心筋細胞は大きなダメージをうけ，心機能は急激に低下する．急性期を脱すると，心機能は部分的に回

復するが，次に急性増悪を起こすと，さらに心機能は低下する．このように，慢性心不全は，慢性期の状態と急性心不全の状態を繰り返しながら，進行性に悪化するという軌道をたどる[3]．

慢性心不全の予後予測法は確立されていない．その最大の理由は，心不全の軌道においては，不整脈死などの突然死の発生，予測しない急性増悪がまれでないことである．

当院の末期在宅心不全患者18例の終末期の軌道をみると，徐々に状態が変化し，予測的に看取り準備ができたケースが12例（66.6％），看取りが近いことを予測していたが最期は比較的急な変化であったケースが3例（16.7％），突然の死亡ケースが1例（5.6％），急性増悪による入院死亡が2例（11.1％）であった．

在宅の末期心不全患者では，前述したように合併症増悪時に，基礎疾患である慢性心不全が増悪して死に至ることが多い．

6. 在宅における心不全の評価

梶原診療所で2009年から2013年5月までに末期心不全の緩和ケアを行った18例のうち，在宅療養中にBNPあるいはNT-proBNPを測定したのは17例（BNP 13例，NT-proBNP 6例）で，BNP値は，平均1256±692 pg/mL（mean±SD）であった（NT-proBNPのみを測定して，BNPを測定していない4例はNT-proBNP≒BNP×7.5-107.0で換算）．また，BNPあるいはNT-proBNPを測定した17例のうち，BNP（NT-proBNPはBNPに換算）1000 pg/mL以上が10例，500 pg/mL以上が6例であった．

19の研究のレビューによると，BNPの100 pg/mLの増加は，35％の死亡率増加につながるとされる[4]．在宅患者においても、BNP値が500 pg/mL以上は予後不良であり，1000 pg/mL以上では極めて予後不良の状態といえる．最善の治療を行っても，BNPが改善しない，あるいは上昇する場合は予後不良のことが多い．

なお，BNPの測定にあたっては，利尿薬投与では心負荷が軽減された場合，心不全の改善効果以上にBNP値が低下することがあること，また，逆にβ遮断薬導入直後にはBNP値が上昇することがあること，心房細動の合併によってBNPは容易に上昇することがあるため，BNP値のみで重症度や治療効果を判定することは避け，総合的に判定すべきであろう．

また，腎不全の合併が多い在宅医療の環境では，腎不全の影響を考慮し，迅速性を考慮してNT-proBNPを選択する場合を除いて，BNPを測定することが多い．また，在宅におけるBNP採血では，採血から時間がたつと値が不正確となりやすいことに注意を要する．

在宅心不全患者は典型的な心不全症状が出現しにくいため，身体診察や既往症などで心不全が疑われた場合は，積極的にBNP（NT-proBNP）の測定や心エコーを実施し，あらかじめ潜在的な心不全患者を拾い上げ，継続的にモニタリングすることによって，適切な慢性心不全の治療・管理と緩和ケアが実践できる．

表 7-2　在宅末期心不全患者の死亡前 1 週間の症状

症状	%		症状	%	
呼吸困難	100	(8/8)	浮腫	42.9	(3/7)
喀痰	87.5	(7/8)	不安	40.0	(4/5)
便秘	87.5	(7/8)	排尿障害	33.3	(1/3)
食思不振	75.0	(6/8)	褥瘡	12.5	(1/8)
咳嗽	75.0	(6/8)	口渇	0	(0/5)
発熱	75.0	(6/8)	せん妄	0	(0/7)
嚥下障害	71.4	(5/7)	排便障害	0	(0/8)
疼痛	66.7	(4/6)	嘔気嘔吐	0	(0/7)
だるさ	66.7	(2/3)	死前喘鳴	0	(0/7)
睡眠障害	50.0	(3/6)			

7. 在宅末期心不全患者の苦痛

　前述の「非がん疾患研究」[1]では，242 例の非がん疾患患者のうち末期心不全の緩和ケアが必要であったのは 14 例（5.8％）であった．その 14 例の終末期の全般的やすらかさについては，やすらか 2 例，やや苦しそう 4 例，苦しそう 2 例，非常に苦しそう 0 例，不明・無記入 6 例で，有効回答の 75％に何らかの苦痛を認めていた．主治医に対して，終末期に緩和すべき症状があったかという調査では，「あり」が 7 例（有効回答の 77.8％），「なし」が 2 例，「不明・無記入」が 5 例であった．

　終末期に主治医が最も緩和すべきと考えた苦痛についての質問（7 名回答）では，呼吸困難が 4（57.1％），食思不振，嚥下障害，喀痰がそれぞれ 1（14.2％）であった．主治医が緩和すべき症状と考えた苦痛の上位 3 つまでの回答では，呼吸困難 6（85.7％），食思不振，嚥下障害，喀痰が 3（42.9％），だるさが 1（14.2％）であった．

　最期の 1 週間に出現した苦痛については，呼吸困難が 100％（8/8），喀痰，便秘 87.5％（7/8），食思不振，咳嗽，発熱 75％（6/8），嚥下障害 71.4％（5/7），疼痛 66.7％（4/6），だるさ 66.7％（2/3），睡眠障害 50％（3/6），浮腫 42.9％（3/7）であった（表 7-2）．

8. 在宅における末期心不全の治療と緩和ケア

　末期心不全患者の症状緩和のためには，まずは標準的な心不全の治療の継続が必要と考えられている[5]．末期心不全の治療として，利尿薬や亜硝酸製剤，βブロッカー，（カルベジロール；アーチスト®），ACE 阻害薬といった標準的な治療を継続することは在宅でも十分可能である．

末期心不全患者18例の治療法を分析すると，ループ利尿薬は18例（100％）に使用，使用量は4 mg〜100 mgで，平均39.4±23.5 mg/日，スピロノラクトンは13例（72.2％）に使用し，使用量は20 mg〜75 mgで，平均34.2 mgであった．腎不全の合併によるカリウム値の上昇に気をつけながら，K貯留性のある薬剤の使用について，随時調整する必要がある．

在宅医療においても，BNP測定や心臓超音波検査など，非侵襲的検査によって循環動態をある程度正確に評価しながら，利尿薬などの治療薬を調整することが望ましい．

在宅末期心不全患者は，超高齢者や認知症合併例が多く，NPPVのようなデバイスを用いた治療はほとんどの例で実施困難である．

急性増悪時には，これらの標準的治療に加えて，ナトリウム利尿ペプチド，ホスホジエステラーゼ（PDE）-Ⅲ阻害薬（オルプリノン塩酸塩水和物）カテコラミン製剤等の点滴治療を含めた入院集中管理を行うかどうかが問題となる．一般的には，ナトリウム利尿ペプチドの使用については，症状を緩和させ，循環動態を改善する可能性があるが，長期予後の効果は不明である．また，急性心不全に対するカテコラミンは，長期予後に対する効果は否定的で，血圧の低下や臓器灌流障害のある時に使用すべきとされている．

これらの治療の選択は専門医が扱う範疇であり，個別のケースで専門医と相談できることが望ましいが，いずれにしても急性増悪に対してのこれらの治療は確実に延命効果があると保証するものではない．また，在宅末期心不全患者は，合併症の悪化とともに心機能の悪化をきたしている場合も少なくないため，専門的治療の強化がそのまま予後の改善につながりにくい状況にある．入院治療を行うかどうかは，患者と家族の療養の場の希望や終末期の看取りの希望も含めた総合的判断が必要となる．

入院治療を選択しない患者で，病態をある程度把握しながら，最大限の利尿薬投与など在宅で可能な標準的治療を行っても，安静時や夜間の呼吸困難などの苦痛が出現する場合は，積極的に少量のモルヒネ投与や在宅酸素療法の導入など緩和ケア的手技を加える．

在宅末期心不全患者18例のうち，モルヒネは7例（38.9％），在宅酸素療法は12例（66.7％）に実施していた．

また，在宅末期心不全患者の多くは，超高齢者で，心不全の急性増悪とともに肺炎や腎不全などさまざまな併存疾患の急性増悪を引き起こしている患者が多く，他の併存疾患の治療や併存疾患からくる苦痛に対する緩和ケアも同時に行う必要がある．

● 文献
1）平原佐斗司ほか：「非がん疾患の在宅ホスピスケアの方法の確立のための研究」2006年度後期在宅医療助成・勇美記念財団助成
　　http://www.zaitakuiryo-yuumizaidan.com/data/file/data1_20100507092236.pdf
2）齋木啓子，平原佐斗司：在宅医療の場における心不全・閉塞性動脈硬化症の診かた．JIM, 21（4）：292-295, 2011.
3）Lynn J：Perspectives on care at the close of life. Serving patients who may die soon and their families：the role of hospice and other services. JAMA, 285（7）：925-932, 2001.
4）A Doust, E Pietrzak, A Dobson, et al.：How well does B-type natriuretic peptide predict death and cardiac events in patients with heart failure：systematic review. BMJ, 330（7492）：625, 2005.

5) Sheldon H.Gottlieb Palliative Care in Heart Failure advanced Studies in Medicine vol3, No.8, September, 2003.

［平原佐斗司］

B．看護の立場から

はじめに

　がんと比較すると，非がん疾患は，最後まで治療の可能性が残されており，どの段階で生命の終末と判断するのか，まだ明確な定義づけも，緩和ケアの具体的な方法も確立されていない．中でも高齢者の心不全患者は，併存する他の疾患と影響し合い，予後予測が難しい．心不全の末期状態は突然死の可能性と隣り合わせでありながら，がんで想像するような一方向性に悪くなる終末期の経過をたどるとは限らず，生活の様相も過ごせる時間の長さも多様である．入院での心不全治療を受ければ，症状の改善が図れる場合もある．ゆえに，最終段階を視野に入れた緩和ケアへの移行のタイミングを見極めることができず，本人や家族の最終的な望みを聞くこともできず，また，最後まで家で過ごしたいという希望を叶えることができなかった経験は少なくない．

　訪問看護師の立場から，心不全を抱えて生きる人や家族への緩和ケアについて考えてみたい．

1. 心不全患者の経過と各期における看護の視点

　心不全患者は心不全の増悪によって入退院を繰り返す．次第に心機能障害の進行や他の疾患の悪化，老いによる全身的な機能低下の進行など複合的な要因により，生命全体として終末期へと移行する経過をたどる．心不全の発症，急性期治療以降の経過は，安定（維持）期，不安定（変動）期，下降期，終末期と大きく4つの過程に分類される．各期の特徴や看護の概観を（図7-1）に示す．

2. 心不全患者の緩和ケアにおける訪問看護師の役割

　心不全患者の緩和ケアは，大きく分けて a.疾患に関連する治療と症状緩和，b.生活機能障害へのケア，c.精神的支援，d.家族の介護負担の軽減，e.チームケア，f.意思決定支援とその実現がポイントとなる．

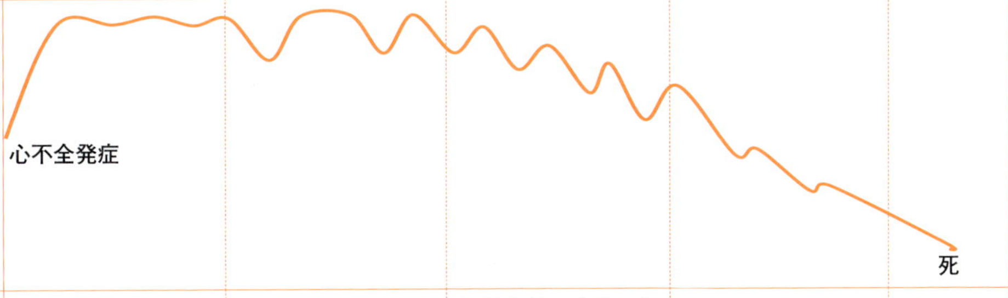

	安定期	不安定期	下降期	終末期	
	心不全発症			死	
病状	心不全治療と日常生活の自己管理により症状の安定をもたらし、生活機能への影響もない.	時折, 血圧, 脈拍, 酸素飽和度の低下や息切れ, 浮腫など心不全の悪化症状があり, 在宅や入院治療を受けるとほぼ元の状態まで回復できる.	加齢や他の疾患の合併も加わり, 心不全の悪化の治療を行っても, 全身の機能や症状が元の状態まで回復せず, 徐々に低下してゆく. 予後が月単位と見込まれる.	生命予後が週単位に見込まれる段階.	
課題（本人・家族） (医療面)	心不全の病態について理解をし症状の変化や内服管理, 定期的な受診などの自己管理ができるようになる.	悪化の早期発見と治療が受けられる. 医師に助言を受け, 異常時の対処や受診の仕方を認識できる.	症状緩和の視点, 介入が重要となる. 予後予測を行い, 今後どこでどのような治療を受けるのか, 医師, 看護師の情報提供と支援を受けて, 希望する生き方に関連づけて思案を始める.	肺炎や寝たきりによる合併症が生じる. すべての症状緩和のための薬剤や医療処置を受け, 症状の苦しさを持続させずに過ごせる. 薬剤の使用や医療処置は家族もできるようになる.	
(生活面)	これまでを振り返り, 心不全を悪化させない日々の生活リズム, 習慣を再構築, 実行できる.	悪化による不安が強まる. 不定期の受診, 治療の変更や追加により生活リズムに混乱が生じる.	生活機能も大きく低下, 喪失してゆく. 葛藤も大きく, 心理的なサポートが必要. 家族の介護負担も多くなり, 複数サービスの導入により介護負担軽減の支援が必要となる.	徐々に寝たきりの状態になる. 家族は新たな介護方法を習得する. また日ごろ遂行できている生活パターンを修正し, 本人にかかわる時間が増える. 介護負担だけでなく, 局面ごとに喪失してゆく悲嘆に起因した大きな揺らぎが生じる.	
ケアの焦点	心不全発症による心理的な反応のサポートを行い, 本人, 家族が病とともに生きることの折り合いをつけ, 必要な自己管理をできるようにする.	悪化により生じた心理的反応, 生活機能の低下を把握し, 立て直しを図る. 家族とともに, 心不全の病状に合わせた役割や生活習慣の修正ができる.	エンド・オブ・ライフケアの視点から, 病とのつきあい方, どこまでどのような治療を受けたいのか, 最終段階となったときに何に価値を置き, どこで誰とどのように過ごしたいかなどの総合的な意思を本人と家族に確認する. 看護師として何が最善かを考え, 医師, 本人, 家族と話し合い, 合意形成のうえで準備を整えていく.	目の前に迫った本人の死についての, 本人と家族の心理的な反応, 意思を確認し, 寄り添いつつ最後の過ごし方の決定を支え, 実現を目指していく.	

図 7-1 心不全の経過と各期の看護のポイント

(長江弘子編：看護実践にいかすエンド・オブ・ライフケア. 日本看護協会出版会, 2014 より引用改変)

a. 疾患に関連する治療と症状緩和―主治医の診療の効果的なサポート―

主治医は限られた時間の中での診療であり，症状の経過や生活実態を把握することは難しい．そのため，看護師から心不全の経過，もしくは他の併存疾患による合併症について，医師がより適切な治療や，症状緩和の手段を講じるために役立つ情報を提供する．

① 訪問看護導入時に医師と面談を行い，病状，予後，医師の価値観を踏まえた治療方針，患者，家族への説明内容を確認する．

② 起こり得るアクシデントや症状の出現について医師の見解を確認し，そのとき，経過観察で状況を見守るのか，医師に報告し対応が必要なのか，病院への受診，救急搬送なのかなどの対処方法を取り決めておく．

③ 心不全の場合，治療そのものが症状緩和につながる．利尿薬，β遮断薬，ACE阻害薬・ARB，ジゴシン，亜硝酸薬などの薬剤が確実に服用できるよう本人や家族と工夫する．服薬状況の確認を行い，服用ができていなければその理由を把握し，原因によって解決策を検討する．

④ バイタルサインや症状を観察し，薬剤の追加や増減が必要なのではないかと推察する場合は医師に報告する．また酸素飽和度の低下や呼吸苦が生じた場合，酸素療法が安楽をもたらすと思う状況があれば，医師に提案し導入を調整する．

⑤ 看護師の訪問時の観察にとどまらず，本人，家族からの聞き取り，ケアマネジャー，通所系サービス担当者，訪問介護のヘルパーなど，利用しているサービスの担当者からの情報が常時入手できるよう，担当者会議の開催時に，疾患に関する状態や方針を共有し，協力体制をつくる．

b. 疾患によって影響されている生活機能障害を整える

① ADLが低下したり，認知症を有する場合は，自身で欲求に応じた実行遂行能力が阻害される．その人の満足や快適さなど，生活の質を上げるケアを提供する．

② 心不全症状を悪化させないために，日常生活には服薬，塩分，水分制限，活動量の制限などの自己管理が必要である．心不全悪化の不安を抱えている本人や家族が，制限の遵守に追われるあまり，本来ある家での普通の暮らしに緊張感をもたらしたり，リズムが壊れてしまいそうになることがある．指導にとどまらず，日々の生活の実態を把握したうえで，どのようにすれば無理なく管理ができるかについて，ともに考えてゆく知恵と配慮が必要である．

③ 食欲が低下し，食事量が減ってしまっている場合は，塩分，水分制限を一旦中止して，まずは食事を増やすことを優先する．家族が本人の食事だけ別に作ることは負担になるので，どの程度なら負担にならず継続できるかを確認し，その中でできる範囲を検討する．

④ 不活動による廃用症候群が進行しないよう，運動制限や予備能力に応じて最大限に活動や運動が続けられるように指導をしたり，リハビリテーションを行う．

⑤ 入浴による負荷が不調の要因になりやすい場合は，半身浴で肩にタオルをかけ，上半身が冷めぬようかけ湯を繰り返す．浴槽につかることが難しければ，足浴バケツを使用しながらシャワー浴を行う．シャワー浴が難しければ，清拭の後にやや高めの温度に温めたバスタオルを半分折りにして，頸部，胸部，腹部，背中，腰部を包み込むように覆うことで気持ちよさを高める工夫をする．足湯は足型になった，すっぽり足が入る専用のバケツを使い，循環改善のため炭酸泉入りのお湯に5〜10分つける．足浴のあと，足先から中枢に向けてのマッサージを組み合わせることで気持ちよさが増し，足の冷えや浮腫の緩和にも効果が認められる．

c. 精神的支援

医師から本人，もしくは家族が心不全の増悪や突然死の説明を受けている場合，常に悪化や死の恐怖がつきまとう．恐怖に囚われて日々を過ごすことがないよう，心情を打ち明けられる存在となり，負の感情を抱え込ませないようにする．いつしか折り合いがつき，今をどう過ごしたいかという思考や，できることに目を向けられるよう，心情の傾聴やカウンセリングを繰り返し，実現のための方法について一緒に考える．

不眠や精神的に不安定となっている場合は，ケアと並行して睡眠剤や精神安定剤を併用する．

d. 家族の介護負担の軽減

医療的な管理について本人の遂行能力が低い場合は，他に認知症やADL低下が伴う場合がほとんどである．家族には，病状の悪化や死の恐怖，そしてそれを自分が担っているという重圧があることも考慮し，介護負担の軽減のために利用できる社会資源について情報提供し，支援を受けられるようにする．介護負担を考慮すると同時に，家族が悔いなくかかわれるよう，自身はどうありたいのかをともに確認し，実現を支える．

訪問看護師は，日中の定期訪問以外に，追加訪問や24時間相談，緊急訪問のできる体制である．実際の対応が必要なこともあるが，家族にとって「一人で全部背負ったり，判断しなくても，いつでも看護師に相談できる」という精神的な保証となることが，在宅療養の継続を可能とするための大きな支えになる．半日，一日単位で外出をしたいようなときには，ヘルパーと訪問看護師が自費でのサービスを組み合わせて留守中に滞在することもある．

e. チームでのケア効果を最大限にする

在宅療養を行いながら，本人と家族が快適な生活を過ごすために，医師と看護師だけではなく介護系のサービスとのチームケアが行なわれる．訪問看護師の視点は医療にも生活にも向けられ，どの職種とも効果的に連携をとることができる．医療ニーズの高い状況においては，メンバーとの合意により，訪問看護師がチームケアのマネジメントやコーディネートの役割を担う．介護系の担当者の疑問に応じ医師の指示を確認し，助言

を行う．また不安が生じている場合は，要因を知りサポートをして，各担当者がそれぞれの立場で最大限に力を発揮したケアができるようチーム全体を支えてゆく．

f. 本人と家族が，現在から将来にかけて何に価値をおき，どう過ごしたいかという意思決定支援と実現

訪問看護師には「その人にとって最善の生き方の実現」を支える役割がある．そのためには，本人と家族の意思決定に基づく目標達成に向けて看護を提供する．筆者は意思決定支援と実現の過程を，次のように考えている．

---

①医師からの病状，病期，治療方針の情報，生活機能，全身状態の経過などの客観的情報に加え，見て触れて，感じてみる主観的感覚により，生命過程のどの段階にいるのかを推察する．
②本人，家族から生きてきた歴史の語りを傾聴する．
③今どう感じ，何を思うのか，そして将来の最終段階に，どこで，どのように過ごしたいのか希望を知る．
④いつ，何のために，どのような決定・支援が必要なのかを検討する．
⑤その意思を尊重するための具体的な方法を探る．
⑥主治医と事前に役割分担を相談しておき，本人，家族に応じた理解できる表現を用いて，病状や予後を含む情報提供，選択肢を提示する．
⑦情報の理解と心情的反応を確認しつつ，説明を加えたりサポートしながら，自らの決定が可能となるよう支える．
⑧表面的な言葉だけでなく，非言語的な態度や言葉の向こうにある事情や心境を引き出し，確認する．
⑨本人と家族の意思や望みについて，主治医やサービス担当者と共有し，意見交換を行い，合意形成を行う．
⑩決定した選択肢が本人と家族にとって満足で価値あるものとなるよう，状況や環境を整える．
⑪意思や希望は，状況による心情や認識で揺れ動き，時に変化する．意思決定支援は一度だけではなく，何度も立ち止まり，どんな状況から何を思い，何に揺らいでいるかを明らかにし，何を大切にするか，対処方法がないかなどについて話し合い続ける．

どの病期にあるかによって意思決定の必要な内容や深さが異なるため，状態を見極めて必要な過程だけを選んで，訪問看護の導入時より開始する．

3. 訪問看護アセスメント・計画シートの作成と試行

 2のa〜fまでの役割を踏まえて，各々の経験や価値観によって行われがちな看護を，看護師全員が一定の水準の情報収集，アセスメントに基づいたケア提供ができることを目的に，訪問看護アセスメント・計画シートを作成した（表7-3）．シートの項目の情報収集を行い可視化することで，共有が可能となり，担当者を中心に一緒に判断し，支援内容を検討することが可能となった．不安定（変動）期や下降期，終末期の利用者については訪問看護の導入時に作成し，状況の変化とともに見直すことにしている．

 シートは，①病状，病期を把握し，現在から将来にわたって起こり得る疾患の経過，主治医の方針，価値観を知る，②疾患の変化に伴う，本人，家族に起こり得る生活機能障害や心理的反応，必要となる医療や看護について軌跡図を利用して予測をする，③本人と家族の認識や心情，どうしたいかの望みを知る，③重要な意思決定は誰がどのように行うか，どのような価値観に基づいて決定されるのかを把握する，④本人の医療ニーズと医療体制が最適かを検討する，⑤本人と家族の希望する生活や生き方の実現を阻む課題の有無を確認する．阻害要因が存在する場合は抽出し，解決策，支援を検討することをポイントに，記入項目を決定した．

4. 心不全患者の緩和ケアの実際

a. 事例紹介（シート記入・計画立案―訪問看護導入時）

利用者氏名　H.S　（85歳）　男性　要介護度4
主病名　①陳旧性心筋梗塞，慢性心不全，冠動脈狭窄　②アルツハイマー型認知症

生活史

 10年前に妻を亡くし，一人暮らし．囲碁教室に出かけたり，近くを散策したり，毎日の晩酌を楽しみに気ままな生活を過ごしていた．半年ほど前から物忘れがあり，自宅内の生活にとどまるようになっていた．身の回りのこともできないことが増えていた．他人に世話になるのがいやで，大丈夫だから放っておいてほしいとヘルパーの訪問も拒否することが多かった．一人娘の長女は，頑固で厳しく，口数が少ない父を幼少の頃より苦手に思い疎遠になっていた．調子が悪くなってからは週1回ペースで訪問している．

病状・治療経過

 2年前から心不全の悪化により入退院を繰り返していた．昨年，歩行時の息切れが続き，近くのA診療所を受診したところ，心筋梗塞の疑いとの指摘を受け，B病院の循環器内科を紹介され，心臓カテーテル検査を受けた．陳旧性下壁梗塞，慢性心不全に加え，左右の冠動脈狭窄を認め，ステント留置術を受けた．入院前 BNP 900→330と低下．低左心機能であったものの，内服治療により経過は安定しており退院となった．2

第7章 在宅における心不全緩和ケア

表7-3 訪問看護アセスメント・計画シート

訪問看護アセスメント・計画シート　作成年月日　　/　　/　　（新規・紹介・不安定）　担当者
　　　　　　　　　　　　　　　　　　　　　　　　＊開始　紹介　変動
氏名＿＿＿＿＿＿様　年齢＿＿歳　性別　男・女　＜医（　　割負担）・介（介護度：　　）・特疾・生保＞
緊急時の家族連絡先　なし　あり　①　　　　　　（続柄　　）　②　　　　　　（続柄　　）
【疾患名】（日々の生活に影響を及ぼす，予後に影響を与える順に記入）
①主〔　　　　　　　　　　　〕②〔　　　　　　　　　　　〕③〔　　　　　　　　　　　〕
認知症　なし・あり（ピック病　前頭側頭型　レビー小体型　脳血管性　その他　　　　）
程度〔軽度　中程度　重度〕
【医療処置】　なし・あり〔胃ろう　　　　　CVポート　　　　　膀胱留置カテーテル　　　　酸素　吸引
　　　　　　　　　　インシュリン　　　　　　　　　　〕

【生活史】

【病状・治療経過】

〔既往症〕

【処方内容】

【病期】：安定・維持期　不安定期・変動期　下降期　終末期　急変リスク：まずなし　潜在的　大いにある
　　　　急死　あり　なし
予測要因：
主治医の方針・価値観：

【不調時の対応】　□病院受診・入院治療　□在宅初期治療，回復無理なら入院
　　　　　　　　□看取り，緩和も含めてすべて在宅　□緩和ケア病棟入院

【主治医】氏名　　　　　　　　　医療機関名
　　　　主治医以外の受診　なし・あり（内容　　　　　　　　　　）
連絡先：電話番号　　　　　　　/FAX　　　　　　　携帯電話番号　　　　　　　mail
連絡方法：緊急時対応可能時間（　　：　　～　　：　　）/診療時間内/随時/24時間体制
　　　　　連絡窓口（　　　　　　　　　　　　　）
連携パターン：医師中心・指示/看護師判断，報告，提案　　事前指示　可・不可

【診療体制と医療ニーズ】
マッチ・ミスマッチ　□専門医受診→かかりつけ主治医　□通院困難
　　　　　　　　　□かかりつけ医往診不可→往診可能なかかりつけ医　□かかりつけ医の体制と要望

【家族の状況】

＊家族構成　年齢　居住地　健康状態　家族関係　協力の内容

【重要事項の決定者・方法】
本人中心
本人と家族(続柄　　　　　)の相談
家族(続柄　　　　　)のみ
代理意思決定(続柄　　　　　)
本人の意思尊重　あり・なし

決定に関して留意すべき家族・親族

B. ● 看護の立場から

(つづき)

【経済状態】必要経費の上限なし　あり（　　　　　円/月）収入源　年金　　　　　円/月・貯蓄・
　　　　　家族の援助（続柄　　　　　　）

【日常生活機能】　　　　日常生活自立度　ランクJ　A　B　C（1　2）　　【ケアマネジャー】

	できる	一部介助	できない	状況
移動歩行・車いす外出・居室内				
座位保持				
整容（歯みがき，洗顔，整髪・更衣）				
入浴・シャワー				
排泄排便/排尿				
食事・水分摂取				
理解，判断				
他者への伝達				

氏名
事業所名
連絡先
方針・価値観
【利用中の介護サービス】

【本人，家族の認識，価値観，希望】【最終的に過ごしたい場所，期待する医療やケアとその理由】

本人：

家族：

【本人と家族の希望の不一致：あり・なし】
【その他の不一致：なし・あり　誰（　　　　）と誰（　　　　）理由：　　　　　　　　】

【健康状態や生活機能の変化と看護】　※軌跡は実践将来は点線で記入
健康状態・生活機能　　　　　　　　　　　　　　　　　　　　　　　年月日　変化・アクシデント

対応　　　　　　　　　　　　　　　　　　　　　　　　　　　　　　　　　　　　死　★

→時間経過

【総合的な考察，判断】

第7章 ● 在宅における心不全緩和ケア

(つづき)

【看護計画】
　【達成目標：本人・家族の希望】

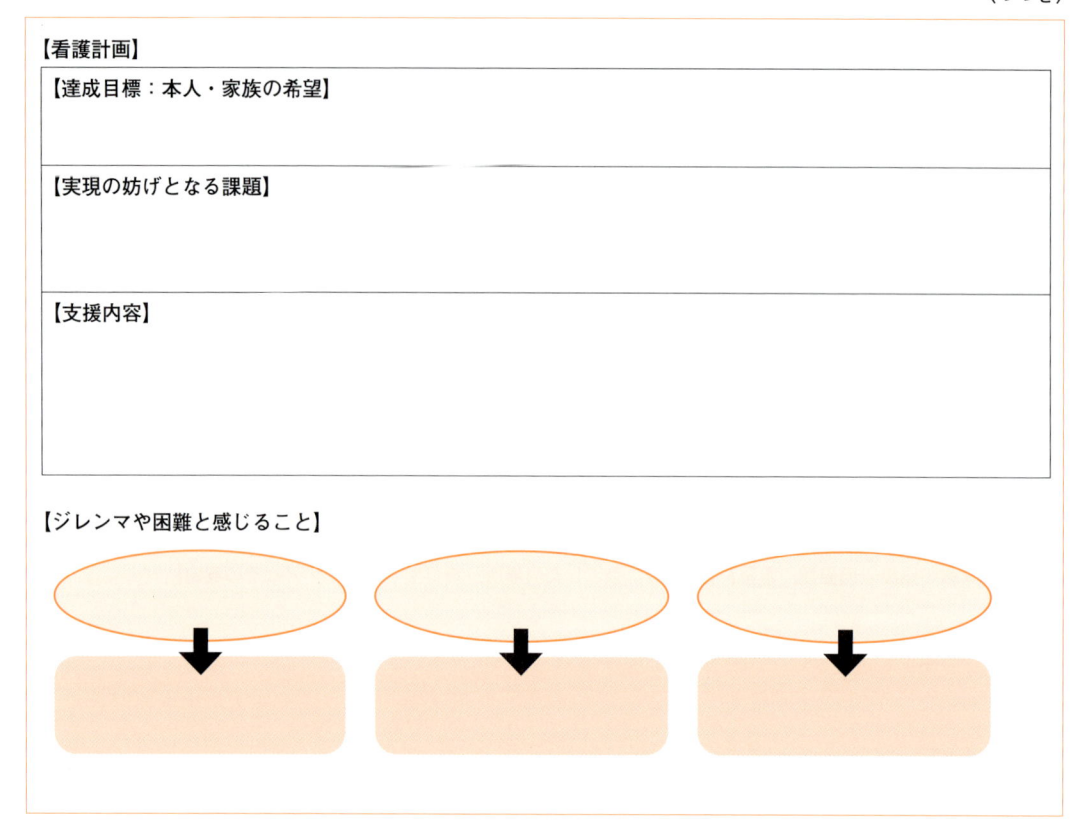

　【実現の妨げとなる課題】

　【支援内容】

【ジレンマや困難と感じること】

週間の入院中，不穏が強く，記憶障害，見当識障害，理解・判断力の低下，実行機能の低下が目立つようになり，アルツハイマー型認知症と診断され，アリセプトの内服が開始された．

　遠方で通院が難しいとの理由で，C病院の循環器内科を紹介してもらった．二度受診し，1か月分ごとの処方を受けていた．息切れ，倦怠感のため臥床中心の生活になっており，服薬忘れ，飲食量の減少，失禁が目立つ状況となった．受診も途絶えており，ケアマネジャーより健康管理を目的に訪問看護が導入となる．

看護師の初回訪問時

　排泄物で汚染されている寝具や衣類のままで臥床している．軽い体動でゼーゼーという呼吸音が生じており，血圧80/40，酸素飽和度も80％台に低下する．症状の自覚に乏しく，問えば「しんどいかな」と言う程度．一人で過ごすことが大半で，いつからどんな状況だったのかについての情報がない．内服薬はテーブルに散乱しており，正確服薬状況も，飲食量，排泄，生活実態についての把握もできない．入院治療を提案するが，「困っていない，大丈夫．絶対に入院はしない」と興奮し，看護師への拒絶の態度を強めてしまう．畳に敷かれた布団から時間をかけて起き上がり，よろめきながらトイレや隣室の居間に歩行する．食事は200 Kcal/日，水分摂取も200 ml日程度まで減量し，衰

弱が進んでいるように見受けられた．
病期：不安定〜下降期，急変リスク：大いにある，要因：心不全症状の悪化，脱水，低栄養，呼吸器感染症，転倒

処方内容

アスピリン（バイアスピリン®錠）100 mg　フロセミド（ラシックス®錠）60 mg　ランソプラゾール（タケプロン®OD錠）15 mg　イミダプリル塩酸塩（タナトリル®錠）5 mg

クロピドグレル硫酸塩（プラビックス®錠）75 mg　ロスバスタチンカルシウム（クレストール®錠）2.5 mg　ドネペジル塩酸塩（アリセプト®錠）10 mg　カルベジロール（アーチスト®錠）5 mg

主治医

C病院循環器内科　T医師　1回/2か月

主治医の方針・価値観

　二度受診したのみで，数か月通院しておらず，予約した精査も受けていない．病態の把握もできていないうえ，認知症もあり通院の診療の範囲では心不全の管理はできない．今度悪化したら入院をしても回復できるかどうかはわからない．

診療体制と本人の医療ニーズ

ミスマッチ．専門医→在宅主治医，病院への通院→訪問診療

家族の状況

　妻の永眠後は一人暮らしをしている．

　唯一の親族は長女家族のみである．長女は結婚し2人の子どもがおり，昼間仕事をしている．職場の介護への理解はあり，事前に申し出れば休ませてもらえる．夫の両親の介護もしているため，夫はHさんのところに通い世話をすることには理解してくれている．子どもたちも同じである．長女以外は10年近くHさんと会っていない．Hさんを手伝うことで，自身の家庭への気がかりやしわよせはない．

重要事項の決定者・方法

　本人の希望を中心に長女と相談して決める．

　長女は本人の意思を最優先させたいと考えており，何かを決めるときは「お父さんどうしたいですか」と問いかけ，本人の返事を待ってから決定している．長女以外に，重要な決定に関与する留意すべき家族や親族はいない．

ケアマネジャー

S事業所　○○（前職介護系）

方針・価値観：病状が悪いことは気づかなかった．現行の生活視点のみのケアプランに疑問を持たなかった．訪問看護師の状態が悪いという見解を聞いて驚いている．訪問看護師を主軸にして，医療面を考慮したケアプランに変更したい．

利用中のサービス
訪問介護 2 回/週　9：00～10：00 調理，配膳，衣類の交換
デイサービス 2 回/週　休止中

経済状態
年金生活で，必要経費の上限は生活費も含めて 80,000 円

日常生活機能　　日常生活自立度　ランク　B（2）

	できる	一部介助	できない	状　況
移動　歩行・居室内		○		よろよろしながら伝い歩き
座位保持	○			30 分程度
整容（歯みがき，洗顔，整髪・更衣）			○	全介助
入浴・シャワー			○	全介助
排泄　排便/排尿		○		トイレ歩行　失禁目立つ
食事・水分摂取		○		欲しなければまったく取らず
理解，判断		○		日常の簡単な内容は可能
他者への伝達		○		単語，あいづち

本人，家族の認識，価値観，希望—最終的に過ごしたい場所，期待する医療やケアとその理由

本人：絶対入院しません．家でできる医療なら受ける．家で一人気ままに過ごすのが一番幸せ．この家は長く住んで思い入れがある．そういえば最近，しんどい．どこも悪くないからそのうち治る．治らなかったら入院も考える．

長女：父のことが苦手だったけど，少しでも支えてやりたい．夫の両親の介護，仕事もあり，週 1 回の訪問が限界です．以前の入院では興奮して暴れたりしたので，できるだけ入院は避けたい．本人の望むようにしてやりたい．病状が悪化したり，一人暮らしができなくなれば，自分の自宅近くの病院に入院させて，たびたび見舞いに行きたい．

本人と家族の希望の不一致
なし．その他の関係者との不一致もなし．

B. ● 看護の立場から

健康状態や生活機能の変化と看護

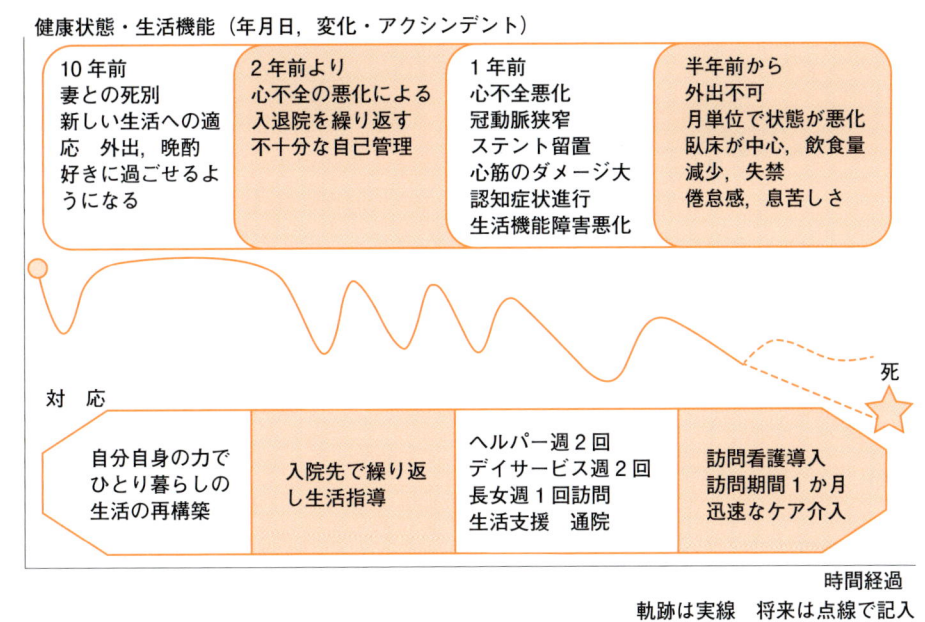

健康状態・生活機能（年月日，変化・アクシデント）

| 10年前
妻との死別
新しい生活への適応　外出，晩酌
好きに過ごせるようになる | 2年前より
心不全の悪化による入退院を繰り返す
不十分な自己管理 | 1年前
心不全悪化
冠動脈狭窄
ステント留置
心筋のダメージ大
認知症状進行
生活機能障害悪化 | 半年前から
外出不可
月単位で状態が悪化
臥床が中心，飲食量減少，失禁
倦怠感，息苦しさ |

死

対応

| 自分自身の力でひとり暮らしの生活の再構築 | 入院先で繰り返し生活指導 | ヘルパー週2回
デイサービス週2回
長女週1回訪問
生活支援　通院 | 訪問看護導入
訪問期間1か月
迅速なケア介入 |

時間経過
軌跡は実線　将来は点線で記入

看護師の判断と解釈

　すでに，心不全症状の悪化，脱水，低栄養，呼吸器感染症などのいずれかを起こしている可能性があり，急変，急死を伴う不安定な状態だと推察される．ケアプランの中に医療的なマネジメントが存在しておらず，早期対応，安定のための介入が遅れた．歩行状態から転倒の危険性も高い．入院治療が適切と判断されるが，本人，長女も拒んでいる．過去の入院期間中の治療協力ができない．不穏の状態もあったことから，非日常的な環境に置くことは精神面のダメージが伴い回復できない可能性も否定できない．本人，長女の要望を考慮し，早急に在宅主治医にシフトした医療体制を整えることとする．単純に生活支援の目的のみではなく，医療上のニーズを踏まえたケアプランへの変更を検討し，在宅主治医，ケアマネジャー，ヘルパー，長女の効果的な支援が可能となるよう，当面は訪問看護師がチームのリーダーシップを取ることとする．本人の希望する家での時間が，病状の好転，症状緩和，生活支援による安楽をもたらすことを目指すと同時に，急変，急死に備えた対応を検討する．長女が急激な父親との接近，役割過多によりバランスを崩さぬよう支援しつつ，もしかしたら限られているかも知れない父との時間を悔いなく過ごせるよう，向き合っていきたい．

看護目標

①治療や症状緩和，生活の両面を早急に整え，家でできるだけ長く，満足感のある生活が続けられる．
②深刻な状況が予測される中で，本人，長女が何を大切にしてどこで過ごしたいかの意思決定ができる．
③さらなる急変，急死に備えた対応を決めておく．

④主治医，ケアマネジャー，ヘルパーのチームの中心となり，最大限のチームアプローチができるようにする．

⑤長女が悔いなくかかわりを持ち，かつ負担が過多とならないようにする．

ジレンマや困難と感じること

呼吸や全身状態の悪化の原因がわからず，緩和の手立てが見つからない．記憶障害があり，経過の把握が十分にできない．一人の時間が長く，薬剤管理の使用にも限界があるため，症状の悪化，苦痛時の対応ができない．入院治療で回復，もしくは症状の緩和が可能かもしれず，本人，長女の希望とはいえ，在宅での療養継続が本当に最善なのかという揺らぎがある．

b. 経過の概要と転帰

訪問期間：初回訪問から入院までの21日間

急死もあり得る危機的な病状であることを知りつつ，長女は本人の希望通り自宅での医療を受け，家で生活することを望んだため，早急に医療と生活のニーズに沿った体制を整えた．Hさんも入院を拒否し，家での療養を希望した．早急に体制を整え，在宅主治医，ケアマネジャー，ヘルパー，訪問看護師がチームとなり医療と生活支援を行った．一時，呼吸状態やバイタルサインの安定など持ち直し，にこやかに訪問者と語らうようになっていたが，肺炎を併発し，さらに症状が悪化した．一人暮らしであったことも要因となり，在宅では十分な治療も症状緩和も難しくなった．本人の希望により入院し，2週間後に永眠した．

c. 看護の実際

アセスメントシートの情報と考察から，以下のように看護を展開した．

1) 病状からの医療ニーズの判断と，本人，長女の意思を踏まえた方針を決定

訪問看護師の初回訪問時にはすでに呼吸状態が悪化し，詳しい病状経過を把握できなかったが，ケアマネジャー，ヘルパー，長女からの部分的な情報を集めて，推察であることを前置きし，「心不全症状の悪化，呼吸器感染症の併発，脱水，低栄養による複合的な要因による悪化状況かもしれない．周囲が悪化に気がつかず管理が本人任せになっていたため，必要な手当てが受けられず，事態がより深刻になってしまった．このまま放置すればさらなる悪化，急死も考えられる」ことを説明し，入院治療を受けることを提案した．本人も長女も過去の経験から，強く入院を拒み，在宅療養を希望した．入院治療を受ければ回復するかもしれないという迷いは払拭できなかったが，ひとまず意思を尊重し，在宅医療の体制と生活支援について早急に整えることとした．

2) 迅速にニーズにマッチした医療体制を整え，治療や症状の緩和を行う

C病院の主治医に事情を説明し，在宅主治医に診療をシフトすることで賛同をいただいた．診療情報提供書の記載をお願いし，同時に状況に合った診療が可能な在宅主治医を探した．初回診療に立ち会い，詳しい経過を説明し，Hさん，長女の意向を代弁し

た．血圧低下，水分摂取がわずかなことなどを報告し，薬剤の見直しが必要ではないかと考えていることを報告したところ，すぐに昇圧剤や利尿剤が中止，および減量となった．Hさん自身での管理はまったくできなくなっており，ヘルパーや看護師の訪問をフルに利用しても，毎日，一日複数回の服薬を確実にすることは難しいことから，一日一回朝だけの服用に変更となり，日によって服用時間にずれはあるものの，必ず誰かの訪問がある午前中に確実に服薬することが可能となった．

また採血の結果，脱水と炎症所見が認められ，肺炎の疑いの診断で500 mlの維持液の点滴と抗生剤の投与が開始された．酸素飽和度が低下しやすく，在宅酸素の導入も提案し，処方となった．酸素カヌラが不快ですぐ外してしまい，継続した吸入はできなかったが，訪問者がいるときの単発的な使用から開始した．「これをしていたら楽」と実感でき，次第に外さずにカヌラの継続ができるようになった．

できるだけ多くの情報を得て状況が判断できるよう，ヘルパーの記録帳にケア内容の他に飲食の量，排泄の量，訴えや会話，様子を記載してもらうこととした．看護師訪問時の観察に加えて，長女からの聞き取り，ヘルパーの記録に目を通し，状態把握をした．

3）ケアマネジャー，ヘルパーとの効果的な連携とサポート

毎日訪問するヘルパーは，独居で重症であるHさんの訪問には「何かあったらどうしよう」という緊張感が伴っていた．不安が強いと態度が硬くなり，Hさんへのケアも消極的になりがちだった．ヘルパー訪問の時間に重ね訪問し，何か不安に感じていたや，困っていることがないかを確認して小さな疑問や不安の解決を繰り返した．「何かあったら…」の不安に対しては，ヘルパー訪問時に，体が熱い，寝ていてもゼーゼーが止まらない，飲食をまったくしない，意識がない，呼吸が止まっているなどの不調時，ヘルパーが不安に感じたり，判断に困ることがあれば看護師に連絡を下さいと説明し，電話のすぐそばに看護師の連絡先を大きく掲示した．具体的な指示を受け，困れば看護師に連絡可能な状態にしておくことによって，Hさんの訪問についての不安が軽減され，いつものように落ち着いてケアができるようになっていった．

ケアマネジャーには体調や医療についての情報共有を行った．日々状態の変化があったため，ケアプランの変更についてもたびたび相談をした．

4）満足や快適さなど，生活の質を上げるケアを提供する

できるだけヘルパーと訪問時間を分散させ，毎日朝夕の訪問をし，一人で過ごす時間を減らした．閉め切っていた居室に誰かが訪問したときは窓を開けて陽を入れ，風を通すようにした．Hさんは他人との交流を好まなかったので，話したいときにはいつでも聞かせて下さいと声をかけ，見守ることにした．

飲食そのものの量がわずかであり，制限はせず，好きなものをとれるタイミングでとってもらうようにした．長女が新品を何枚か購入し，寝具，下着が毎日交換できるようになった．失禁による汚染が広がらぬよう，本人の承諾を得て，紙パンツを使用することにした．これで，汚染された衣類や寝具をまとって長時間放置される状態はなくなった．お風呂好きだったため，息切れやバイタルサインを考慮しながら，短い時間で

気持ちよく入れる方法を工夫して継続した．伸びて乱れていたため散髪をし，本人の好みを聞きながら髪型を整えた．1cm近く伸びたひげ，爪も短くした．みちがえるように清潔になった．「気持ちがいいなあ」と本人も喜んだ．他人の世話になることを拒んでいたため，ケアを行う前に必ず，本人の意向を確認するようにした．次第にケアを拒むことはなくなっていった．少しずつ自分のこれまでのことや現在の心境を語ったり，冗談を言うようになった．

5）長女の負担を緩和しつつ，悔いのないようかかわることができるよう支援する

これまで距離を保ちつつ，Hさんにかかわってきた長女の負担が大きくならぬよう，重要な決定や介護についてどこまでなら可能かということを相談しながら進めた．長女ができないことはサービス担当者で役割を分担した．長女が「色々あったけど，できる限り父の支えになってやりたい」と口にするようになり，少しずつ訪問も増え，親子で語る時間も増えていた．訪問から3週間が経った頃，Hさんから「十分，家で過ごし満足した．少し体がしんどいから入院して，治療を受けたいと思う．手配をしてもらえますか」との申し出を受けた．自分の体調の深刻さや，一人暮らしでの限界を感じ，数日，Hさんなりに考えての結論であった．すでに長女はHさんの意向を聞いていたようで，「父から聞いていました．その通りにお願いします」との意向であった．連絡済みだったC病院の地域連携室看護師に経過と入院治療希望の意向を伝えた．すぐに受け入れ態勢が整い，介護タクシーで搬送した．肺炎と肺うっ血性心不全と診断されて，治療が行われた．Hさんはこれまでの入院時とは違い，治療を拒否することも不穏になることもなく経過した．長女宅の近隣の病院に転院することは間に合わず，2週間後に永眠した．

d. 看護についての振り返り

医療ニーズに関しての介入がないまま悪化してしまっていた．初回訪問時よりすでに重症化しており，入院治療を受ければ回復できるかもしれない可能性がある中で，Hさんと家族の在宅でという希望を最優先してもよいものか悩んだが，3週間という短い訪問期間でみられたHさんと長女の納得と満足から間違いではなかったのかもしれないと思っている．訪問看護師の役割を遂行し，在宅主治医，ケアマネジャー，ヘルパーで可能な限りの在宅生活を支援するという目標に向かって，チームアプローチができたことは有意義であった．

Hさんは最終的に入院を希望した．しかし，独居で家族の支援が乏しく，認知症という状態で，医療，生活支援両方のニーズを支えきるには体制を整えることができず，入院という最期を選択せざるを得なかったのかもしれない．今後の課題として記憶しておきたい．

おわりに

心不全の緩和ケアは，まだまだ十分な確立に至っていない．これからも一人ひとりの

患者，家族から学び，その人にとって最善の生の実現を支え，満足感のある時間を日々過ごせるような看護を探求していきたい．

●参考文献
- 長江弘子編：看護実践にいかすエンド・オブ・ライフケア．日本看護協会出版会，2014．
- 重井清一郎監修，平原佐斗司，長尾和宏編：在宅医療のすべて．中山書店，2014．
- ピエール ウグ編，黒江ゆり子ほか訳：慢性疾患の病みの軌跡―コービンとストラウスによる看護モデル．医学書院，1995．

［藤田　愛］

C．循環器専門医の立場から―重症心不全患者の在宅管理―

1．心不全在宅管理の役割

　近年の循環器医療の発展に伴い，心不全患者の生命予後が延びている．しかしながらその反面，末期心不全患者が増加し，すでに確立された心不全治療だけでは生活の質を維持することが困難である．これらの難治性心不全患者の入退院を予防し，生活の質を保つためには，実際の生活をみる「心不全の在宅医療」が必要となる．心不全の在宅医療・ケアの役割は，① 長期入院から早い段階での在宅管理，② 再入院の予防・ケア，③ 急性増悪時の治療，そして ④ 在宅での看取り，と考える（図7-2）．これにより，急性期病院の役割の明確化，心不全患者の可能な限りの在宅での生活が可能となる．また，「病院死」が一般的になっている昨今，希望しても最期まで自宅で医療を受けるこ

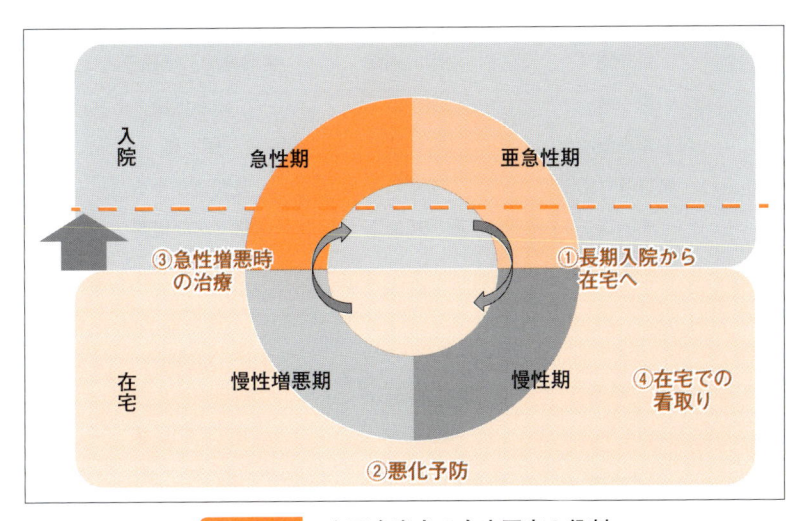

図7-2　心不全患者の在宅医療の役割

とは難しいと考える人が79%に上る中，それでも最期まで自宅で医療を受けたいと希望する人は40%を超えている（読売新聞社全国世論調査）．また団塊の世代が75歳を迎える2025年，このままでは死亡場所がないと言われており，有症候性の心不全患者の最期を在宅でどのように迎えるかは，これからの循環器医療だけでなく，終末期医療全体の一つの課題でもある．

2. 心不全在宅管理を行うにあたり

心不全の在宅医療を行ううえで，病院医療と在宅医療の違いを理解しておく必要がある（表7-4）．病院と在宅での医療は，それぞれ違いがあるが，医療の発展に伴い，在宅で可能な管理や治療が広がっている．心不全は生活の中で悪くなること，実生活のなかに本来の生活の質が存在することからも，心不全の在宅管理が，これからの新しい医療のかたちと言えるだろう．

下記に在宅で測定可能な検査機器，および管理・治療内容について列記する．病院でも行われている一般的な検査の多くは，医療工学の発展により，在宅でも同様に行うことが可能となってきている．特に，在宅での管理を行ううえで，情報通信技術 Information and Communication Technology（ICT）を用いた遠隔ネットワークの発展がめざましく，心不全患者におけるバイタルから心電図モニターのデータが医療関係者の手元のモバイル通信機器に伝達されることも可能となってきている．高齢者心不全の在宅医療では，誤嚥性肺炎や脳血管障害，転倒による骨折など非心原性の要因が問題となるケースも多く，レントゲン機器がさらに使いやすくなることが期待される．

また，表7-5，6の検査や管理・治療機器を使用しながら，心不全患者の生活の質を

表7-4 病院と在宅医療の違い

	病院	在宅
目標	治療，退院	生活維持，増悪予防
場所	病室	生活の場
強心薬点滴治療	可能	困難
緊急時対応	すぐに	時間がかかる
チーム	同一組織下	様々な組織間
個室代	あり	なし
介護負担	なし	あり
介護者メンタルケア	やや大切	とても大切
患者の気持ち	まな板のコイ	大海原のトビウオ
生活	途絶える	暮らしの延長
生活の質	よく見えない	よく見える
保険	医療	医療と介護

C. ● 循環器専門医の立場から―重症心不全患者の在宅管理―

表 7-5　在宅で測定可能な検査（2013 年現在）

- 尿一般
- 採血
- 迅速検査（血算，電解質，血糖，CK，トロポニン T，NT-proBNP，PTINR，CRP）
- 血液ガス測定
- 心電図
- 超音波検査
- レントゲン検査

表 7-6　在宅で可能な管理・治療（2013 年現在）

- 鎮痛管理：オピオイドなどの持続点滴注射
- 鎮静管理：ミダゾラム，ジアゼパム，フェノバルビタールによる持続点滴注射
- 排泄管理：膀胱留置カテーテル，自己導尿
- 栄養・輸液管理：経鼻胃管，胃瘻，中心静脈栄養，末梢静脈輸液，皮下輸液
- 呼吸管理：気管切開管理，在宅補助人工呼吸管理，在宅酸素療法
- 胸水・腹水管理：胸水，腹水穿刺
- 心不全治療薬：血管拡張薬持続点滴，強心薬持続点滴（保険未承認）
- モニタリング：ワイヤレス心電図ホームモニタリング
- 特殊な治療管理：植込型補助人工心臓，人工維持透析，腹膜透析

表 7-7　心不全の在宅ケアで行うこと―当クリニックの 10 の心得―

1. 退院後の早めのフォロー（退院前調整，退院日，1 週間後，2 週間後）
2. チーム医療の確立（必要な職種の提案，情報共有）
3. 患者教育（内服管理，生活活動制限，塩分食事制限）
4. 増悪要因を抑える（全身要因，生活要因，薬物要因を抑える）
5. 心不全増悪を察知（至適体重や BNP，増悪時の症状の共有）
6. 適切な薬物治療の導入，調整（RAS 系，β遮断薬）
7. 利尿剤の調整（ループ，スピロノラクトン，サイアザイド，トルバプタン）
8. 電話サポート（週末や連休の準備）
9. 介護者のメンタルケア（傾聴，予後通知，マンパワー強化，レスパイト）
10. 終末期の緩和ケア（アドバンスディレクティブ，オピオイド類適応）

保つために当施設で取り組んでいる 10 項目を**表 7-7** に示す．

　高齢者心不全は長期入院から在宅へ戻ることにより，気持ちと身体機能のギャップを認め，塩分過多や過労などにより，早い段階で容易に心不全の再増悪をきたす症例が少なくない．このため，退院後 2 週間は厳格な管理を必要とする．また在宅には多施設・多職種の医療・介護関係者がかかわるため，心不全の病状を情報共有できる簡易な指標が必要だ．例えば，① 心不全増悪時の初発症状，② 至適体重の設定，③ 血清 BNP 値などは有用である．また週末や連休前には，重症度の高い症例，不安定な症例には，電話連絡を行い，予後予測を行うことも大切だ．情報共有という観点で，当施設では週 1 回の多職種での定期症例カンファレンスを行い，独自の重症度分類（YHC 分類：心不全重症度ステージ A〜D と介護度 1〜5 を組み合わせたもの）を用いて，重症度の高いところから多面的に問題点を挙げている．また在宅医療においては，患者とともに介護者のメンタルケアが重要となる．心不全患者は症状が多彩で，病状も変化しやすく，

また予後予測が困難なことから，心不全の在宅介護は先の見えない不安部分が多く存在する．代表的な介護負担感尺度には，ザリッド介護負担感尺度がある．当施設では，介護負担軽減のため，① 傾聴（介護の愚痴や大変さを吐き出すなどストレス解消），② 予後の宣告（先行きが不透明なことが精神的負担の一因となる），③ 必要な情報提供・専門的見地からの助言，④ マンパワーの強化，⑤ レスパイト（休暇）の整備を行っている．

3. 在宅医療での症状緩和

a. 心不全在宅医療における症状緩和で大切なこと

　末期がん同様に，心不全においても労作時の息切れや呼吸苦，睡眠障害などの身体的な症状だけではなく，精神的，社会的，スピリチュアルな側面から構成されるトータルペインであることを理解し，包括的ケア，または全人的ケアを行う必要がある．在宅で最期を迎えることが，病院と比較して，身体的苦痛や精神的苦痛が少なく，自分らしい人生の時間を過ごせることができ，また生活の質を維持したまま時間を過ごすことができる．

　心不全在宅医療における症状緩和ケアでまず大切なことは，適切で可能な限りの積極的な心不全医療が考慮されていることであり，それを複数の医師で判断することだ．これまで終末期状態と考えられた患者に対して，適切な治療方針を行うことにより症状緩和につながるだけでなく，病期そのものも軽減することがある．例えば，重症大動脈弁狭窄症に対する経皮的大動脈弁置換術（TAVI）や，心不全患者への植込型補助人工心臓（VAD）などがそれにあたる．次に，アドバンスディレクティブ，事前指示書を在宅療養に関わるスタッフで共有することが大切である（詳細は後述）．在宅療養には，多施設・多職種が関わる．例えば，独居の高齢者で介護度が高い人は，複数の介護ヘルパーや訪問看護師さんが出入りし，目の前で強い呼吸困難が出たり，呼吸が弱くなっていたりすることで在宅医への連絡の前に救急搬送を先んじてしまうこともある．このため，患者の事前指示を共有し，それをどのように共有するかが大切な課題でもある．3つ目は，予後予測の重要性である．在宅医療は病院医療と比較して，患者対応までに時間がかかる．このため，症状の予後予測を行いながら，症状緩和に努める必要がある．また患者，家族との病状共有を行うことも大切なことだ．Lynnらが提唱した終末期の軌跡モデルにもあるように，末期がんであらゆる面で介護が必要となるのは最期の1～2か月であるため，家族にとっても短期の介護であれば，自宅での看取りは可能である．一方，心不全患者では，急性増悪と改善を繰り返しながら，徐々に悪化する軌跡をたどり，最期は突然に起こることが多い．生活活動度は比較的保たれる傾向があるが，ケアが長期間に及ぶこと，終末期と急性増悪の区別が困難であることが，在宅での看取りを困難にする．このように心不全は末期から終末期まで予後予測が困難なため，個々

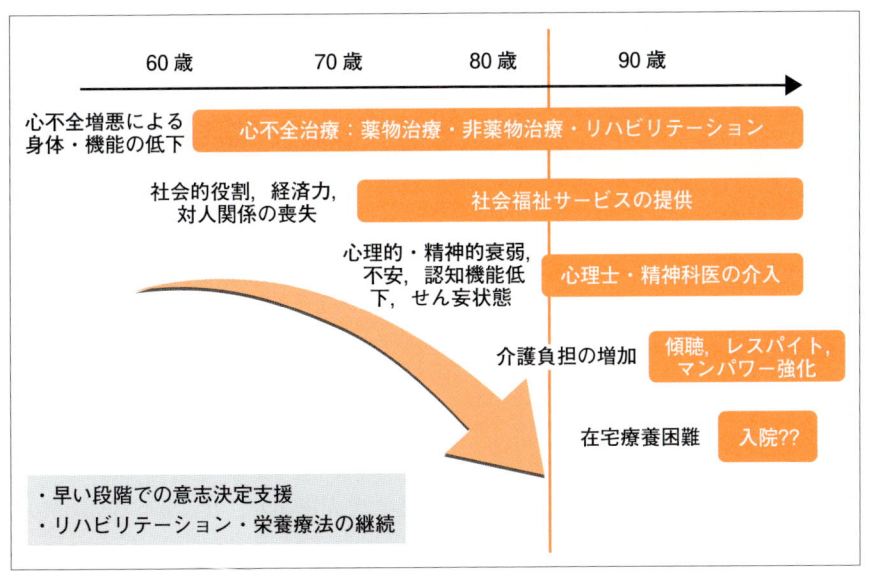

C. 循環器専門医の立場から―重症心不全患者の在宅管理―

図7-3 高齢者心不全の在宅療養の典型的な経過(当院在宅ケア患者の平均年齢85歳)

の症例で症状出現を予測しながらケアにあたることが，症状緩和につながっていく．特に高齢者心不全患者は，心臓だけでなく，臓器障害，呼吸不全や脳血管障害の合併，またせん妄や認知機能低下についても，評価，治療が必要だ．心不全の増悪という身体機能の低下だけでなく，運動機能が低下し，サルコペニアに代表される嚥下機能の低下，そして認知機能が低下し，在宅療養の継続が厳しくなってくる（図7-3）．

b. 在宅での症状緩和の具体策

1) オピオイドの使用

現段階で心不全の症状緩和に対するオピオイド投与は保険承認がされていないことを前提に述べる．また，終末期のオピオイドの持続静脈点滴治療については，他項に譲る．わたしたちの経験からは，心不全患者への呼吸困難感への早い段階のオピオイド類の投与は，症状の軽減，生活の質の改善に有効と考える．一方で低拍出量症候群に伴う全身倦怠感，食欲不振，また重症心不全患者に特有の腹部膨満感や胃部不快感への有効性は乏しいと考える．どのようなタイミングでオピオイド類投与を行うかが問題となり，適切な心不全治療を行っているにもかかわらず，呼吸困難感を呈する症例に使用を検討する．オピオイド類を使用する場合，可能な限りは経口投与が推奨されている．心不全症例は腎機能が悪い患者が多いことを考えると，経口薬であればモルヒネよりオキシコドンが使いやすいと考えられる．また，経口投与時のバイオアベイラビリティについては，オキシコドンは平均で約87％と報告されており，モルヒネの場合は約20％と報告されている．オキシコドンはモルヒネと比べて活性代謝物の薬理作用の影響を受けにくいことが知られており，特に腎機能障害のある患者では，活性代謝物の蓄積による傾眠などの副作用が発現しにくいことが臨床的に明らかにされている．これらより効果

や発現が速やかであり，個体差が少なく，用量依存的な効果の増強を期待できる．このため，内服可能な心不全患者には，オキシコドン（オキシコンチン®錠）5 mgより開始し，バイタルや呼吸状態，嘔気，傾眠，食欲低下，便秘傾向などがないことを確認のうえ，速やかに10 mgへ増量しながら使用する．また突発的な呼吸困難感を呈し，硝酸薬などで効果が乏しい重症心不全症例には，効果発現までの時間が短いオキノーム®散を使用したり，経口摂取が困難な場合は，アンペック®坐薬を使用する．坐薬剤は，在宅療養において家族も使用が可能なため，オピオイド類以外でも，鎮静効果を有するベンゾジアゼピン系トランキライザーであるブロマゼパム（セラニン®坐薬）も有効となる．

2）せん妄への対応

末期心不全の在宅医療において，在宅医療継続そのものに問題となるのが，せん妄となる．心不全自体がせん妄状態を惹起することがあるが，せん妄が先んじて心不全を悪化させることもある．またときとして，認知機能低下との鑑別が必要なことがる．

せん妄か認知症かの鑑別

本人ではなく，介護者や在宅療養関係者スタッフに確認をすることが必要．

A.発症が急性か緩徐な進行性か

家族や訪問スタッフが"急性"（何月何日頃から，と言える）と話す場合には，意識障害（せん妄）が強く疑われる．逆に緩徐進行性の場合には認知症の可能性が高い．

B.短時間（1日の内）で意識レベルに変動があるかどうか

「昼はいいのに夜おかしい」「1日の内で普通と感じるときと，質問への返答が的外れだったりボーッとしていると感じるときがあり，状態に変化がある」といった状況があるか確認する．短時間での状態変動があれば，せん妄の可能性が高い．とはいえ家族はともかく訪問のスタッフは長時間見ているわけではないので，判断がつかないこともあり，家族も変動にうまく気づけないこともある．

AもしくはBがあればせん妄と考えていいだろう．言い切れなくとも怪しいと感じられるようであれば，せん妄に準じた下記の対応をする．認知症の不穏が切迫していれば下記のA-1, 2の対応を．

対応（内服その他）

A. せん妄と判断される場合・せん妄が怪しいがハッキリとまでいえない場合

1．あまり切迫していないとき

せん妄の原因を除くことが可能であれば，それを行って経過をみる（ベンゾピアゼピン系内服を中止（1錠以上飲んでいれば漸減）する，身体状況の変化の確認と改善，環境変化があったか確認して元の家庭の環境に戻すか近づける）．

2．切迫しているとき，またはせん妄の原因除去が不可能なとき

下記のせん妄の2タイプに分けて内服投与を試みる．並行してせん妄の原因除去が可能であれば検討する．

①過活動型せん妄（不穏・興奮がある，暴言や暴力，徘徊がある）

不眠に加え上記のような問題があるようなら，抗精神病薬を少量から開始．クエチアピンフマル酸塩 12.5 mg（セロクエル®錠 25 mg 0.5 錠）を夕に開始し，不眠・不穏時にもう 12.5 mg 追加が望ましい．
＊高齢・向精神薬の内服歴なし・中肉中背の方で想定．
＊過鎮静を生じる可能性があり，その場合は内服を中止するよう家族に説明．
＊糖尿病があるとクエチアピンフマル酸塩は増悪させる可能性がある．このためリスペリドン［リスパダール®内用液（錐体外路症状が出にくい）］の 0.5 ml をクエチアピンフマル酸塩 12.5 mg の代用にする．

②低活動型せん妄（元気がなく"うつ"のようだが ① でせん妄 s/o に引っかかる）

夜の眠りが悪いようであれば，ミアンセリン塩酸塩（テトラミド®錠）2.5 mg を夕に開始．眠りが悪くなければ，原因除去のうえ精神科専門医受診，または往診を指示する．
＊前立腺肥大があると基本的にミアンセリン塩酸塩は使えないため，その場合も早目の専門医受診を指示する．

B. せん妄ではないと判断されたとき

内因性精神病（老年期精神病や老年期うつ病）などの可能性が高く，できるだけ精神科往診を待ってもらうべきである．ただ焦燥や不穏が切迫しており，精神科往診が待てない場合には，A-2-①で記載したクエチアピンフマル酸塩やリスペリドンを頓用で使用するのも方法だ．あまりに不安や抑うつ感が強い場合には，A-2-②のミアンセリン塩酸塩を使用するのもいいだろう．

C. アドバンス・ケア・プランニング

心不全は予後予測が難しい疾患である．その中でも，将来起こり得る状態変化に備えて，事前に患者や家族と受けたい医療やケアを計画する必要がある．できれば，それを定期的に，また病状変化に合わせて行うことが望ましいが，注意点としては，すでに終末期と自覚している患者・家族に対して，状態を「悪い，悪い」ということは禁句である．残りの人生をいかに前向きに，有効に過ごすかを話し合うことが大切だ．病状の進行とともに，身体的・機能的健康，社会的役割，対人関係，経済力の喪失が，心理的・精神的衰弱につながる．このため，可能な限りの自立生活の拡大を図り，自己決定権を尊重していく意味で，リビング・ウィルも一つの有効な手段である．終末期に関する医療は，患者，家族が医療従事者（多職種）とともに検討し，最終的な方針を決定するプロセスが大切だ．しかしながら，あらかじめ意思を明確にする「リビング・ウィル」または「事前指定書」が広まっていないのが現状である．当施設では在宅訪問診療導入時に，医療ソーシャルワーカーより患者・家族へ，終末期医療に関する意思を確認するため「リビング・ウィル調査票」を渡している．提出は患者・家族の任意とし，提出期限は設けていない．2013 年度，当施設から在宅訪問診療を行った心不全患者で，回収できたリビング・ウィル調査票は 62％．その中で在宅看取り希望者は 60％，病院看取り希望者は 27％，無回答が 13％であった．また，リビング・ウィルを提出した患者は，

死亡時に全員が希望通りの場所で最期を迎えることができた．在宅医は，リビング・ウィルを意識し，適切な場所で最期を迎える演出を行うことも一つの役割と考える．

また患者から聞き取った希望を，在宅医だけでなく，関わるすべての職種で共有する必要がある．そこで，当施設では，回収したリビング・ウィルを患者宅にファイリングし，多職種で共有している．しかしながら，医師，看護師，ケアマネジャー，介護ヘルパーなどといった職種間で，心不全に対する認識，経験，病態の捉え方に相違が生じていることが多くある．結果として，最期まで在宅での生活を希望されている末期心不全患者の意に反し，救急車要請となるケースもある．実際に，心不全患者を担当しているケアマネジャーへのアンケート結果より，「急変の可能性，リスクの高さの把握が正確にできにくい」「独居または同居のご家族が，本人の変化に気づけない状態にある場合，対応が遅れることあるのでは」「本人，家族が体調の変化に気づいてすぐ相談できるか」など不安な声が挙がっていました．地域で関わる職種が，心不全の知識の向上につながるよう取り組むことが，心不全クリニックの使命のひとつである．その活動の一環として，当施設では，病院や地域の多職種で集まり「心不全チーム医療カンファレンス」を定期的に開催している．

4. 重症心不全の在宅管理の実際

a. 症例A（急性増悪の対応）

75歳女性，老夫婦で2人暮らし，慢性心不全，陳旧性心筋梗塞，冠動脈バイパス術後の低心機能に慢性呼吸不全を合併した症例．2008年A大学病院で冠動脈バイパス術後，心不全および呼吸不全増悪にて入他院を繰り返していた．2013年9月心不全入院加療を行い，退院前調整カンファレンス，介護保険および訪問看護師導入は行っておらず，退院日に当施設へ在宅訪問診療依頼がある．退院日に初回訪問診療を行い，仰臥位での就寝は困難，寝床から食堂までの10 m歩行で息切れの増悪を認めていた．翌朝に呼吸苦および嘔気を訴え，心不全急性増悪と判断し，緊急往診を行う．血圧120～82，酸素飽和度88％，BNP 1200，頸静脈怒張あり，胸部ラ音あり，Ⅲ音あり，下肢浮腫あり，末梢冷汗もあり．このため表7-8の初期治療を行い，急性増悪期から軽快している．

表7-8 症例Aの初期治療

在宅酸素療法（HOT），在宅補助人工呼吸機器（ASV）
尿バルーン挿入
静注：フロセミド20 mg＋ニコランジル10 mg
持続点滴：フロセミド20 mg＋ニコランジル72 mg/24 hr
在宅医療の環境整備（訪問看護師の導入）

表 7-9　症例Bの薬剤変更および追加投与

訪問診療導入時	追加治療および変更
カンデサルタン 1.5 mg	在宅酸素療法（HOT）
ビソプロロール 1.25 mg	カンデサルタンシレキセチル，ビソプロロールフマル酸塩，トルバプタン，ジゴキシン，アミオダロン塩酸塩継続
フロセミド 80 mg	フロセミド 60 mg
トルバプタン 15 mg	スピロノラクトン 25 mg
ジゴキシン 0.625 mg	トリクロメチアジド 1 mg
アミオダロン塩酸塩 100 mg	ピモベンダン 1.25 mg
	オキシコドン塩酸塩 10 mg
	頓服：オキシコドン塩酸塩水和物（オキノーム®散），ブロマゼパム（セニラン®坐薬）

b. 症例B（チーム医療，情報共有ツール）

70歳女性．夫と長女と3人暮らし．慢性心不全，修正大血管転位，心房中隔欠損症，心室中隔欠損症，恒久的ペースメーカー植え込み術後の患者．30年前よりB大学病院で入退院を繰り返しており，2013年度は病院で過ごす日のほうが長い状態であり，自宅が病院と考えられていた．2014年1月退院後より当施設からの在宅訪問診療が導入となった．リビング・ウィルでは心不全増悪時の救急対応は病院，また最期は病院を希望していた．在宅療養にて，軽度の呼吸苦や腹部膨満感の増悪を認め，それに伴い不安，夜間せん妄が出現しはじめる．そして大学病院への再入院希望を訴えるものの，明らかな心不全増悪傾向がないため，C.C.C[*1]を発令．これと同時に多職種での情報共有のため，Medical Care Station[*2]，e-Heart Home Care Monitoring System[*3]を導入した．そして精神科医と協働により表7-9のように薬剤変更および追加投与を行い，また訪問看護，介護ヘルパーの連日訪問を行い，心不全とせん妄状態の軽快傾向を認める．それとともに，患者のリビング・ウィル意思決定の変更を認め，在宅での最期を希望するようになる．

c. 症例C（終末期）

72歳男性．妻と2人暮らし．慢性心不全，拡張型心筋症，両心室ペースメーカー兼植え込み型除細動器留置術後，左室駆出率20%の低心機能の患者．C大学病院で入退

[*1]：C.C.C（Choco Choco Care）：在宅療養をサポートする医療と介護者が総動員となり，ちょこちょこと患者宅へ頻回に顔をだし，患者だけでなく家族の身体的・精神的ケアを行うこと．

[*2]：Medical Care Station：医療介護現場の情報共有・連携に対応できる完全非公開型の医療介護専用SNS．LINE形式のタイムラインにて「見る」「つぶやく」だけのシンプルな操作．

[*3]：e-Heart Home Care Monitoring System：当施設と日本光電社の共同開発．1枚のワイヤレス心電図パッチを胸に貼り自宅内歩行は可能とし，在宅内ではそのデータを患者・家族が見れる心電図モニターで表示配備．そしてその心電図モニター生波形（および呼吸波形，血圧，酸素飽和度も測定可能）をクリニック内のセントラルモニターおよび医療・介護に携わる関係者のモバイル機器でタイムリーに観察可能となる．

表 7-10　症例Cの薬物治療および非薬物治療

訪問診療導入時	追加治療
エナラプリルマレイン酸塩 5 mg	在宅補助人工呼吸機器（ASV）
カルベジロール 5 mg	オキシコドン塩酸塩 10 mg
フロセミド 40 mg	アローゼン 1 g，センノシド 12 mg
ジゴキシン 0.125 mg	ブロチゾラム 0.25 mg
スピロノラクトン 25 mg	ロラゼパム 1.5 mg
ピモベンダン 2.5 mg	ジメチコン 120 mg
アミオダロン塩酸塩 150 mg	頓服：オキノーム®散，セニラン®坐薬

院を繰り返し，徐々に生活活動度が低下していた．2013 年 5 月，通院困難にて，当施設からの在宅訪問診療が導入となる．2013 年 7 月軽労作での息切れから（NYHA Ⅲ），安静時でも呼吸苦を自覚するようになり（NYHA Ⅳ），総ビリルビン 1.5 mg/dL，クレアチニン 2.1 mg/dL と肝腎機能の増悪，また BNP 1500 と高値を認めていた．呼吸苦の増悪に加えて，全身倦怠感，食欲低下，腹部膨満感，尿量低下，そして不眠，疼痛，不安，便秘症状などの症状が顕著となる．訪問開始時でのリビング・ウィルにて最期まで自宅でいることを望んでいた．そこでそれぞれの症状に対して表 7-10 のように薬物治療および非薬物治療を行い，自宅にて安らかに永眠された．

d.　症例 D（在宅での強心薬持続点滴）

　70 歳男性，慢性心不全，拡張相肥大型心筋症の患者．D 総合病院にてドブタミン 3γ の持続点滴からの離脱困難，患者は自宅に帰りたいという強い希望があり，在宅訪問診療導入の方針となる．末梢挿入中心静脈カテーテル（Argyle，COVIEN，ダブルルーメン，4.5 Fr x 60 cm）を挿入し，輸液ポンプ（テルモ TE-261）を用いて在宅療養が開始となる．在宅では，予備の輸液ポンプを配備，e-Heart Home Care Monitoring System を導入し，訪問看護ステーションとともに情報共有を行う[*4]．当院における在宅強心薬投与の条件を下記する．
①適切な心不全治療がされているにも関わらずカテコラミン離脱が困難な重症心不全
②在宅で終末期を療養する意思があり，医師が許可したもの
③自然死容認の意思があり，それを理解し，同意をしたもの
④介護できる同居者がいて，カテコラミン，点滴ポンプを在宅療養で使用するための知識・技術を習得できるもの
⑤トラブルに対応できる後方支援病院がある

e.　症例 E（在宅での LVAD 管理）

　50 歳男性，拡張型心筋症，慢性心不全の増悪を認め，E 大学病院で bridge to candi-

＊4：2013 年現在末期心不全患者における輸液ポンプ使用や強心薬投与は保険承認されていない．

C. 循環器専門医の立場から―重症心不全患者の在宅管理―

表7-11 在宅療養中の患者およびシステムの駆動状態のモニタリング間隔とその内容

	実施者	頻度	内容
1. 自己管理（患者自身が毎日チェックし，留意すべき事項）	患者	毎日	体温，体重，血圧[*1]，抗凝固療法[*2]，皮膚貫通部の状態[*3]，服薬内容，システムの駆動状態．
2. 診察	VAD管理チーム	1回/月	全身状態，血行動態，抗凝固療法，感染の有無，皮膚貫通部の状態，投薬内容・服薬の状況，システムの駆動状態．
3. 治療成績評価	VAD管理チーム	1回/6〜12か月	・運動能力（6分間歩行能力またはCPXなど）． ・血行動態（心エコー）． ・QOL（SF-36, EuroQolなど），精神神経機能評価（MMSE, TMT-Bテストなど）． ・その他の検査（頭部CT検査，胸部CT検査）．

[*1]：小型の血圧計や携帯型心電計を準備すれば，自宅でも簡単に生体情報を確認することができる．心電計は患者が不快感を訴えたときに，不整脈によるものかを鑑別するのに有用である．
[*2]：PT-INRを測定することができる血液凝固分析装置（コアグチェック®XSパーソナル）を用いれば，自宅においても日々のPT-INR値のチェックを行うことができ，在宅療養中におけるワルファリン量のコントロールに有用である．
[*3]：皮膚貫通部の状態を写真に撮って記録を残しておいてもらうことによって，その変化をとらえることが容易となる．
（日本循環器学会／日本心臓血管外科学会合同ガイドライン（2011-2012年度合同研究班報告）重症心不全に対する植込型補助人工心臓治療ガイドライン）

dacy（BTC）にて植込型補助人工心臓（LVAD）が挿入された．しかしながら，周術期の感染および脳血管障害を認め，臓器障害，コンプライアンス欠如，最終的な本人の希望変更などにより，実質destination therapy（DT）にて長期入院となっていた．患者は自宅へ帰ることを強く希望し，2014年4月より当院からの在宅訪問診療が導入となる．表7-11の人工心臓ガイドラインに沿い，月1回のD大学病院VAD管理チームとの連携をとりながら，当院より月2回の在宅訪問診療にて，全身管理のほか①機器管理・チェック，②ドライブライン，貫通部の感染予防ケア，③メンタルケア，④緊急時の対応などを行い，長期在宅療養のサポートを行っている．

5. 今後の課題

重症心不全患者のあたらしい医療の形として，心不全の在宅医療について述べてきた．実際の生活をみて，個々の症例の生き方によりそいながら，医療を提供することが必要となる時代となっている．しかしながら，末期がん患者の在宅管理，症状緩和と比べ，まだ確立されていない部分が多く，この分野の発展のためには，学術的な発展も必要と考える．今後の課題として，① 心不全の終末期の予後予測因子の確立があげられる．本邦の心不全レジストリーから適切な末期・終末期心不全の定義づけ，そして定量的な予後の予測方法が必要となる．次に，② 在宅での症状緩和ケアのために，オピオイド類の保険承認，心不全治療薬や輸液ポンプの使用拡大に伴う末期心不全の在宅ケアへの診療報酬拡大が必要である．③ 重症心不全症例に対する補助人工心臓治療においては，今後さらなる普及，長期管理の必要性，在宅治療・外来管理の推進が見込まれ，その受け皿としてそれぞれの地域での心不全の在宅医療の構築，ネットワーク作りが必

要と考えられる．最後に，重症心不全の在宅医療は看取り医療ではなく，患者・家族の生活の質の維持のため，心不全の増悪，繰り返す入院を予防する積極的医療であることを強調し，本項を終わらせていただく．

［弓野　大］

第8章
心不全診療における多職種連携

A．心不全の多職種連携とは

　多職種が介入して心不全の治療成績を上げようとするのが心不全疾病管理プログラムであり，日本の「慢性心不全治療ガイドライン（2010年改訂版）」，欧米のACCF/AHAのガイドライン，ESCガイドラインでもクラスIとして推奨されている．心不全の多職種連携を学術的な切り口で考えてみると，構成メンバー，行う場所，評価項目などを考えることが可能である．構成メンバーは，医師，看護師，薬剤師，栄養士，リハビリスタッフのほか，在宅での連携も視野に入れて，ソーシャルワーカー，ケアマネジャーなどが想定できる（**表8-1**）．また多職種連携を行う場所は病院などの専門施設以外に，場合により在宅も考える必要がある．評価項目は，多職種介入前と後の比較としてガイドライン推奨薬剤の順守率，コスト，身体活動能力，QOLの改善などを検討すると結果が出やすい．一方，心血管イベント回避をエンドポイントとして，多職種介入群と非介入群とで検討するとハードルが高くなり，よい結果が出にくいことが知られている．いずれにしても統一されたプログラム，評価法は存在せず，それぞれの患者特性と病院特性に応じたプログラムの運用が望まれる．**表8-2，3**にESCの推奨する心不全

表8-1　多職種チーム医療の構成メンバー，行う場所，評価項目

構成メンバー	場　所
循環器医 専門看護師 かかりつけ医 薬剤師 栄養士 心臓リハビリスタッフ ソーシャルワーカー 家族など支援者	循環器専門施設 在宅
	評価項目
	ガイドライン順守率 コスト削減 身体活動能力 QOL 心血管イベント回避

表 8-2　心不全疾病管理プログラムに含まれる内容

- 内服調整，デバイス調整
- 患者への内服の必要性，セルフケアの教育
- 患者自身による症状モニタリングと利尿薬の調整
- 退院後のフォロー（施設受診，訪問看護，電話相談，遠隔モニタリング）
- 医療機関による評価の増加
- 悪化時の早期対応
- 体重，栄養状態，運動能，QOL，検査所見の評価
- 高度医療介入への準備
- 患者，家族，介護者への精神的支え

(McMurray JJ, Adamopoulos S, Anker SD, et al.：ESC Guidelines for the diagnosis and treatment of acute and chronic heart failure 2012：The Task Force for the Diagnosis and Treatment of Acute and Chronic Heart Failure 2012 of the European Society of Cardiology. Developed in collaboration with the Heart Failure Association (HFA) of the ESC. Eur Heart J. 33 (14)：1787-1847, 2012 より改変)

疾病管理プログラムに含まれる内容とセルフケアの項目を記載する．また，今後の多職種連携においては，慢性心不全看護認定看護師が中心的役割を果たすが，認定看護師に期待される能力を表 8-4 に示す．

「多職種ならではの視点により問題点を洗い出し，多職種介入で解決する」のが基本姿勢であるが，本邦ではチーム医療と称しながら医師主導のカンファレンスに多職種が参加しているだけの形式もまだまだ多く見られ，各施設における独自の，自主的でかつ具体的なシステム構築が望まれる．

B．多職種連携に必要な準備

多職種連携に必要な準備として，①シンプルなチェックリストの作成，②患者指導書の作成，③多職種カンファレンスの継続などが必要である．チェックリストには，定期的に確認すべき重要な項目を掲載する必要があるが，ガイドライン推奨治療は数多くあり，すべてチェックすることは複雑すぎて多職種連携を行うに当たり実践的でない．したがって，多職種が介入するプログラムでは遵守すべき項目の厳選が望まれるが，具体的にどの項目に絞り込むのがよいのかは不明である．

B. ● 多職種連携に必要な準備

表8-3 心不全患者教育の項目

心不全の定義と疫学	心不全の原因を理解し,なぜ症状が生じるかを理解する
予　後	予後予測因子を理解する
症状モニタリングとセルフケア	症状モニターする
	体重を毎日測定し,急激な体重増加を認識する
	いつ,どのように医療機関に連絡するか知っておく
	呼吸困難が増加,浮腫悪化,3日以内の2kg以上の体重増加が認められた場合,患者自身が利尿薬の内服量を増やしてよい
薬剤治療	薬剤の適応,投与量,効果を知る
	副作用を知る
節　制	内服遵守を続行する
	塩分制限は重症患者には症状安定のために必要かもしれない
食　事	軽症心不全患者への水分制限は不要
	重症患者は1.5～2.0 L/日の水分制限を考慮する
	体重あたり30 mL/kgの水分制限も考慮
	低栄養に注意する
	健康に食事し,健康体重を維持
アルコール	男性20 mL/日アルコール,女性10 mL/日アルコールに制限
喫　煙	禁煙する
運　動	運動の有効性を理解する
	運動を規則正しく行う
	運動能力を評価する
旅　行	運動能力に応じた旅行プランを考える
	旅行時には病歴,処方内容を書いたものを携帯し,予備薬も持参する
	水分過多にならないよう調整する
性生活	問題点を医療関係者と話し合う
ワクチン	インフルエンザワクチン,肺炎球菌ワクチン接種を考慮する
快適な睡眠	肥満予防,禁煙,アルコールの節制
精神問題	抗うつ,認知機能の障害が生じうることを理解する
	必要に応じて治療を受ける

(McMurray JJ, Adamopoulos S, Anker SD, et al.：ESC Guidelines for the diagnosis and treatment of acute and chronic heart failure 2012：The Task Force for the Diagnosis and Treatment of Acute and Chronic Heart Failure 2012 of the European Society of Cardiology. Developed in collaboration with the Heart Failure Association (HFA) of the ESC. Eur Heart J, 33 (14)：1787-1847, 2012 より改変)

1. 手帳作成

　わかりやすい患者教育資材の準備は特に重要である．従来，心不全の書籍は専門家向きの難解なものが多く，患者自身が理解できるようなイラストを多用した冊子を新しく

表 8-4　慢性心不全看護認定看護師に期待される能力

1. 慢性心不全患者の身体および認知・精神機能のアセスメントを的確に行う．
2. 慢性心不全患者の心不全増悪因子の評価とモニタリングができる．
3. 症状緩和のためのマネジメントを行い，QOL を高めるための療養生活行動を支援する．
4. 慢性心不全患者の対象特性と心不全の病態に応じた生活調整ができる．
5. 医師，薬剤師，理学療法士，栄養士など慢性心不全患者を取り巻く多職種や，他の領域の専門看護師，認定看護師と慢性心不全のコントロール支援に向けて効果的に連携できる．
6. 慢性心不全患者・家族の権利を擁護し，自らが具体的な治療やケアの選択ができるよう倫理的配慮ができる．
7. 自らが役割モデルとなり，看護職者への実践指導や自ら解決の方向を見いだすことができるよう適切な相談および支援を行うことができる．

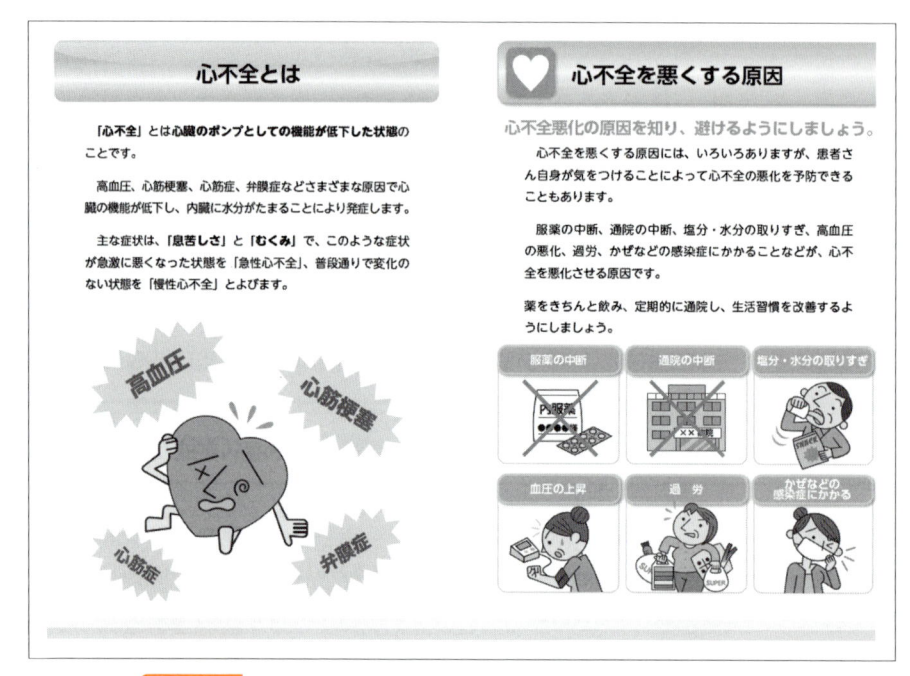

図 8-1　当院で実際に使用している心不全手帳の教科書的部分
心不全の病態，悪くする原因について説明している．

用意する必要がある．その中で，患者自身が理解できる心不全の悪化症状をリスト化し，患者自身がこれらの症状をモニターできるようにする必要がある．当院（兵庫県立尼崎病院）では，① 心不全について原因，内服薬の説明などの教科書的部分（図 8-1）と，② 血圧，脈拍，服薬状況さらには水分貯留の症状を患者自身が毎日チェックするような日記形式の部分とを併せ持った（図 8-2）心不全手帳を作成した．自覚症状，他覚所見の悪化が認められた場合，具体的にどのようにすべきか患者に指示しておくことも重要である（図 8-3）．

B. ● 多職種連携に必要な準備

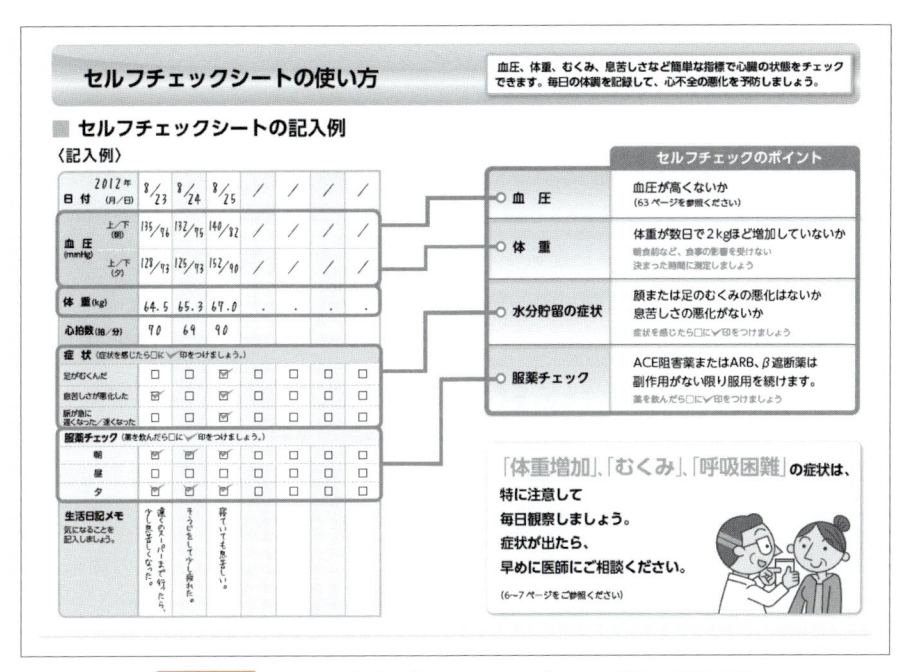

図 8-2 当院で実際に使用している心不全手帳の記録部分
血圧・心拍数とともに，水貯留の症状である体重増加，むくみ，呼吸困難に注意するようにした．

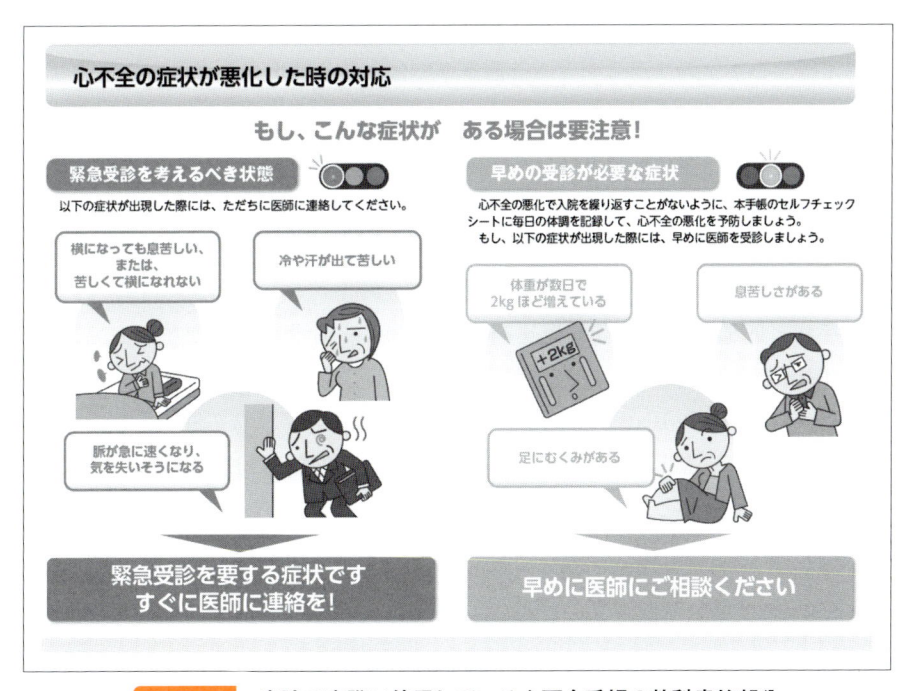

図 8-3 当院で実際に使用している心不全手帳の教科書的部分
心不全悪化時の症状と具体的な受診のタイミングを指示している．

2. 多職種カンファレンス

　多職種チームカンファレンスの継続は多職種連携を行ううえで必須事項である．当院では，週1回30分〜1時間の多職種カンファレンスを開催しているが，① 個々の症例に対して多職種介入治療を模索する場でもあり，② 多職種自身の学習の場でもある．その構成メンバーは，医師以外に循環器病棟看護師，集中治療室看護師，栄養士，心臓リハビリスタッフ，薬剤師であり，毎回持ち回りでそれぞれの部門が発表している．議題は個々の症例提示か症例のまとめにより，それぞれの部門が現在困っていることを取り上げ，その事項を多職種で解決できるように回を重ねている．当院で取り上げた議題には，水分，塩分制限，薬剤指導，緩和ケア，急性期リハビリ，急性期栄養管理，介護認定などがある．多職種ならではの視点から新たな介入点を探ることが目的であるので，決して医師主導の症例カンファレンスにすべきではなく，その開催は多職種の① 自主的で，かつ② 具体的な運営を目指すべきである．

3. 簡単な症状指標の設定

　多職種連携での自覚症状の悪化の把握に，あまり専門的な項目は不向きと思われる．例えば，心不全のフラミンガム診断基準では，Ⅲ音聴取や，頸静脈の怒張などもある．しかし，当院ではむしろ簡単な指標を組み合わせることが必要と考えており，体重増加，浮腫，呼吸困難といった水分貯留に起因する症状を把握することを提唱している．

4. 簡単な検査項目の設定

　症状と同様，検査も多職種連携ではなるべく簡単な指標が望ましい．BNP，NT-proBNPなどのバイオマーカーは，多職種間でも理解しやすい指標といえる．図8-4に心不全学会からのBNPステートメントを示す．また，今後の在宅医療では，POCTやポケットエコーなどの小型化した機器の導入（図8-5）による，継続的な心不全の状態把握も欠かせないと思われる．

B. ● 多職種連携に必要な準備

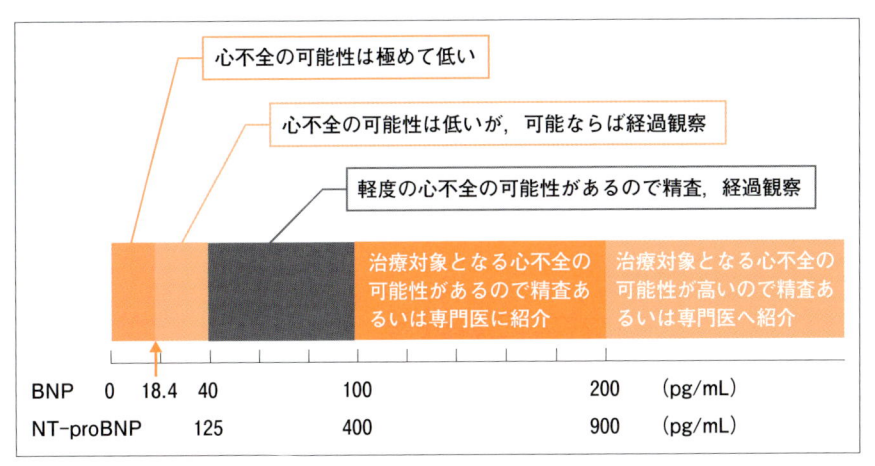

図 8-4 BNP，NT-proBNP 値の心不全診断へのカットオフ値

BNP，NT-proBNP の実数値の上昇により，心不全を疑う．
（日本心不全学会：血中 BNP や NT-proBNP 値を用いた心不全診療の留意点について）

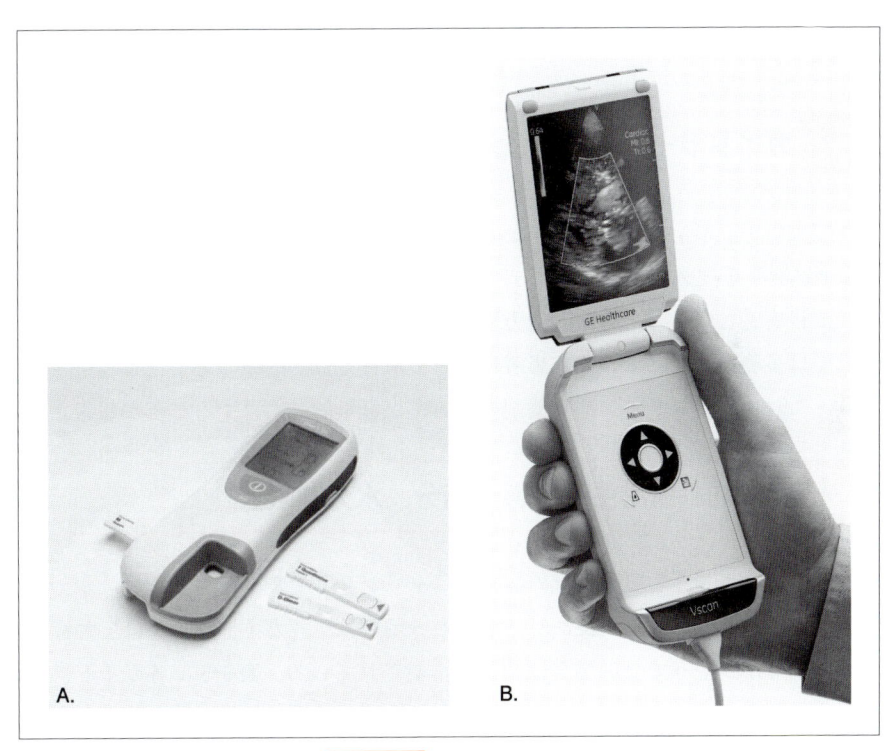

図 8-5 小型器機の例

小型なので持ち運ぶことが可能であり，在宅医療へも応用可能．
A．NT-proBNP の Point of Care Test（「コバス h 232」ロシュ・ダイアグノスティックス）
B．ハンディタイプのポケットエコー（「Vscan」GE ヘルスケア・ジャパン）

表 8-5　心不全ガイドライン中の水分制限の記載

日本循環器学会ほか（慢性心不全治療ガイドライン 2010 年改訂版）
　軽症の慢性心不全では水分制限は不要である．重症心不全で希釈性低ナトリウム血症をきたした場合には水分制限が必要となる．

2013 ACCF/AHA ガイドライン（Circulation）
　心不全 Stage D の患者について，特に低ナトリウム血症の場合，水分を 1.5〜2 L/日以内に制限することは有用かもしれない（Class IIa，Level of evidence C）．

ESC ガイドライン 2008（Eur Heart J, 33：1787-1847, 2012.）
　重症心不全では 1.5〜2 L/日に水分を制限する．軽症または中等症心不全での有用性は証明されていない（Class IIa，Level of evidence C）．

米国心不全学会ガイドライン 2010（J Card Fail, 16：e1-194, 2010.）
　塩分制限と利尿薬の投与を行っても水分貯留が生じる場合，水分制限を考慮する．重症心不全の場合，2 L/日以下（Evidence C）．

C．多職種連携で行うこと

1. ガイドライン推奨治療法の徹底

　収縮障害心不全の治療の基本として，生存率改善のために ACE 阻害薬，または ARB とβ遮断薬を投薬することがガイドラインでも強く勧められている．しかし，その効果は直接実感しにくいために，処方率は必ずしも高くないことが問題点となっている．欧米では多職種介入によって，患者自身と多職種全員が内服の必要性を理解することにより，これらガイドライン推奨薬剤の処方率が経年的に上昇することが報告されている．

2. 基本的な日常生活指導，塩分，水分制限

　基本的な事項として心不全の症状モニタリングとセルフケア，塩分，水分などについての指導が必要である（表8-3）．塩分水分制限は，各ガイドラインにて軽症の場合は不要であるが，そうでない場合は制限が推奨されている．表8-5 に各ガイドラインにおける水分制限についての記載を示す．ただし欧米では水分制限に関する注意点として，飲水量（in）を正確に把握することは困難であり，尿量と汗の水分量（out）を把握することはさらに困難であるために，飲水量にこだわることはあまり現実的ではなく，in-out による体重変化を把握することの重要性を強調している．また体重増加，浮腫悪化，呼吸困難悪化という水貯留の症状があれば，医師の指示なく看護師の指導で利尿薬の頓服投与，または一時的な増量が認められている．本邦では夏と冬で発汗量が 1L は異なるため，QOL を落とさないためには当然夏と冬では指導内容が異なるはずであり，今後の検討が望まれる．

C. 多職種連携で行うこと

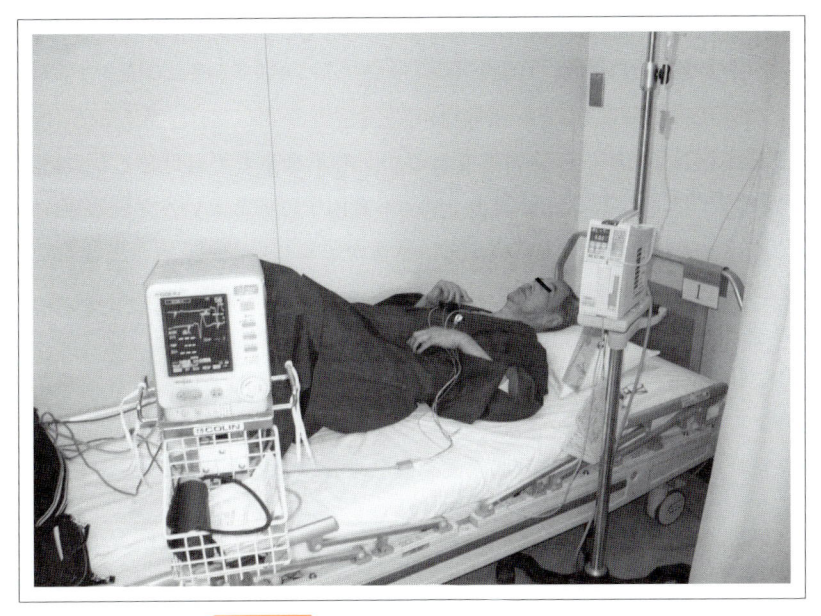

図 8-6 当院における外来点滴の様子

肺うっ血の悪化により入院を繰り返す心不全患者を対象に，週1，2回4時間かけて外来点滴を行う．血圧が保たれている間は血管拡張薬（硝酸薬，ハンプなど），血圧が低い場合はカテコラミンを使用している．

3. 心臓リハビリ

慢性心不全患者においては，心臓リハビリを行うことにより運動能量の改善やQOLの改善，心不全悪化による入院の減少が期待できる．最近われわれの施設では急性心不全患者における過度の安静，廃用萎縮を防ぐために，急性期からのベッドサイドでのリハビリを導入し，比較的早期からの多職種介入を心がけている．

4. 入退院回避の工夫

重症心不全患者は肺うっ血による入退院を繰り返して徐々に状態が悪化してゆくため，入退院回避のための工夫も必要である．当院では肺うっ血の悪化により入院を繰り返す心不全患者を対象に，週1，2回4時間かけて外来点滴を行っている（図8-6）．血圧が保たれている間は血管拡張薬（硝酸薬，ハンプなど），血圧が低い場合はカテコラミンを点滴し，必要に応じて利尿薬を静脈投与するが，外来点滴の導入前後の比較検討において入院日数の削減，入院回数の減少，コストの削減が認められることを報告した．最近では必要に応じて外来レベルでの順応性自動制御換気装置 adaptive servo-ventilator（ASV）導入も試みている．

5. 低栄養への注意

　肥満は心不全発症の危険因子であるが，心不全患者では低体重になってカヘキシー（心臓悪液質）になることがあり，予後不良因子であるという逆転現象が生じる．コレステロール値も一次予防の観点からは低値が望ましいが，心不全患者ではむしろ低コレステロールが予後不良因子であることも数多く報告されている．今後，心不全の多職種介入では低栄養にも注意が必要であり，慢性心不全患者の長期管理において不用意なカロリー制限，コレステロール制限を漫然と続けることは避けなければならない．急性心不全患者ではさらに急性期の侵襲により栄養状態が悪くなることが多く，急性期の不用意な絶食指示を避け，適宜経腸栄養や静脈栄養を考慮すべきである．

6. 終末期医療

　緩和ケアでは，呼吸困難だけでなく，うつ状態や痛み，浮腫，低栄養など多角的に問題点を検討する．詳しくは第3章を参照されたい．

D. 多職種連携の実践

　多職種連携の実践は院内と院外の活動に大別できるが，個々の施設の特性に応じた柔軟なシステム構築が望まれる．

1. 入院中と退院後をつなぐ院内連携

　まず，施設内連携を確立することが必要であり，コアメンバー，コア部門を決定する．入院中のコアは病棟看護師が適切であると思われ，当院では病棟において退院までに院内共通資材を用いて患者教育するようにしている．欧米では心不全患者の退院時に病棟看護師が1対1で1時間心不全について講義を行った結果，180日後の再入院・死亡数が有意に減少したという報告がある．
　入院中のみでなく退院後も多職種連携を続けて行う必要があり，この際のコア部門は心不全看護師外来，または外来患者も受け入れる心臓リハビリ部門が適切であると考えられる．外来レベルにおいて再度，① 生活状況，服薬状況，食事状況，運動能力などのチェックを継続的に行う．② 次に，チェックにより問題点が洗い出された場合は介入が必要であり，問題点に応じて心臓リハビリの強化や，栄養士による栄養指導を行う

D. 多職種連携の実践

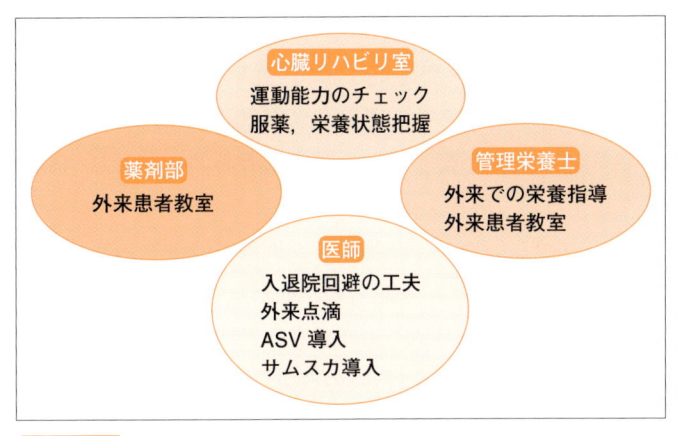

図8-7 当院における心臓リハビリ室を中心とした外来レベルでの心不全多職種連携

心臓リハビリ室では心不全外来患者の運動能力のチェック以外に，服薬状況や栄養状態なども把握する．問題点に応じて心臓リハビリの強化や，栄養士による栄養指導を行うように各部門の調整を行う．また定期的に患者教室も開催している．

ように各部門の調整を行う．全体的な患者啓蒙として定期的な患者教育教室の開催も有用である．図8-7に当院の外来での多職種連携を示す．③ 最後に，これらの活動内容を定期的に多職種カンファレンスで報告し，各部門のコンセンサスを得ることも重要である．心不全は合併症も多く，病態が多岐にわたるため院内パスの運用が困難とされているが，福井赤十字病院のように院内パスを用いて見落としを少なくする試み，アドヒアランスを向上させる試みを行っている施設もある．

2. 院外連携の強化

心不全の地域連携を行うためには，① 地域全体で心不全の理解を深めておくことと同時に，② 個々の症例についての検討が必要となる．しかし心不全の病態は個人差が大きく難解な学問であるとされ，院外での病診連携が困難な領域である．このため大学病院やセンターでのある程度クローズドな検討を除くと，最近まで一般病院で定着したシステムはほとんどない状況であった．当院では，退院時に地域連携室と病棟看護師とにより，退院時カンファレンスを開いている．また，訪問看護ステーション，医師会との継続的な心不全多職種連携の勉強会を行っている．

尾道総合病院では心不全手帳や退院支援スクリーニングシートを用い，看護師によるハート外来，外来点滴，外来心臓リハビリテーション，心臓病教室での教育を組み合わせて再入院を予防し，退院前カンファレンス，通院中のモニタリングカンファレンス，地域での研修会を通じて情報を共有している．また，JA長野厚生連北信総合病院では院外パスを用いて院外での連携を行っている．いずれも院外病診連携のモデルとして興味深く，今後各施設での状況に応じたシステム構築が望まれる．

今後は薬剤師による連携も注目されるものと予想される．在宅患者訪問薬剤管理指導料は1994年より設けられた点数であるが，近年在宅医療が重要視されるようになり，その指導料は順次改訂が図られてきた．平成20年改定では，これまで月1回目は500点，2回目以降は300点となっていた在宅患者訪問薬剤管理指導料が，2回目以降も500点に一本化する形で引き上げられ，有料老人ホームなどの「居住系施設」を訪問した場合の点数として，新たに「在宅患者訪問薬剤管理指導料2」（350点）が設けられた．訪問服薬指導を実施している患者の状態が急変した場合に算定できる「在宅患者緊急訪問薬剤管理指導料」（500点）も新設された．これに加え，日頃から訪問服薬指導を実施している患者に別の疾病で臨時の投薬が行われた場合には，薬剤服用歴管理指導料（75歳以上では後期高齢者薬剤服用歴管理指導料）が算定できることにもなった．現在，院外薬局は日々の業務に追われてこれらの点数を算定する薬局はむしろ少数派であるといわれているが，制度改定に伴い院外薬局が今後の多職種連携，病診連携に重要な位置を占めることになるものと予想される．

● 文　献

- McMurray JJ, Adamopoulos S, Anker SD, et al.：ESC Guidelines for the diagnosis and treatment of acute and chronic heart failure 2012：The Task Force for the Diagnosis and Treatment of Acute and Chronic Heart Failure 2012 of the European Society of Cardiology. Developed in collaboration with the Heart Failure Association（HFA）of the ESC. Eur Heart J, 33（14）：1787-1847, 2012.
- 中野善之：心臓リハビリで入院を回避する．Heart, 25：28-36, 2013.
- Nishi K, Sato Y, Miyamoto T, et al.：Intermittent infusions of carperitide or inotoropes in out-patients with advanced heart failure. J Cardiol, 59（3）：366-373, 2012.
- 吉田博之，田中めぐみ：心不全の院内パス．HEART nursing, 26（8）：806-807, 2013.
- 富山美由紀：地域ぐるみで入院ケアと外来ケアの連続性を考える．Heart, 3（9）：63-69, 2013.
- 渡辺徳，田中千恵子：慢性心不全の地域連携パス．HEART nursing, 26（11）：1169-1175, 2013.
- 中野正治：薬局間の連携から生まれる多職種協働への模索．調剤と情報, 18（2）：251-255, 2012.

［佐藤幸人］

第9章
症例から学ぶ緩和ケア実践の流れ

A．緩和ケアを難しくする心不全診療の問題

　ACC/AHA2005慢性心不全ガイドラインでは，心不全を進行性の病気と捉え，Stage A～Dに分類し（**図9-1**）[1]，各病期の診療指針を打ち出している．その中で，難治性心不全の状態を呈するStage Dの治療目標として，「A～Cまでの適切な治療を行うとともに，それ以上の治療がないとすればEnd of Life Careについてディスカッションすべきである」と示している（**表9-1**）．また，終末期には機能的予後および生命予後に関して，患者と家族に対して継続的に教育を行うことが推奨されている（**表9-2**）．しかし，民田は「がん治療とは異なり，心不全治療は末期になってもぎりぎりまで治療の可能性が残されているため，積極的な検査や治療を行うことが医療従事者の正しい姿勢である」との考えが現場にあり，予後不良であることを患者や家族に説明せず，退院させる

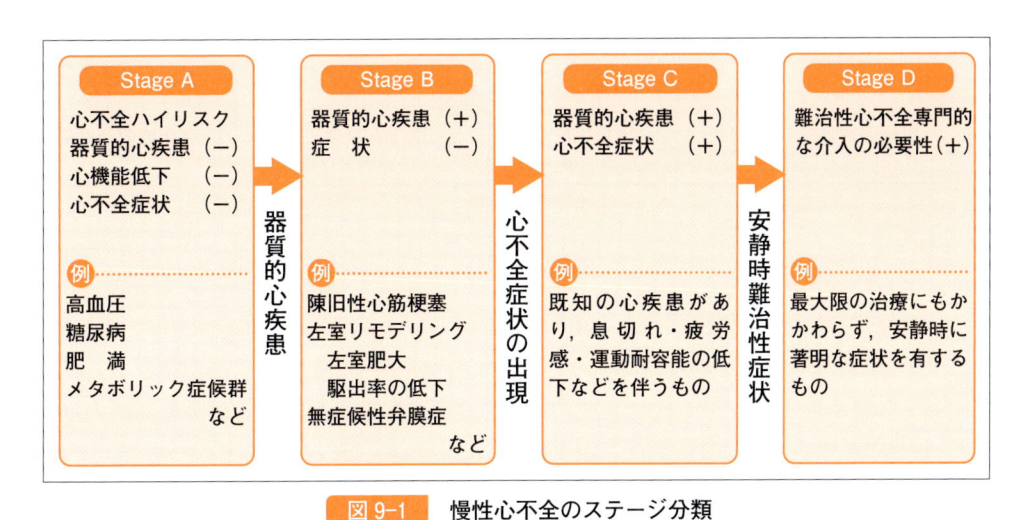

Stage A	Stage B	Stage C	Stage D
心不全ハイリスク 器質的心疾患（−） 心機能低下　（−） 心不全症状　（−）	器質的心疾患（＋） 症　状　（−）	器質的心疾患（＋） 心不全症状　（＋）	難治性心不全専門的な介入の必要性（＋）
→器質的心疾患	→心不全症状の出現	→安静時難治性症状	
例 高血圧 糖尿病 肥満 メタボリック症候群 など	例 陳旧性心筋梗塞 左室リモデリング 左室肥大 駆出率の低下 無症候性弁膜症 など	例 既知の心疾患があり，息切れ・疲労感・運動耐容能の低下などを伴うもの	例 最大限の治療にもかかわらず，安静時に著明な症状を有するもの

図9-1 慢性心不全のステージ分類

(Hunt SA, Abraham WT, Chin MH, et al.：ACC/AHA 2005 Guideline Update for the Diagnosis and Management of Chronic Heart Failure in the Adult：a report of the American College of Cardiology/American Heart Association Task Force on Practice Guidelines Circulation, 112（12）：154-235, 2005)

表9-1　Stage D　難治性終末期心不全に対する勧告

Class I
1. 体液貯留のコントロール（Level B）
2. 適応のある患者の心移植への紹介（Level B）
3. 専門的心不全プログラムへの紹介（Level A）
4. 推奨されている治療を行ったにもかかわらず重篤な症状を有する患者と家族に対して終末期ケアの選択について話し合いを行うこと（Level C）
5. 除細動器を植え込んでいる患者に対し，除細動機能をInactiveにする選択についての情報を提供すること（Level C）

Class IIa
1. 1年死亡率が50％以上の高度に選択された終末期心不全患者において永久的，あるいは"最終的な"治療として左室補助装置を考慮すること

Class IIb
1. 重篤な症状を有する難治性終末期心不全の患者に対し，治療法決定の指針として肺動脈カテーテルを留置すること（Level C）
2. 二次性の重症僧帽弁閉鎖不全症に対しての僧帽弁形成あるいは置換（Level C）
3. 症状の一時的緩和としての陽性変力作用薬の持続的経静脈投与（Level C）

Class III
1. 難治性終末期心不全を有する非虚血性心筋症に対する左室部分切除
2. ルーチンの陽性変力作用薬間歇的投与

(Hunt SA, Abraham WT, Chin MH, et al.：ACC/AHA 2005 Guideline Update for the Diagnosis and Management of Chronic Heart Failure in the Adult：a report of the American College of Cardiology/American Heart Association Task Force on Practice Guidelines Circulation, 112（12）：154-235, 2005)

表9-2　終末期に考慮すべき事項についての勧告

Class I	1. 機能的予後および生命予後に関して患者と家族に対して継続的に教育を行うこと（Level C） 2. 臨床的な状態を再評価して患者および家族に事前指示を作成し実行することの選択と緩和的ケアやホスピスケアサービスの役割などについての教育を行うこと（Level C） 3. 植込み型除細動器をInactiveにする選択についての話し合い（Level C） 4. 入院と在宅での医療的ケアの継続性を保証すること（Level C） 5. 麻薬を含む苦痛を取り除くために適切なホスピスケアが推奨され，症状緩和のために強心薬や利尿薬を投与することを除外すべきでない（Level C） 6. すべての心不全患者にかかわる職業人が現在の終末期のプロセスを検証し，緩和と終末期ケアのアプローチの改善に向けて取り組むこと（Level C）
Class III	最期の数日間にアグレッシブな治療手技を行うこと（NYHA IV度で治療による臨床的改善が期待できない患者に対する挿管や除細動器の植え込みを含む）は適切ではない（Level C）

(Hunt SA, Abraham WT, Chin MH, et al.：ACC/AHA 2005 Guideline Update for the Diagnosis and Management of Chronic Heart Failure in the Adult：a report of the American College of Cardiology/American Heart Association Task Force on Practice Guidelines Circulation, 112（12）：154-235, 2005)

こともあると臨床での問題点を指摘している[2]．つまり，心不全の場合いつからが終末期なのか予後予測が難しいといえる（第1章-A，図1-2参照）．

本邦では，2010年日本循環器学会が「循環器疾患における末期医療に関する提言」を発表した[3]．その提言では，末期状態end-stageとは，最大の薬物治療でも治療困難な状態であり，終末期end-of-lifeとは，繰り返す病状の悪化あるいは急激な増悪から，死が間近に迫り，治療の可能性のない末期状態と定義されている．さらに心不全の末期状態として，①適切な治療を実施していることが原則，②慢性的なNYHA IVの症状を

訴え，頻回または持続的点滴治療が必要，③6か月に1回の入院，EF 20％以下，④終末期が近いと判断されること，など具体的な項目が挙げられている．この末期状態から人生の最期のときについて医療者が患者や家族と話し合おうとしても，6か月に1回程度の入院では，患者は「またすぐよくなる」との思いが強く，なかなか死について具体的に考える状況ではないのではないかと考えられる．慢性心不全患者は急性増悪を何度も繰り返すことで，死が迫るような息苦しさ，呼吸困難感を体験しても，治療により症状が回復する過程を何度も繰り返している．そのため，「今度もまた医師が何とかしてくれる」「治療を受ければ大丈夫」という思いを抱きやすい．つまり，前述したように医療者の問題だけではなく，患者もまた人生の最期のときについて話し合う準備はできていないという問題がある．

では，いつの時期から，誰が，どのように患者・家族と人生の最期の時間の過ごし方について話し合えばよいのか，緩和ケアはいつから行われるべきものか，今回は筆者が実際に経験した症例を振り返り，考えてみたい．

B. 症例紹介

> A氏　70歳代　女性
> 診断名：拡張型心筋症または虚血性心筋症
> 既往歴：糖尿病　高血圧　脂質異常症　脳梗塞（10数年前）
> 家族構成：夫（定年退職後）　長女（事務→A氏の介護を理由にパート勤務へ）
> 職業：洋裁　主婦
>
> 　　　　　　　　　　A氏　　夫
> 　　　　　　　　　　　長女

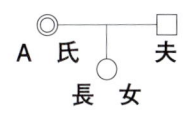

A氏は，十数年前に他院で心筋症の診断を受けた．その4年後，心不全増悪で当院に救急搬送され，内服治療が強化された．その後，数年間は心不全を起こすこともなかったが，徐々に心不全増悪を繰り返すようになり，2年前には1年間に6回も入院することになった．A氏のこれまでの心機能の推移と大まかな治療の経過を表9-3に示す．

1. エンド・オブ・ライフ・ケアのディスカッションの導入（心不全入院6回/年頃）

A氏は，数年前から心不全で1回/年入院するようになったが，この頃は家事をこなし，娘と2人で旅行に行って美味しいものを食べ，楽しく生活していた．しかし，2

表 9-3　A氏の心機能と治療経過

時　期 心不全入院	10年前頃 当院初入院	数年前 1回/年	2年前 6回/年	20XX年 在宅治療	20XX年 最期の入院
左室拡張末期径	5.8 cm	6.1 cm	6.4 cm	6.5 cm	5.8 cm
左室収縮末期径	4.8 cm	5.4 cm	5.5 cm	6.0 cm	5.3 cm
左室駆出率	34%	22%	26%	18%	16%
僧帽弁逆流	なし	Ⅱ度	Ⅲ度 （逆流率60%）	Ⅰ度	
治　療	2年後脳梗塞 麻痺なし ワーファリン開始	心臓リハビリ開始 外来心リハ通院 ASV導入	経口強心薬開始 僧帽弁形成術施行 CRT導入 在宅カテコラミン点滴開始		ドブタミン・ミルリノン・カルペリチド・フロセミド点滴 モルヒネ開始

　年前には6回/年も心不全入院することになった．筆者は，この頻繁な入院でA氏の最期のときを考えるようになった．
　一方で，A氏は最期を考えるような状態ではなく，「今度は6か月くらい家にいるように頑張る」と繰り返していた．この頃，長女が少しずつ家事を手伝うようになっていたが，A氏は台所だけは自分の場所として守り続けていた．またA氏は，もともとせっかちな性格でトイレへ歩くスピードが速く，それによって脈拍が増えていたが，「だって，何ともないもの．もともと早く歩いていたのに，ゆっくり歩く方がしんどいのよ」と，悪化する心不全とは裏腹に，まだまだ自分の病状が進行していることを納得できていなかった．どんなに活動が負荷であるかを医療者から再三指摘されても，しぶしぶ車椅子を使用することはあっても，家の近くでは「恥ずかしい」と歩いていた．またこっそりと家を抜け出し，坂道を上って買い物に出かけていた．そのようなA氏が最期のときのことを考えるのは無理な話とも思えた．
　長女は再三の入院に悪くなってきていることを実感し，「どこに居てもいいから少しでも長く生きてほしい」と考えるようになり，自分の仕事もパート勤務に変更し，A氏の負担を減らそうとしていた．またこれまで楽しんでいた旅行も，旅先で何かあっては困るとの思いから，「旅行にも行けない」と言い，A氏は楽しみを奪われたようであった．筆者は，A氏が動ける時間は限られていると感じ，A氏・長女に「本当にしんどくなると動けなくなって，旅行なんて行けなくなる」と伝え，今のうちに楽しむのも選択肢のひとつであること，そして旅行を楽しんだことで心不全を悪くすることは十分考えられるが，日本国内であれば治療は可能，旅行先の病院を調べてから旅行に行けばよいと提案した．
　そうやって，動ける時間を大切に過ごしていたA氏と家族であったが，やはり心不全増悪は避けられなくなり，医師から自宅での生活が負担となっているため，施設への入所や療養型病院への長期入院などを提案された．そこで初めて，A氏は「先生や看

護師から言われたとおりに生活していた．それなのに何で何回も入院してしまうのか．徐々に悪くなっていることも感じる．よくならなくても現状を保てたらと思う」「施設っていうと，もうそこから死ぬまで帰れないっていうイメージがあるじゃない．だから嫌だなって思うの．入退院を繰り返しても家に帰りたいって」「死ぬまで楽しいことをして，美味しいものを食べて，死ぬときは苦しまずにコロッと逝けたらいい」と悪くなっている病状への思いや，自分の最期について語るようになった．筆者は，A氏と死について話し合うチャンスだと考え，「コロッと逝く」とはどのようなイメージなのかを確認した．A氏は「朝布団で冷たくなっている」と答えた．慢性心不全患者がA氏の望むように「コロッと逝く」ためには，致死性不整脈による突然死ということになり，その可能性は否定できないが，やはり一般的には心不全死による死がイメージされた．そのため，筆者は「人間ってそんなに簡単に楽に死ねないと思うよ」と伝え，ただ苦しくてどうしようもなくなったときには，苦痛をとる治療があるということを伝えた．このときA氏は「ふぅん」と他人事のように聞いていた．

2. 最大限の心不全治療（僧帽弁形成術）の検討

　経口強心薬の導入・増量，利尿薬の追加，利尿薬の頓服使用と，心負荷軽減のため家事をしなくなったA氏は，4か月ほど家で過ごすことができた．しかし，機能性僧帽弁逆流のために，夜間呼吸困難，咳，全身倦怠感などの自覚症状が強いA氏に対して，僧帽弁形成術が検討され，A氏と家族に手術の説明が行われた．A氏は，「車椅子でしか買い物に行ったりできないから，少しでいいから自分の足で歩いて，お店の中を見て回りたいと思って」「それに北海道旅行に行きたい」と手術を決意された．筆者はA氏が手術に対して過度な期待を抱いていないかと心配し，筆者からも「手術は弁の逆流を止めるだけで，心臓自体の動きがよくなるわけではない．現状維持．すっきりよくなるわけではないと思う」と伝えた．A氏は「だんだん怖くなってきた．でも，もう逃げられないわね」「もし手術中に何かあっても，それは苦しまなくてもすむってことよね」と手術のリスクは覚悟して手術に臨んだ．

　手術は成功した．心不全コントロールに3か月を要したが，CRT-P（両心室同期療法）の導入や心臓リハビリテーションを行い，自宅に退院することができた．しかし，僧帽弁形成術がうまくいっても，心機能の低下，心不全の進行を止めることはできなかった．逆流がなくなったことで肺うっ血に伴う呼吸困難は減少したが，A氏は低心拍出に伴う全身倦怠感が常にあり，体重は次第に増加した．1週間ごとに外来で利尿薬の点滴を行っても，2週間で入院が必要な状態となった．A氏は「食事を食べただけで，息がハァハァする」「とにかくしんどいのよ」「手術しない方がよかった」とつらさ・苦しさを訴えた．以前同室だった心不全患者の最期を思い出し，「あんな風になるのか？って医師に聞いたら，否定できないって言われた」「あんなのは嫌．苦しいのは嫌．楽に眠れるように死にたい」「手術しても現状維持って言われたけど，手術前より

悪くなってる」「なんで10年前に手術できなかったのか．悔しい」「何かしたいわけじゃないの．普通の生活がしたいだけ」「（診断されたとき）本をいっぱい買って調べたの．そしたら寿命は5年って書いてあったのに，私はもう10何年生きているでしょ．だから長く生き過ぎたのよ」「1年くらい前に点滴が外れなくなるって医師からそう聞いていたけど，とうとうって思う」「施設に行くとかまでいかずにすっと逝きたい．何にもすることがなくて，ずっと考えていると，精神的にまいってきたの．怖い」と悪くなっていく病状と向き合い，最期のときを語り始めた．筆者はA氏が訴える死への恐怖，もどかしさに耳を傾け続けた．このとき，A氏の状態を考えるとそう遠くない時期に死が訪れるであろうことは否定できず，A氏の死の恐怖にかける言葉もなく「そう思われるんですね」とあいづちを打ちながら聴くのが精一杯だった．

3. 最期の場の検討（手術から6か月後）

手術の退院から5回目の入院を迎えたA氏は，いつもの強心薬である塩酸ドブタミン（ドブポン®）にカルペリチド（ハンプ®）を追加しても心不全が改善せず，体重は増え，低心拍出に伴う倦怠感や呼吸苦は増強し，夜も眠れない日々が続いた．A氏は「心臓はもうよくならないのだから身体がしんどいのは仕方がない．死ぬのは怖くないのよ．楽に死ねたらいいなと思うくらい．でもね，悔しくて」「家族もいるのにね，寂しいなって思うの．おかしいでしょ」「亡くなった親にね『私はこれまで頑張ってきたじゃないか，なのに何でこんな仕打ちをするのか』ってそう言いたい」と現状を受け止めていたが，点滴治療でも症状が改善せず，点滴が外せなくなっていること，そうなると転院を考えないとならないこと，転院が嫌なら点滴をしたまま家に帰るという選択肢もあることなどが，A氏と家族に説明された．A氏は「よくなるために手術したのに．しなければよかった．お水も飲めない，自由に動けない，こんなの生きているっていわない．死んだ方がましよ．日に日に悪くなるのはわかるの．家に帰って，点滴したりするのは別にいい．先生や訪問看護師さんに診てもらえればいいと思う．早く，一刻も早く家に帰りたい」と話していた．しかし，いよいよ苦痛が強くなってくると，「これまで先生や看護師さんの言うことを聞いてきたのに，こんなにしんどいなんて嘘つきだ‼︎こんなにしんどいならもう死んでしまいたい．終わりにしたい」「人間は簡単に死ねないと聞いた．今でもこんなに苦しいのにこれ以上苦しくなるのかと思うと怖い．心配」「自分がこんなに弱い人間だなんて思わなかった」「病院なんか嫌．白い天井だけ見ているなんてまっぴら．家に帰りたい．それで死ぬならもうそれでいい」と言い，医療者を拒否するようになった．医療者には背中を向け，話をしなくなってしまった．

筆者はA氏の最期のときが近づいているのだと感じた．A氏の望みを叶えるためには，家族の覚悟，地域で支える往診医や訪問看護師のサポートが必要不可欠だった．そのため，まずはキーパーソンである長女と何度も話し合った．長女は，「母はこれからどうなっていくのでしょうか．これまでは点滴をしたら少し楽そうになっていたけど，

今は点滴の量が前より増えていてもどんどん顔もむくんで，しんどそうで．母は家に帰りたいって言うけど，とてもじゃないけど，怖くて連れて帰れない．少し落ち着いたら，ちょっとは外に連れ出してあげたいとは思うけど．最近は元気になるって思えない．想像ができない」と語った．長女の揺れる気持ちも十分理解できたが，病院にいても最期のときは近づきつつあり，その状況はどこに居たとしても変わらないと思えた．そこで，長女と2人でA氏が病気を診断されてからこれまでどんなに頑張ってきたのかを語り合った．そして，A氏の病状と迫りくる死について，A氏が死の恐怖から医療者を拒絶しあんなにも家に帰りたいと訴えていること，この病院で最期まで看取りたい気持ちももちろん強くあるが，A氏に残された時間は限られたものであるため看護師としてA氏の思いを叶えたいこと，それが後悔を残さないことにつながるように思うと長女に伝えた．医師からも繰り返し，病状説明が行なわれ，新しい強心薬のミルリノン（ミルリーラ®）を試してみる話も提案されたが，A氏は「そんなことしてもしんどさがなくなるわけではない．それならば早く家に帰してほしい」と繰り返した．

　長女はこれまでにもお世話になっていた訪問看護師さんに相談し，「協力するから，家で看てあげよう」と後押しをもらい，A氏の夫も「そんなに本人が言うなら，もう長くないなら家で看てあげたらいい」と言われ，「怖いのは怖いけど，もう私が覚悟を決めないとならないと思って」と決断された．A氏は，強心薬の塩酸ドブタミンとカルペリチドの持続点滴をしたまま家に帰ることになった．それからは，病棟看護師が長女に点滴をしたままの着替えの方法，輸液ポンプのアラーム対応などを説明し，練習を重ねた．医師は退院に向け少しでも管理がしやすいようにPICCカテーテルを挿入し，点滴内容を在宅向けに調整した．当院の地域医療連携センターの看護師の呼びかけのもと，主治医，往診医，病棟看護師，ケアマネージャー，訪問看護師，筆者などが集まり，在宅ケアカンファレンスを開催した．

　A氏は家に帰れると決まってから，少しずつ笑顔を取り戻し，医療者とも話をするようになった．しかし，退院の日には不安そうな顔で，「（ストレッチャーに乗り）こんな姿で天井を見て帰ることになるなんて」と涙ぐまれた．しかし，家の近くに近づくと表情が和らぎ，車の中から外を見て，家の前に到着したときには，自分に掛けられていた毛布をたたみ，家のベッドに連れて行ってもらうと，キョロキョロと懐かしいお部屋を見回して，満面の笑みを見せてくれた．輸液ポンプの管理のために退院に同行した筆者は，その様子を見て，家族は大変かもしれないが，今回の決断はA氏にとって最善であったのだと改めて感じた．A氏は，落ち着いてから念願のラーメンを食べ，ささやかな望みを叶えることができた．

4. 本当の意味でのQOLを再検討（持続点滴をした在宅での生活の光と影）

　A氏は，持続点滴と尿道カテーテルを留置した状態で，在宅で過ごすことになった．倦怠感や呼吸苦は完全に消失したわけではなく，ずっと点滴に繋がれ，家の中で自由に動くこともままならない状況であった．

退院から3週間が経過したころ，往診医から「日中に過換気になり心拍数が上昇した．心不全徴候は認めないが，本人・家族の不安が強く，経過観察入院を強く希望されている」との連絡があり，救急車で来院され入院となった．A氏は「もうね，夜も眠れなくて，息が苦しくて．病院には来たくなかった．また帰れなくなったら」と，ずっと眉間にしわを寄せ，表情も硬く，こわばった表情で涙を潤ませていた．A氏は，「家に帰ったらストレスからすべて解放されると思っていたけど，結局何もできないから天井を見て，寝ているだけなので何も変わらなかった」と語った．刺身や，ウナギ，カップラーメンなど好きなものを食べることができた反面，医療者がいない環境で息苦しさが増してくる恐怖を体験し，パニックとなり，過換気を起こした．鎮静薬や呼吸苦に対する麻薬の使用など緩和ケアを行なう時期とも考えられた．しかし，これだけ意識がはっきりして，食べることを楽しみにしているA氏にとって，それを奪う可能性のある鎮静が本当に適切かどうかも悩むところであった．入院中に今のA氏にとって何が幸せなのか，A氏は何がしたいのかを話し合った．A氏は「点滴は外さなくてもいい，このままでいいからお寿司を食べに行きたい」と言われ，持続点滴をしたままの外食がA氏の目標となった．

入院による安心感からA氏は穏やかに入院生活を過ごされ，1か月の入院を経て，また在宅での生活に戻られた．訪問看護師は毎日点滴の更新と，検温を行ない，往診医の診察は週に1回，3週間に1度はA氏の希望で当院の外来で主治医の診察も受けるというスケジュールを組み，自宅での生活も波に乗せることができた．2か月を越える期間を自宅で過ごした．そして，その間にA氏の念願だったお寿司屋さんに食べに行ったり，ホテルで食事をしたり，往診医と訪問看護師と居酒屋に行くことができた．A氏は外来に来るときにその様子を嬉しそうに語ってくれた．これは病院で得られる安心感を支えに，地域で支える医療者すべてがA氏の残された時間を有意義なものにするための，霊的な苦痛を緩和するためのケアであったと考えられる．

5. 緩和ケアのタイミングの検討（最期の看取り）

倦怠感はとりきれず，食後には呼吸苦がつきまとう状況に変わりはなかったものの，外食をするなど楽しみをもちながら生活していたA氏であったが，とうとう心不全がコントロールつかない状況がやってきた．

最初はいつもの夕食後の呼吸苦がこれまで以上に強く感じられたことをきっかけに，パニック・過換気となり，往診医がジアゼパム（セルシン®）などで対応しても不安は拭いきれず，救急外来を受診した．心不全増悪は認めず，一旦帰宅となったが，その後，不安は増す一方となり，A氏は「しんどい．助けて．こんなにしんどいのは初めて．しんどい，苦しいの．助けてよ」と家の壁を叩きながら，「もう何とかして．早く病院に連れて行って」と泣き叫んでいた．再度救急車で来院することとなった．いくら病院の医師や看護師が「心臓が悪くなっているわけではない」と説明しても，呼吸速迫

はひどくなっていた．しかし，主治医の顔を見ると初めてA氏の呼吸が平穏となり，うとうとと眠りはじめることができた．筆者はこの様子を見ていて，A氏が自宅での生活をどれほど不安に思っていたか，主治医に診てもらえることがどれだけ安心感をもたらすのかを実感した．

　入院後は，倦怠感があっても食後の呼吸苦があっても泣き叫ぶようなことはなく，穏やかに過ごすことができた．しかし，入院10日が過ぎたころから利尿薬を増やしても，塩酸ドブタミンを増やしても，カルペリチドを増やしても，体重が増加するようになってきた．A氏は「今日はちょっとしんどいかな．でも，こんなのはいつものことよ．じっとしていても身体はだるいし，しんどいのは変わらないでしょ」と言いながら，動けるうちに点滴をもって旅行に行きたいなと楽しい話をしていた．

　長女は，A氏の変化を敏感に感じ取り，不安を募らせていた．それは当然のこととはいえたが，本当にもう残された時間はなく，今家に帰らないのであれば，このまま病院で亡くなることも十分あり得ると考えられた．そのため，治療の限界が近づいてきていること，今退院しなければ家で死にたいというA氏の希望を叶えることはできないこと，治療を継続すると命を永らえることはできるかもしれないが，その間のA氏の苦痛を完全に取り除くことは難しいかもしれないこと，次にパニックになるような呼吸困難が起これば，それが緩和ケアを行なうタイミングかもしれないことなどを筆者から長女に伝え，話し合った．長女は，「これ以上苦しい思いをさせてまで生きてほしいと思わない，家に連れて帰りたくないわけじゃない，負担でもない，でも病院で主治医の先生に診てもらっている安心感は何ものにも代えがたい，ただただパニックになる母をみているのが怖い．緩和ケアに関しては難しいことはわからないので，先生にお任せしたい」と話された．

　長女の意向を受け，主治医からA氏と長女に今後の治療方針について説明が行なわれた．A氏も「こんなにしんどいのでは，家に帰っても何もできないから入院したまま，治療は先生にお任せします」と承諾された．ミルリノン（ミルリーラ®）の点滴が追加され，持続のフロセミド（ラシックス®）の点滴も開始された．しかし，全身倦怠感，呼吸困難感は変わらず，胸部X線写真では，胸水貯留と肺うっ血を認め，心不全は増悪傾向となった．筆者はその様子を見ていられず，医師にも緩和ケアの導入を相談した．しかし，そんなに意識がはっきりしているA氏が薬で眠ってしまうかもしれないことを本当に家族が望むのかと医師から進言され，苦痛の緩和をどのタイミングで開始すべきか，医師も，家族も，筆者も悩み続けていた．

　しかし，入院から1か月が経過しようとした頃，腹部膨満感が強く，嘔吐されるようになった．A氏はぐったりして「しんどい」とだけつぶやき，筆者が「しんどいのを取ってほしい？」と聞くと，「うん」と頷かれた．長女，医師とも相談のうえ，塩酸モルヒネ5mg/日のごく少量から，ハロペリドール（セレネース®）と併用し，開始した．この頃より尿量減少も認め，嘔気や呼吸苦，眠たいのに眠れないしんどさなどの苦痛が増してきた．塩酸モルヒネを少量ずつ増量し，苦痛の緩和に努めた．同時にA氏が覚

醒したときには，フルーツを食べたり，車椅子に乗って外来のコーヒーショップに出かけたり，外の空気を吸いに散歩できるようにケアを続けた．

モルヒネの持続点滴を始めて2週間後A氏は家族に見守られながら永眠された．このとき塩酸モルヒネは50 mg/日まで増量していたが，亡くなる2日前まで車椅子に乗り，コーヒーショップでのお茶を楽しむことができた．

C. 最大限の心不全管理の中で行う緩和ケア

筆者は，この症例に対して亡くなる2年前からエンド・オブ・ライフ・ケアについて話し合っていた．このときに話していた「人間は簡単には死ねない」という言葉が，苦痛が増強したときにA氏に重くのしかかることになってしまった．しかし，A氏が死を強く意識したとき，自分が何をしたいのか，どこで過ごしたいのか明確な意思を示すことができたきっかけになったと考えられる．また，2年前から緩和ケアについてA氏に情報提供をしていたことで，本当に苦しくなったときに筆者が「苦しいのを取ってほしい？」と聞いただけで，A氏には何のことか理解できたのではないかと思う．患者の苦しさが増したときには，もう「死」について話せなくなっているのではないか．そのため，まだまだ患者が自分のこととして「死」を捉えていない時期から，話し合っておく必要があるのだろうと思う．

また今回は，筆者が緩和ケアについて患者や家族と話し合っている場面を多く紹介した．これは，筆者が単独で考えて行ったわけではなく，医師の意向を確認し，相談し，そのうえで筆者が口火を切ることを買って出たのである．これは，キュブラー・ロスが「患者は一縷の希望を持ち続け，最期まで手を尽くしてくれる医療者を信頼できるのである」[4]と述べているように，慢性心不全患者にとってこれまで命を救ってくれた医師への信頼は，計り知れないからである．その医師から治療の限界を告げられることほど衝撃が大きいものはない．生きる希望は奪われてしまうかもしれない．そのため，患者や家族とまず話をし，患者や家族の希望を把握する役割を看護師が担うのがよいのではないかと考えた．そのように段階を踏んだうえで，きちんと医師から説明を受ける方が患者や家族は最期について考えやすいのではないかと考える．

また心不全の緩和ケアは，最大限の心不全管理が行われたうえで行われるべきものと考える．A氏は最期まで旅行に行ったり，好きなものを食べたり，自由に療養していたように思われるかもしれないが，実際は1日800 mLの水分制限を守り，亡くなる前日まで内服を欠かすことはなかった．医師の指示を守ることもA氏が生きてきた証であった．

長く心不全管理を続けてきた患者の生きてきた道を大切にすること，そのうえでどの

表 9-4　緩和ケア実践の流れ

① 心不全入院が頻繁（6 か月に 1 度以上の入院）になったときには，エンド・オブ・ライフ・ケアのディスカッションを始める．
② 動ける時間には限りがあることを伝え，動ける時間を大切に過ごせるように支援する．
③ 患者の死についての発言から逃げずに向き合う．
④ 患者の死に対するイメージを確認し，死（心不全死を含む）について患者と話し合う．
⑤ 最大限の心不全管理を支援し続けるとともに，緩和ケアという治療があることを伝える．
⑥ 患者が病状と向き合い，最期のときや最期の過ごし方を語り始めたときには，それに耳を傾け続ける．言葉はなくてもよい．
⑦ 最期の場を患者，家族，医療者と一緒に検討する．
⑧ 心不全治療の限界，それぞれの場で優先されること，患者の意思，家族の思いなどを整理する．
⑨ 地域で過ごす場合には，地域の医療資源がどれだけ活用できるのか，支援が受けられるのか確認する．
⑩ 一度決めた最期の場や最期の過ごし方がすべてではなく，患者にとっての QOL を再検討する．病院，在宅どちらにも光と影があり，何度も繰り返し話し合うことが重要．
⑪ 緩和ケアのタイミングを医療者間で繰り返し検討する．
看護師は患者のそばで患者の苦痛を見続けているので，早めの緩和ケアを望むが，患者や家族が望んでいることを見極める．
⑫ 緩和ケアは鎮静や麻薬だけのことをいうのではない．患者のやりたいことが最期まで続けられるように日々のケアを行うことも全人的苦痛の緩和になる．

ように最期まで生きるのかを考え，話し合うことが，緩和ケアの実践の始まりであり，一番重要なポイントと考える（表 9-4）．

●文　献
1）Hunt SA, Abraham WT, Chin MH, et al.：ACC/AHA 2005 Guideline Update for the Diagnosis and Management of Chronic Heart Failure in the Adult：a report of the American College of Cardiology/American Heart Association Task Force on Practice Guidelines. Circulation, 112（12）：154-235, 2005.
2）民田浩一：心不全患者の終末期治療の考え方．看護技術，54（12）：149-153, 2008.
3）2008-2009 年度合同研究班報告：循環器病の診断と治療に関するガイドライン，循環器疾患における末期医療に関する提言，2010.
4）E・キュブラー・ロス：死ぬ瞬間．読売新聞社，1996.

［仲村直子］

第10章
緩和ケアに携わる医療者のこころのケア

はじめに

　本邦においては，2010年に「循環器疾患における末期医療に関する提言」が初めて提示された．近年，慢性心不全末期患者に対する緩和ケアの重要性が認知され，その検討が始まっている．しかし，慢性心不全は急性増悪と軽快を繰り返しながら最期を迎え，さらに突然死をきたすこともあるため，予後予測は非常に困難である．そのため，患者の意思が不明なまま家族がその代理意志決定を担うこともあり，家族のつらい気持ちを汲み取りながらの重い決断を医療者にゆだねられることもある．また，治療抵抗性となり症状が緩和できず，患者は苦痛症状を医療者へ訴える一方で，医療者はそれを十分に緩和することができず，困難さを抱えながら訴えを聴くこととなる．

　こういった末期医療の現場では，患者だけでなく患者の身近にいる医療スタッフのストレスは過度なものになる．患者の苦痛を軽減するためにさまざまな方法で症状緩和を行い始めているが，その対応にあたる医療者の"つらさ""困難さ"など，抱えやすい心理的苦痛について考えていきたい．

A．医療者のストレス

　日本での終末期における療養環境は，緩和ケアが確立されているがん領域でさえも，一般病棟で最期を迎えることが多く，緩和ケア病棟やホスピスは，悪性腫瘍・後天性免疫不全症候群の患者を対象とし，心不全末期患者の療養環境が整っていない状況ではそのほとんどが一般病棟で最期を迎えるといってもよい．

　宇宿らの研究によると，終末期がん看護ケアに対する一般病棟看護師の困難，またはストレスを生み出している各要因として，① 患者との関わり，② 家族との関わり，③ 看取り，④ 医師との関わり，⑤ 看護師間の関わり，⑥ 他職種との関わり，⑦ ケ

ア環境，⑧自分自身の問題，という8つのカテゴリーに分類できるとしている[1]．これらは，看護師のみならず医師を含めた医療スタッフにも同様のことがいえるのではないだろうか．

1. 患者との関わり

患者自身が疾患を受容できず，そのつらい気持ちを医療者に対するクレームとしてぶつけてくることも少なくない．そんなとき患者は，24時間そばにいて，患者の一番近くにいる看護師に対して訴えることが多く，看護師にかかるストレスは大きくなっていくのではないだろうか．患者の一番そばにいる看護師は，患者の持続する苦痛を受け止められる存在であると同時に，患者の苦痛を全面で受け止めるからこそ傷つきやすい存在でもあると考える．

医師も同様に，持続する症状による苦痛に対して，手立てが無く"無力さ"を感じることもある．また症状緩和がはかれないことで，持続する症状に対して何かできないかという"葛藤"が生まれる．一方で"まだやれることがある"といった積極的治療からのあきらめや，敗北感を感じることも多いのではないだろうか．

2. 家族との関わり

患者本人が意思決定できる状態でない場合，家族が代理することになると，家族にかかる負担は大きい．心不全患者は増悪と軽快を繰り返すため，"またよくなるんじゃないか"という期待感をもち続けることで，患者が最期を迎えていくことを受容することができず，気持ちが揺れ動くことは少なくない．受け入れられない気持ちをもっていく場所がなく，そのストレスを医療者へ向けてくることもある．医療者はその気持ちを受け止めていかなければならず，大きなストレス要因の一つとなっている．

3. 看取り

医療スタッフは，予後予測が困難だからこそ"もっと何かできたのではないか""まだやれることがあったのではないか"という後悔が残ることがある．また，症状緩和のための薬剤を使用した医療スタッフが，"自分が薬剤を使用したから死期を早めたのではないか"といった自責の念をもち続け，傷ついてしまうことも少なくない．

終末期ケアでは，答えはひとつではないため"本当にこれでよかったのだろうか"と感じることもある．

4. 医師と看護師の関わり

患者の一番そばにいる看護師は，患者が症状による苦痛を感じていると捉えているが，医師との意見の相違により不満や不信，葛藤といった感情を抱く．また，医師も"あきらめきれない"といった葛藤を抱えながらも，一方で看護師からは患者の苦痛を訴えられ，非難されているような気持ちや孤独感をもつこともあるだろう．

5. 看護師間の関わり

看護師間では，ケアに対する方針や認識の違いによって，不満・不信・葛藤が出てくる．看護師は，終末期の患者だけを看ているわけではなく，受け持ち患者の中には急性期から終末期の患者が混在している．特に夜間の対応は，疲労を伴うことも少なくない．そのつらさを同僚や上司がわかってくれないと，さらにストレスが生じてくることになる．また，患者の想いや症状を記録に残すために簡素化することで，関わるスタッフには伝わりにくく，情報共有が困難になることもストレス要因となるのではないだろうか．

6. 他職種との関わり

患者の苦痛を他職種と共有しケアにあたるため，カンファレンスを実施するがなかなか理解してもらえない場合や，他職種でのケアの方針が違うと感じた際に困難感を抱くことがある．看護師は，なんとかわかってもらおうとするが，明文化が苦手なためそれをわかってもらえず，ストレスだけが残ってしまうこともある．

7. ケアの環境

急性期患者が混在している環境では，時間的な余裕がなく患者の話をゆっくり聞くことができないといったジレンマが出てくる．逆に，苦痛が強くなり訴えが多くなってくると，優先しなければならない処置などが遅れてしまうといった悪循環に陥ることもある．

8. 看護師自身の問題

宇宿は，患者の死を体験した際に喪の作業が行われなければ，亡くなった人と類似した患者と遭遇した際に無意識に同一視してしまい，葛藤を生じると述べている．また，経験年数が少ない看護師は技術不足についてストレスがあると感じており，経験年数が豊富な看護師は，患者の対応方法に関する知識が不足しているという認識があると述べ

ている．

　一方で医師は，循環器領域には特化しているが，緩和ケアに対しては慣れておらず，薬剤を使用することで死期を早めたと認識してしまい，類似した患者に遭遇した際に薬剤の使用を躊躇してしまう傾向にある．

B．バーンアウト

　ストレス状態から生じる精神的問題の一つにバーンアウト（燃え尽き）がある．Maslachの定義に基づき，医療者にみられるバーンアウト症候群を「長期にわたって患者に援助を行う課程で，心のエネルギーが絶えず過度に要求された結果，極度の心身の疲労と感情の枯渇をきたすことを主とする症候群」と定義することが多い[2]．李によると，特に勤続年数2年以下がバーンアウトを生じやすいともいわれている[3]．

1. 症　状[2]

- 情緒的消耗感 "体も気持ちも疲れ果てた"
- 脱人格化 "患者に対する細かい気配りが面倒"
- 個人的達成感の限界 "何のために仕事をしているのか？"

　バーンアウトの進行とともに，徐々に情緒的消耗感→脱人格化→個人的達成感の限界，と症状が加わっていくといわれている．

2. 生じる問題点

　バーンアウトにより，医療スタッフの生活の質を低下させるだけでなく，患者ケアに対しても質の低下や，患者の訴えが聞けなくなりトラブルを招く危険性も出てくる．

表 10-1　共感疲労のサイン

① 「やさしくなれない」
② 慢性的な疲労感やイライラ
③ 考えたくないのに考えてしまう（感覚や思考の鈍磨）
④ 仕事に行きたくない，病室に入りたくない
⑤ 生活の中に喜びが見いだせられない
⑥ 「抜け出せない」
⑦ 意欲の低下（生産性の低下，欠勤・離職の増加）
⑧ 不眠，気持ちの落ち込み，不安
⑨ 飲酒量の増加，過食，体調不良（既往症の悪化）

（栗原幸江：緩和ケアに携わるスタッフが体験する"つらさ"とその理解．緩和ケア，22（6）：491-495，2012）

表 10-2　バーンアウトとの関連要因

生活に関連する要因	仕事に関連する要因	
	医療者−患者関係	仕事内容
・身体活動が少ない ・社会活動が少ない ・趣味の時間が少ない ・余暇の時間が少ない ・心理的サポートが乏しい	・患者と直接かかわる時間が多い ・家族とのかかわりが強い ・コミュニケーションスキルに対する自信の欠如 ・感情表出（怒り，不満など）の強い患者への対処	・仕事への適応がよくない ・仕事に対する不満感が少ない ・医療チームのスタッフ数が少ない ・研究への興味が低い ・治療決定への関与が低い

（岡村　仁：医療スタッフのメンタルヘルス．緩和ケアチームのための精神腫瘍学入門　第2版．日本サイコオンコロジー学会教育委員会監修，369-374，医療ジャーナル社，2010）

表 10-3　グリーフワークの課題

① 喪失の現実を認める
② 喪失に伴うさまざまな感情や痛みを認める
③ 「故人のいない世界」に適応する
④ こころの中の「故人の存在」を別の場所に移し，新たな生活を始める

（栗原幸江：緩和ケアに携わるスタッフが体験する"つらさ"とその理解．緩和ケア，22（6）：491-495，2012）

　バーンアウトによりケアが機械的で表面的となり，患者ケアの質や安全性の低下につながるとの指摘がある．さらに，安楽死を支持する医療者の背景要因として，信仰の乏しさ，症状緩和に対する知識不足，鎮痛薬使用に対する強い懸念とともに，バーンアウトの強さが有意な因子として抽出されたともいわれている[3]（表 10-1〜3）．

C. バーンアウトの対策[2]

　　医療チームの関わりとして重要なこと
① オープンコミュニケーション
　悩みや葛藤を話し合える雰囲気作り
　患者に関わる医療者（主治医，受け持ちの看護師，多職種など）が
つらい思いを抱え込まないために，日々の業務の中でチームカンファレンスを行い，思いを表出する場を設ける．また，ケアの困難さを感じて一人で悩むことがないようチーム内で共有し，解決策を一緒に考えていく．
② 非言語的なコミュニケーション
　思いやり，察するなど
③ デスカンファレンスの実際
　特にデスカンファレンスが有効であるといわれている．デスカンファレンスとは，疾

患や治療にとらわれず，自分の不安や恐怖・喜びを吐露しスタッフ間で共有する場である．デスカンファレンスを通して，体験したストレスを消化し次のケアへのステップに繋げる場とする．体験したストレスが消化しきれない場合，バーンアウトが生じたり，類似患者と出会った際に再度ストレスが再燃することがある．

　デスカンファレンスには，看護師だけでなく，患者と関わった医師・看護師・理学療法士・栄養士などすべての職種を参加対象とする（看護師は，受け持ち看護師に加えて最期を看取った看護師が必ず参加できるようにする）．また，臨床心理士・リエゾン精神看護専門看護師・緩和ケア認定看護師・慢性心不全看護認定看護師などによる専門職種により，知識や精神面のサポートを行う（第三者的立場で参加する事で，参加者同士が責めあうことを防ぐ）．

　カンファレンス開催時期は，1〜2週間以降が望ましい．この理由として，家族は初七日が終わり改めて病院に挨拶にこられることが多い．その際，家族の想いを聞くことができ，カンファレンスでその想いを伝えることで共有できる．また，医療スタッフも関わっていた期間を振り返り，気持ちの整理をする時間が必要となる．

　カンファレンスの内容は，治療面を中心にするのではなく，ストレスの消化が目的であることを参加者全員が認識し，良かったこと・つらかったこと・後悔していること・不安だったこと・家族との関わり・疑問に思っていることを語り合っていく．さらに，医師もつらかったことを正直に語り合うことで，看護師も医師が悩みながら治療にあたっていたことを知り，医師の気持ちを理解して責めず一緒に考えることが増える．カンファレンスの司会者は，流れを決めていく重要な役割を担っているので，慣れるまでは専門職種がファシリテータになる必要がある．

D. 援助者の支え

　患者のスピリチュアルペインがあるように，患者を支える医療者にもスピリチュアルペインがあるのではないだろうか．

　スピリチュアルペインは"存在と意味の消滅"と定義されている．存在には，時間存在，関係存在，自律存在があり，それぞれの支えによって水平に安定していると考えるモデル「3つの柱で支えられた平面モデル」がある．

　小澤は，この「3つの柱で支えられた平面モデル」は医療者にも当てはまるとしている．力になりたいと願いながら，力になれないとき，援助者としての存在と生きる意味を失う苦しみが現れる．つまり，"役に立つ"という選択肢を失う苦しみは，自律存在が折れた状態と考え，自律の支えを失い，傾いてしまった状態"スピリチュアルペイン"と考えることができるとしている（図10-1）[4]．

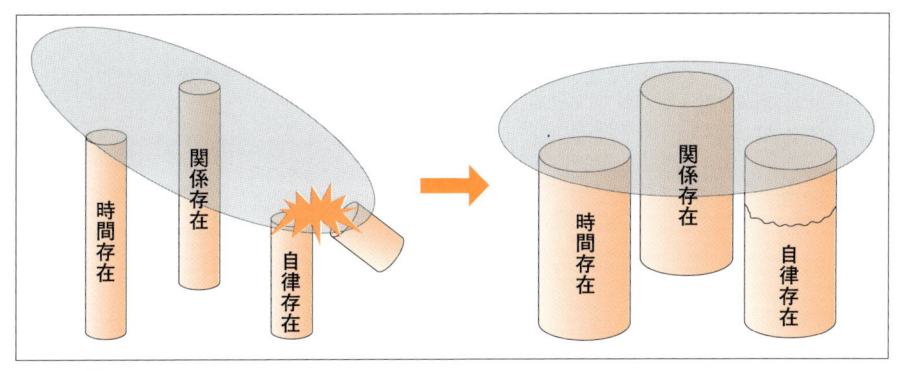

図10-1 たとえ役に立たなくても、新しい支えが与えられると、平面は水平性を取り戻す

(小澤竹俊：医療者のための 実践スピリチュアルケア. 日本医事新報社, 2008)

患者と真剣に向き合おうとすればするほど、力になれないときのつらさはさらに大きくなっていく。「A．医療者のストレス」で前述したように、終末期における医療者のつらさは、看護師だけでなく医師や理学療法士などの多職種にとっても同様である。特に主治医は、無力感や葛藤、まだやれるかもしれないといった積極的治療からの敗北感を抱えながら、日々患者と接している。また、どの時点から終末期に向けての話をしていけばいいのかといった悩みも抱えながら患者と接していることも少なくない。さらに、チーム医療の浸透により、長い年月をかけて多職種が一人の患者に関わっていく中で、同じ悩みを抱えた医療スタッフが存在する。医療者自身の気持ちが安定していないと、患者・家族の想いをしっかりと受け止めることはできないだろう。患者と向き合う気持ちの余裕をもつためには、医療チームがお互い支え合うことで、終末期に対して最高のケアを提供することができるのではないか。

おわりに

慢性心不全患者は、長い闘病生活を経て最期を迎えていく。患者は、その過程で多くの苦悩を抱えており、その患者と向き合うことは医療者にとって大きなストレスとなっていくだろう。また、心不全終末期患者に対する緩和ケアは、医療者にとっても知識不足の部分が多くあるため、この点も医療者が感じるストレスの要因となっている。

患者としっかり向き合うためにも、医療者自身の気持ちを安定させる必要があり、その作業の参考になれば幸いである。

●文 献
1) 宇宿文子ほか：終末期がん患者ケアに対する一般病棟看護師の困難・ストレスに関する文献検討. 熊本大学医学部保健学科紀要, 6：99-108, 2010.
2) 岡村 仁：医療スタッフのメンタルヘルス. 緩和ケアチームのための精神腫瘍学入門 第2版, 日本サイコオンコロジー学会教育委員会監修, 369-374, 医療ジャーナル社, 2009.
3) 李 松心：看護師におけるバーンアウトの研究. 佛教大学大学院社会福祉研究科篇 社会学研究科篇, 第40号, 2012.
4) 小澤竹俊：医療者のための実践スピリチュアルケア. 184, 日本医事新報社, 2008.
・ 循環器疾患における末期医療に関する提言
 www.j-circ.or.jp/guideline/pdf/JCS2010_nonogi_h.pdf

- 特定非営利活動法人　日本ホスピス緩和ケア協会
  www.hpcj.org/what/baseline.html
- 仲村直子ほか：心不全のディジーズマネジメント 新しい疾病管理と患者支援 緩和ケア・エンドオブライフケア．看護技術，54（12）：135-156，2008．

[山部さおり]

第11章
緩和ケアに関連する倫理的問題

A．疾患の悪性・非悪性で倫理的アプローチは変わらない

　平成初頭の医療現場ではまだ緩和ケアという概念は乏しく，さまざまな救命手段が使用可能になっていたこともあって，再発全身転移した悪性疾患患者も含め多くの患者に対する基本的治療姿勢は「何が何でも延命」であった．その後，インフォームド・コンセント，QOL，尊厳死，リビングウィルなどの医療倫理領域の概念が現場に登場し，回復の見込みがなくなった悪性疾患患者に対する過剰な延命措置の是非が問われ始めた．患者の自己決定と人間の尊厳が重視され，「無益な延命措置」や「無闇な心肺蘇生術施行（CPR）」はある程度減少した．その後，「事前の医療およびケアについての立案（アドバンス・ケア・プランニング advance care planning）」が緩和医療および一般診療にも取り入れられ，緩和ケア病棟およびホスピスの数も増加している．現在では，医療倫理に立脚した考え方が現場にそれなりに浸透したと同時に超高齢社会となり，悪性疾患患者に対する終末期医療（エンド・オブ・ライフ・ケア）だけでなく，非悪性疾患患者や高齢者などに対する緩和ケア，在宅ホスピス，救急医療現場での「終末期」にも大きな注目が集まるようになってきている．

　筆者は，医学・医療における倫理的な対応が患者の人種，性別，職業などで変わらないのと同じように，医療倫理的意思決定のあり方は患者の罹患臓器，疾患の病期や予後，障害の程度，疾患が悪性か否かでは原則的には変わらず，患者の医学的・心理的・社会的・全人的ニーズによって決定されるという立場である．緩和ケアの主な三つの関心事は，生活（人生）の質，人生の価値，人生の意味とされている[1]．そしてこれらはそのまま物事の価値を検討する医療倫理の中核的問題である．

　緩和ケアの対象疾患として取り上げられているものにはがんおよびエイズの他にも，心不全を含む循環器疾患，脳血管障害，神経筋疾患（ALS，パーキンソン病など），神経系感染症（HIV，クロイツフェルト・ヤコブ病），脳腫瘍，外傷性脳損傷，認知症などがある[2]．進行性で不治の循環器疾患，呼吸器疾患，神経疾患などはすべて対象とな

る．悪性疾患と非悪性疾患には多くの共通した問題がある．身体的症状（痛み，呼吸困難，食思不振，非移動性 immobility，便秘），心理状態（抑うつ，恐怖と不安，半信半疑 uncertainty，罪悪感），社会的懸念（失業，役割の変化，他人に頼って生活することへの恐怖 fear for dependants），そして実存的苦痛（宗教的，非宗教的，人生の意味 meaning of life，「なぜ Why？」）などである[3]．

後述するように，医療倫理の主要原則の一つは公正さと無差別であり，患者の状態に重要な差異がない限り医療における扱い方を変えてはならない．医療現場におけるニーズが同じであれば，対応方法も同じであるべきである．したがって，患者を倫理的観点からひとりの人間として尊重するとき，当然ながら，患者がどのような病気に罹患しているかは重大問題ではなくなる．

もちろん終末期を含む非悪性疾患患者に対する医療倫理的判断は，悪性疾患患者のそれに比較して困難になりがちである．なぜなら，前者の経過は長く多様で，増悪と寛解を繰り返す傾向があり，将来予測が困難だからである．患者が終末期にあるか否かの判断も難しく，想定外の急変・急死がある一方で，最先端の臓器不全に対する生命維持装置が存在するために，常に回復の希望もあるという状況である．非悪性疾患患者では，緩和ケアの導入時期が多様になっている[3]．したがって，あらゆる面で非常に不可知性が大きいといえよう．また，非悪性疾患というだけで積極的治療を断念できないという心理的傾向も存在するだろう．

これらを前提に本章の次項以降では，最初に，主に生命の終わりの時期にある患者の診療に関わる困難さ，再確認が必要な医療現場の通念になっている状態や行為の区別の妥当性や重要性，そして医療を倫理的観点から検討する際に大切な複数の観点について述べる（表11-1〜3）．次に医療倫理の重要原則および概念，倫理ガイドラインと抜粋提示，倫理問題へのアプローチ法を解説する（表11-4〜11）．続いて最近の終末期の定義を確認し，終末期であることの倫理的意味を検討し，日本文化の特徴の問題点を再確認する（表11-12〜15）．また「無益」と思われる介入が実施される因子にも言及する（表11-16）．そのうえで，緩和ケアの重要倫理問題である緩和的鎮静の原則を提示する．最後に非悪性疾患の終末期意思決定において，重要と思われる考え方を示唆する（表11-17）．

終末期医療に関わる今日の医療倫理は非常に多岐にわたった事項を含み，未決問題も多く，文化や時代によって法や社会通念も大きく異なり，概念的にもかなり複雑で流動的な状況にある．本章では表を積極的に活用し，簡潔でわかりやすい解説を心掛ける．

B. 終末期における意思決定を困難にしている要因と混乱

　終末期の倫理的意思決定は，終末期の定義を確定することも含めて，非常に困難である．表11-1に筆者の今までの教育・研究者および臨床医としての経験と，「いつ治療をやめるのか～アメリカの終末医療～」（米国，2010）[4]から汲み取ることができる現場の問題を挙げた．これらの要因に加えて，現場の意思決定をさらに難しくしているのが，表11-2に挙げたさまざまな区別の意義と妥当性である．たとえば倫理的判断において，終末期と非終末期を区別する意味は本当にあるのだろうか．また延命治療の差し控えと中止は本質的に異なる行為なのだろうか．これは異論がある領域であり，考察を続ける必要がある．また医療を倫理的観点から検討する際に大切な複数の観点について表11-3[5]に挙げた．

表11-1　終末期における診療方針決定を困難にしている要因

- 医学的な不確定要素が多い（不確実性が高い）
- 延命措置・生命維持治療の著しい進歩（ゼロにならない希望）
- 患者の揺れる気持ち
- 死に対する恐怖・嫌悪・忌避（誰も死にたくない，家族を失いたくない）
- 不十分なアドバンス・ケア・プランニング（患者の意思推定が困難）
- 患者本人の意思決定能力低下
- 関係者が抱く「何もしないという選択肢」の心理的困難さ
- 関係者間の意見の不一致，価値観の対立
- 倫理的不確実性（どうすることが正しいのかわからない）
- QOL，人間の尊厳，そして治療の利益と害に関する関係者間の異なる評価
- 他人の生き死にを決める代理決定者の心理的負担
- 曖昧な医学的介入中止の基準（治療義務の限界）
- 「世間」の救命・延命技術に対する過大な期待
- 法の空白

（NHK BS：世界のドキュメンタリー（NHK World Documentry）シリーズ―生と死のはざまで：いつ治療をやめるのか～アメリカの終末医療～（原題：facing death），制作WGBH/Mead Street Films, LLC，アメリカ，監督・制作ミリ・ナバスキー，カレン・オコナー，2010より作成）

表11-2　さまざまな「区別」の倫理的重要性と妥当性

1. 診　　断：悪性疾患と非悪性（良性）疾患
2. 予　　後：終末期と「非終末期」，終末期と「死が差し迫った時期」
3. 治療の意図：救命治療と延命措置
4. 医師の行為：治療の差し控えと中止，作為（積極的）と不作為（消極的），直接と間接
5. 治療の種類：通常治療と「通常でない治療」，自然と不自然さ，医療とケア
6. 医師の意図：意図と予見
7. 自力と他力：自殺幇助と自発的積極的安楽死，自殺と自殺幇助

表11-3　医療倫理の重要な観点

1. 現場の問題意識
2. 中核的問題と関連問題，重要概念
3. 歴史的背景と事例，哲学的基礎
4. 文化的差異と調査研究データ
5. コンセンサス，未決問題，賛否両論
6. 法とガイドライン：法律・判例，倫理指針・宣言
7. 看護的観点
8. 現場における心理的配慮とコミュニケーション
9. 卒後教育の観点からの考察
10. 規範的方向性に関する提言（優勢な議論と異論，「原則と例外」，まとめ）

（浅井 篤：プロフェッショナリズムの基礎：卒後倫理教育の臨床医への実践に向けて．日本内科学会雑誌，99（4）：867-872，2010）

表11-4　医療倫理領域の重要原則

- 自律尊重（自己決定，同意取得），基本的自由
- 与益・仁恵・善行（利益と害の適切なバランス）
- 無害
- 正義（公正さ，基本的平等）
- プライバシー・機密保持
- 人間の尊厳（尊敬の念，丁寧な対応，社会的文化的価値尊重）
- 人間の脆弱性
- 連帯
- 人権（差別しないことを含む）
- 文化の多様性と多元主義の尊重
- 医のプロフェッショナリズム（役割への忠誠，共感性，誠実さ・正直，利他主義等を含む）

(Beauchamp TL, Childress JF：Principles of Biomedical Ethics, 6th ed. Oxford University Press, Oxford, 2009. British Medical Association Ethics Department：Medical Ethics Today. The BMA's handbook of ethics and law, 2nd edition. BMJ Publishing Group, London, 2004. ユネスコ（国際連合教育科学文化機関）：生命倫理と人権に関する世界宣言．ユネスコ，2005 より作成）

C. 医療倫理総論

　本セクションでは医療倫理の基本を述べる．医療専門職が適切な倫理的判断を行うためには，十分な知識と倫理ジレンマに対処するスキル，そして共感と内省を中心とした態度が必須である．表11-4にはこれまで生命・医療倫理領域で重要だとされている諸倫理原則を提示した[6〜8]．倫理的意思決定においては，可能な限り多くの倫理原則を尊重できる判断を追及する必要があるだろう．一方，ひとつひとつの原則や概念の定義は困難な場合があり，安易な言及は避けなければならない．ひとつの例として表11-5[9〜11]に人間の尊厳の定義に関する多様な見解を示す．また医療倫理に関する宣言や指針，ガイドラインや立場表明は倫理的意思決定の大きな助けとなるため，十分に内容を理解していることが求められる（表11-6）．例としてユネスコの「生命倫理と人権に関する世界宣言」，厚生労働省の「終末期医療の決定プロセスに関するガイドライン」，世界医師会の「リスボン宣言」から，筆者が本稿のテーマに関連深いと考える部分の抜粋を示す

C. 医療倫理総論

表11-5　人間の尊厳に関する多様な見解

- 人間が人間である限り有する絶対的価値
- 自己意識，理性，自律性，自由な意思決定能力などの特定の属性
- 誇りや自尊心
- 「人間らしさ」「自由であること」「惨めさや屈辱を感じないこと」「人間としてのプライドをなくさずに生きること」
- 「自らが誇ることができ他者に敬意と尊重を要求する，精神・道徳・人格に関わる実感可能な価値」
- 人間（自分と他者）の大切さ

(浅井　篤，高橋隆雄，谷田憲俊　監訳，「ユネスコ生命倫理学必修」発行委員会　翻訳，ユネスコ人文・人文社会科学局，科学・技術倫理部門　著：ユネスコ生命倫理学必修—第一部：授業の要目，倫理教育履修課程，医薬ビジランスセンター薬のチェック，大阪，2010. 伊東隆雄：身体拘束．医療倫理学のABC，井部俊子　編，服部健司・伊東隆雄　編著，メジカルフレンド社，東京，185-190，2004. 浅井　篤，會澤久仁子，門岡康弘ほか：今の日本では尊厳死は無理．在宅ケアとホスピスケア，20（1）：42-53，2012　より作成)

表11-6　重要指針

- ユネスコ生命倫理と人権に関する世界宣言（ユネスコ，2005）
- 世界医師会リスボン宣言（2005, 10月）
- 終末期医療の決定プロセスに関するガイドライン（厚生労働省　2007, 5月）
- 救急医療における終末期の医療のあり方に関するガイドライン（日本救急医療学会2007, 10月）
- 終末期医療に関するガイドライン（日本医師会生命倫理懇談会中間答申2007, 8月）
- 「終末期医療の指針」（全日本病院協会，2007）
- 宗教的輸血拒否に関するガイドライン（宗教的輸血拒否に関する合同委員会2008, 2月）
- 終末期医療のあり方について－亜急性型の終末期について（日本学術会議2008, 2月）
- 「医師の職業倫理指針　改訂版」（日本医師会，2008）
- 「高齢者の終末期の医療およびケア」に関する日本老年医学会の「立場表明」（日本老年医学会，2012）
- 第57回日本透析医学会学会委員会企画コンセンサスカンファレンス「慢性血液透析療法の導入と終末期患者に対する見合わせに関する提言（案）」（2012）

表11-7　『生命倫理と人権に関する世界宣言』（ユネスコ）抜粋（本宣言に特徴的な概念を含むもの：下線は筆者による）

第5条　意思決定を行う個人の自律は，<u>当人がその決定に責任を取り，かつ他者の自律を尊重する限り</u>，尊重されなければならない．

第6条　いかなる予防的，診断的，治療的介入は，適切な情報に基づく当事者の事前の自由な知らされたうえでの同意がある場合にのみ行うことができる．同意は，それが該当する場合には，明示的でなければならず，また，<u>いつでもいかなる理由によっても当人への不都合や不利益なしに撤回することができる</u>．

第8条　科学的知識や医療行為と付随する技術を適用し発展させるにあたり，<u>人間の脆弱性</u>は考慮に入れられるべきである．特別に脆弱な個人と集団は保護され，そういった<u>個々の全人性</u>は尊重されるべきである．

第10条　人が正当かつ公正に扱われるために，<u>尊厳と権利</u>においてすべての人類の基本的な平等は尊重されなければならない．

第12条　<u>文化の多様性と多元主義の重要性</u>には然るべき配慮がなされるべきである．しかしながら，そういった配慮は，人間の尊厳と人権，基本的自由，並びに本宣言に定める原則を侵害したり適用範囲を制限したりするために発動されてはならない．

（表11-7〜9）．

　上記のことを知ったうえで，一定のプロセスで倫理問題に対応する必要がある．表11-10に世界医師会の提唱する問題解決手順を示す[12]．非常に実践的な方法論が記されている．また表11-11に筆者が有用と考える手順を示す[13]．しかし倫理的判断が要請されるジレンマとは，好ましくない複数の（二つの）選択肢の中から一つを選ばなければならない（二者択一）という板挟み状態であり，関係者は窮地に陥っていることが多

第 11 章 ● 緩和ケアに関連する倫理的問題

表 11-8 「終末期医療の決定プロセスに関するガイドライン」（厚生労働省 2007，5 月）

患者の意思の確認ができない場合：患者の意思確認ができない場合には，次のような手順により，医療・ケアチームの中で慎重な判断を行う必要がある．
① 家族が患者の意思を推定できる場合には，その推定意思を尊重し，患者にとっての最善の治療方針をとることを基本とする．
② 家族が患者の意思を推定できない場合には，患者にとって何が最善であるかについて家族と十分に話し合い，患者にとっての最善の治療方針をとることを基本とする．
③ 家族がいない場合及び家族が判断を医療・ケアチームに委ねる場合には，患者にとっての最善の治療方針をとることを基本とする．

表 11-9 世界医師会リスボン宣言（2005，10 月）からの抜粋

良質の医療を受ける権利
b. すべての患者は，いかなる外部干渉も受けずに自由に臨床上および倫理上の判断を行うことを認識している医師から治療を受ける権利を有する．
c. 患者は，常にその最善の利益に即して治療を受けるものとする．患者が受ける治療は，一般的に受け入れられた医学的原則に沿って行われるものとする．

自己決定の権利
a. 患者は，自分自身に関わる自由な決定を行うための自己決定の権利を有する．医師は，患者に対してその決定のもたらす結果を知らせるものとする．

尊厳に対する権利
a. 患者は，その文化および価値観を尊重されるように，その尊厳とプライバシーを守る権利は，医療と医学教育の場において常に尊重されるものとする．
b. 患者は，最新の医学知識に基づき苦痛を緩和される権利を有する．
c. 患者は，人間的な終末期ケアを受ける権利を有し，またできる限り尊厳を保ち，かつ安楽に死を迎えるためのあらゆる可能な助力を与えられる権利を有する．

宗教的支援に対する権利
患者は，信仰する宗教の聖職者による支援を含む，精神的，道徳的慰問を受けるか受けないかを決める権利を有する．

表 11-10 アプローチの一例（世界医師会）

1. その問題が倫理的な問題か否かを判断する．
2. 一般的にそのような問題を医師がどう扱うのかを知るために，医師会の倫理綱領や方針，および信頼のおける同僚などの権威ある情報を参考にする．
3. いくつかの解決案について，それぞれが支持する原理・原則と価値，およびそれを選択した場合の結果を考慮して検討する．
4. 選択した解決案を，それにより影響を受ける当事者と話し合う．
5. 影響を受ける当事者に対する思いやりを忘れずに，決定し，実行する．
6. 自分の決定を評価し，将来は別の行動もできるようにしておく．

（世界医師会（WMA）：WMA 医の倫理マニュアル．樋口範雄 監訳，日本医師会，東京，27，2007）

い．複数の大切で守るべき価値の中から一つしか選べない場合，どんな選択をしても後悔が残る．倫理的判断はしばしば関係者に心理的負担を負わせることを忘れてはならないだろう．

表 11-11　筆者が有用だと考える臨床倫理アプローチ法

1. 診療方針・行為に関して，誰がどのような問題を感じ訴えているかを明確にする
2. 医学的事実，患者の心理社会的状況および意思決定能力を明確にして整理する
3. 関係者の見解と意向，その理由を明確にする
4. 関係者間の対立・葛藤を倫理的観点から明確にし，同様の問題について今までに行われているさまざまな議論を理解する
5. 何が患者の最善の利益になるのかを検討する
6. 最終的な意思決定者を決定する
7. 関係者が共感的に話し合い，普遍的観点から診療行為の原則的方向性を決定する
8. 選択された行為の倫理的正当性を誰に対しても示せるようにする
9. 社会的状況も勘案した上で，選択された診療行為を実施する
10. 行われた行為の妥当性を反省し，問題の再発を予防するよう努める

(浅井　篤，福山美季，會澤久仁子，他編，臨床倫理支援・教育プロジェクト著：ともに考えるための臨床倫理チェックリスト．「適切な手続きのための臨床倫理チェックリスト」改訂版，熊本大学大学院医学薬学研究部生命倫理学分野，熊本，2009)

表 11-12　三つの「終末期」の定義と各々に関連性が高いガイドライン

疾病や患者の状態によって，三つのタイプに大別することが可能である
1. 救急医療などにおける急性型終末期［救急医療における終末期の医療のあり方に関するガイドライン（日本救急医療学会 2007，10 月）］
2. がんなどの亜急性型終末期［終末期医療のあり方について－亜急性型の終末期について（日本学術会議 2008，2 月）］
3. 高齢者などの慢性型終末期［「高齢者の終末期の医療およびケア」に関する日本老年医学会の「立場表明」（日本老年医学会，2012)］

D. 終末期と日本文化

　現代の日本の医療現場における終末期の定義は曖昧である．一般的には，最善な医療を継続しているにもかかわらず病気が悪化し，死が差し迫っている時期のことである．通常予後 1〜3 か月以内と考えられるが，慢性的な疾患などではより長い予後でも終末期という判断がなされることがある[14]．最近では表 11-12 にあるように，終末期を主に三つの領域に分けて論じることが増えてきた．「終末期医療の決定プロセスに関するガイドライン解説編」（2007 年 5 月）でも，終末期には，がんの末期のように予後が数日から長くとも 2〜3 か月と予測できる場合，慢性疾患の急性増悪を繰り返し予後不良に陥る場合，脳血管疾患の後遺症や老衰など数か月から数年にかけ死を迎える場合があり，どのような状態が終末期かは，患者の状態を踏まえて，医療・ケアチームの適切かつ妥当な判断によるべき事柄だと説明している．

　心不全を含む循環器疾患に罹患した患者の生命の終わりの時期を考えるためには，次の二つの指針の終末期の定義が有用であろう．まず，「高齢者の終末期の医療およびケア」に関する日本老年医学会の「立場表明」2012 では，「病状が不可逆的かつ進行性で，その時代に可能な限りの治療によっても病状の好転や進行の阻止が期待できなくなり，近い将来の死が不可避となった状態」と定義している．

また，2007年11月に日本救急医学会から発表された「救急医療における終末期医療に関する提言（ガイドライン）」では，「救急医療における『終末期』とは，突然発症した重篤な疾病や不慮の事故などに対して適切な医療の継続にもかかわらず死が間近に迫っている状態で，救急医療の現場で以下の4つの状況のいずれかを指す」とした．それらには，不可逆的な全脳機能不全と診断された場合，生命が新たに開始された人工的な装置に依存し，生命維持に必須の臓器の機能不全が不可逆的であり代替手段がない場合，その時点で行われている治療に加えて，さらに行うべき治療方法がなく，現状の治療を継続しても数日以内に死亡することが予測される場合，そして悪性疾患や回復不可能な疾病の末期であることが積極的な治療の開始後に判明した場合が含まれる．ここでも「終末期」の判断については，主治医と主治医以外の複数の医師により客観的になされる必要があるとしている．

しかし冒頭で述べたように，倫理的観点からいえば，患者が医学的に終末期にあるかないかは，その患者の治療方針に関する倫理的意思決定において最も重要というわけではない．表11-4にある自己決定と自由，人間の尊厳などの多くの倫理原則を尊重する方針が取られるべきであろう．終末期と判定されない患者の医療倫理上の権利や利害関心も，終末期にあると認識される患者同様に認めるべきである．人間の尊厳と権利の重要性は，患者の状態によって規定されるものではない．したがって，終末期にある悪性疾患患者も，非終末期にある非悪性患者も，倫理的観点からいえばまったく同様に扱われるべきである．

バーネットは「近年の倫理的な論争における重要問題のひとつは，終末期患者に広く受け入れられている延命治療を拒否する権利を，慢性疾患患者も同様にもっているか」であると述べ，医療行為への依存，意思決定能力の有無，拒否の妥当性，治療拒否の権利に関する考慮が重要で，患者が末期状態であるか否かは重要ではないと結論している[15]．

表11-13, 14 に，本邦において終末期の倫理的判断が困難であり，患者の尊厳が損なわれかねない状況を生じさせている要因を列挙する[11, 16]．また，表11-4にあるような倫理原則が尊重されない状況を生み出しかねない日本文化の特性について，表11-15に挙げる[17-20]．さらに，現在の本邦で，医療専門職が無益と考えているにも関わらず医学的介入が行われる理由を表11-16に紹介する[21]．言及された理由には日本文化に特徴的なものと，文化横断的な傾向の両方が含まれているであろう．患者ケア向上のためには，

表11-13 尊厳をもった終末期を迎えられない原因

- 医学的介入を中止する患者の法的権利が確立していない（患者の尊厳が保護されない）
- 延命的介入を拒否する権利は，死期が確実に差し迫っていないと考慮されない（無益な介入が継続され得る）
- 延命的介入の中止は社会的に大問題になる（医療専門職を防衛的にする）
- 全会一致（「和の精神」）尊重原則がある（自己決定尊重原則に反している）
- 医学的介入が自己目的化している（与益および無害原則に反し得る）
- 多重規範（ダブル・スタンダード）が受け入れられる（正義・公正尊重原則に反している）

（浅井　篤，會澤久仁子，門岡康弘ほか：今の日本では尊厳死は無理．在宅ケアとホスピスケア，20（1）：42-53, 2012）

表11-14　日米比較：Emanuel作成の表に日本の現状を追加

患者には医学的介入を拒否する法的権利はあるか
　米国：ある
　日本：はっきりしない
どのような医療行為を法的倫理的に中止できるか
　米国：すべての治療
　日本：おそらくない（はっきりしない）
延命措置の差し控えと中止に違いはあるか
　米国：ない
　日本：ある（中止は原則に認められていない）
延命措置中止に関して患者と家族の間で意見の相違がある場合，誰の見解が優先されるか
　米国：意思決定能力を有した患者の見解
　日本：状況により，また集団的な意思決定を行う傾向にある
患者に意思決定能力がないとき，誰が延命措置の中止について決めるのか
　米国：法的に指定された代理人または法的に決定している順番：配偶者，成人の子供，両親，同胞，その他の親戚
　日本：家族が代理決定するが，その発言優先順位ははっきりしない
事前指示は法的に有効か
　米国：有効である
　日本：有効性は確立していない

表11-15　日本文化として今まで議論されてきた特徴

- 「和の精神」尊重，協調性（付和雷同），「あ，うん」「以心伝心」
- 曖昧，他律，対立回避，間接的示唆的表現，非分析的，非言語的
- 情緒的で普遍性を重視しない
- 「文化相対主義」的傾向
- 家族・集団主義，相互依存，「甘え」（他人が自分に必要なことを考えることを期待し，無意識的にその人が自分に最善の利益になるよう行動するのを期待する傾向）
- 「ひとつの原則を優先させないという原則」を有する
- 「日本化」：西洋文化の強い影響はあるものの，多くの他文化由来のルールや概念が，形だけ残して内実は日本的に変質する

（松田一郎：日本の文化，価値観を基にした生命倫理を考える―重症障害新生児医療を巡って―．日本周産期・新生児医学会雑誌，46（4）：924-932，2010．Doi T：The Anatomy of Dependence, Kodansha International, Tokyo, 1973．浅井　篤：十分な説明と同意について．熊本日日新聞，2013年3月31日．浅井　篤，會澤久仁子：現場で役に立つ倫理基礎理論．緩和医療学，11（1）：34-39，2009より作成）

医療現場における健全な倫理的判断を阻害している諸原因を自覚し，可能な限り克服することが重要である．

E. 緩和的鎮静の倫理原則とまとめ

緩和的鎮静は緩和ケアに特化した問題であり，① 医療専門職の善き意図，② 患者の自律尊重，そして③ 苦痛緩和の諸選択肢で鎮静が相対的に最善と評価される相応性の三つが，重要な倫理原則とされる[22]．これらの原則が満足されるのであれば，患者の病気や診断カテゴリーに関係なく緩和的鎮静が考慮されてもよいだろう．患者および家族

表11-16　無益と考える医療を提供した理由

1. 患者からの治療の要求
2. 患者家族からの治療の要求
3. 患者が治療を拒否していない
4. 患者家族が治療を拒否していない
5. 治療の無益性に関する不十分な説明
6. 治療の無益性に関する患者の理解不足
7. 患者を満足させるため
8. 患者家族を満足させるため
9. 患者医師関係の維持のため
10. 患者家族と医師の関係を維持するため
11. 他の医師からの治療要求または指導
12. 患者に対する「申し訳ない」という思い
13. 無益性に関する公的基準の欠如
14. 治療中止に関する公的基準の欠如
15. できることは可能な限り行うという専門的態度
16. 訴訟回避のため
17. 医療施設の経済的利益のため

(Kadooka Y, Asai A, Bito S：Can physicians' judgments of futility be accepted by patients? A comparative survey of Japanese physicians and laypeople. BMC Med Ethics, 13：7, 2012)

表11-17　非悪性疾患の終末期の倫理的判断において重要な指針

1. 生命倫理の諸原則（表11-4）から外れていないことを確認する
2. 個人の尊厳（表11-5）を大切にする．自発的な医療拒否や尊厳ある死に関する患者の希望を尊重する
3. 無益な延命を避ける（関係者が誰一人として喜ばないことはやめる）
4. 寿命や大往生，自然死などの概念を見直し，自己の判断が中庸を得ているかと考え続ける
5. 倫理的不確実性と倫理的グレイエリアの存在を自覚する

(浅井 篤：高齢期のちょうどいい医療（Just healthcare for the elderly）．人間と医療，2013)

の置かれた状況，精神状態，心理，理解力を十分把握し，その苦痛に共感しつつ，可能な限り落ち着いた環境で，時間をかけて治療選択肢を提示し，結果の不確実性を共有したうえで，医師が適切だと考える方向性を提示する必要があるだろう．関係者がそれぞれのQOL，尊厳，そして最善の利益に関する偏見を自覚しつつ，意思決定過程を皆で共有することが大切である．そして，患者にとっての最善の利益とは何なのか，何か適切で妥当でreasonableな方針なのかを考えなくてはならない．まとめとして表11-17[23]に，非悪性疾患患者の終末期医療の方針決定において重要な指針を述べておく．

●文献

1) Doyle D, Bernard D：緩和ケアとホスピス，生命倫理百科事典，第3版，Post SG ed，平井 啓訳，生命倫理百科事典 翻訳刊行委員会編：737-743，丸善株式会社，2006.
2) 葛原茂樹，大西和子監訳，Marddock I, et al.：神経内科の緩和ケア—神経筋疾患への包括的緩和アプローチの導入—．p24，メディカル・レビュー社，2007.
3) O'Brien T, Welsh J, Dunn FG：ABC of palliative care. Non-malignant conditions. BMJ, 316（7127）：286-289, 1998.
4) NHK BS：世界のドキュメンタリー（NHK World Documentry）シリーズ一生と死のはざまで：いつ治療をやめるのか．アメリカの終末医療（原題：facing death），制作WGBH/Mead Street Films, LLC，アメリカ，監督・制作ミリ・ナバスキー，カレン・オコナー．2010.
5) 浅井 篤：プロフェッショナリズムの基礎：卒後倫理教育の臨床医への実践に向けて．日本内科学会雑誌，

99（4）：867-872，2010．
6）Beauchamp TL, Childress JF：Principles of Biomedical Ethics, 6 th ed. Oxford University Press, Oxford, 2009.
7）British Medical Association Ethics Department：Medical Ethics Today. The BMA's handbook of ethics and law, 2nd edition, BMJ Publishing Group, 2003.
8）ユネスコ（国際連合教育科学文化機関）：生命倫理と人権に関する世界宣言．2005．
9）浅井 篤，高橋隆雄，谷田憲俊監訳，「ユネスコ生命倫理学必修」発行委員会翻訳，ユネスコ人文・人文社会科学局，科学・技術倫理部門著：ユネスコ生命倫理学必修―第一部：授業の要目，倫理教育履修課程，医薬ビジランスセンター薬のチェック，2010．
10）伊東隆雄：身体拘束．医療倫理学のABC，井部俊子編，服部健司・伊東隆雄編著，185-190，メヂカルフレンド社，2004．
11）浅井 篤，會澤久仁子，門岡康弘ほか：今の日本では尊厳死は無理．ホスピスケアと在宅ケア，20（1）：42-53，2012．
12）世界医師会（WMA）：WMA医の倫理マニュアル．樋口範雄監訳，27，日本医師会，2007．
13）浅井 篤，福山美季，會澤久仁子ほか編，臨床倫理支援・教育プロジェクト著：ともに考えるための臨床倫理チェックリスト．「適切な手続きのための臨床倫理チェックリスト」改訂版，熊本大学大学院医学薬学研究部生命倫理学分野，2009．
img01.ecgo.jp/usr/clethics/img/090226135643.pdf
14）柳澤 博：終末期とはどんな時期をいうのか．新版―医療倫理Q＆A，関東医学哲学・倫理学会編，172-173，太陽出版，2013．
15）Bernat JL, 中村裕子監訳：臨床家のための生命倫理学―倫理問題解決のための実践的アプローチ― 第2版，388-397，協同医書出版社．2007．
16）Emanuel EJ：Bioethics in the practice of medicine. Goldman's Cecil Medicine, 24 th edition, Goldman L, Schafer AI, Elsevier, 4-8, 2012.
17）松田一郎：日本の文化，価値観を基にした生命倫理を考える―重症障害新生児医療を巡って―．日本周産期・新生児医学会雑誌，46（2）：219，2010．
18）Doi T：The Anatomy of Dependence, Kodansha International, 1973.
19）浅井 篤：十分な説明と同意について．熊本日日新聞，2013年3月31日．
20）浅井 篤，會澤久仁子：現場で役に立つ基礎倫理理論．緩和医療学，11（1）：34-39，2009．
21）Kadooka Y, Asai A, Bito S：Can physicians' judgments of futility be accepted by patients? A comparative survey of Japanese physicians and laypeople. BMC Med Ethics, 13：7, 2012.
http://www.biomedcentral.com/1472-6939/13/7
22）日本緩和医療学会緩和医療ガイドライン作成委員会編：苦痛緩和のための鎮静に関するガイドライン2010年度版．金原出版，2010．
23）浅井 篤：高齢期のちょうどいい医療（Just healthcare for the elderly）．人間と医療，2013．

［浅井　篤］

索引

和文

あ
悪液質　87
悪化因子　31
アドバンス・ケア・プランニング　60, 118, 119, 136, 175

い
意思決定支援　21, 122, 135, 138
　――と実現の過程　158
意思決定支援のあり方　123
　●エンド・オブ・ライフケア・プランニング　127
　●心不全レビュー　123
　●病態の変化に対応した話し合い　124
意思決定能力の問題　101
医療者のストレス　205
　●医師と看護師の関わり　207
　●家族との関わり　206
　●看護師間の関わり　207
　●看護師自身の問題　207
　●患者との関わり　206
　●ケアの環境　207
　●他職種との関わり　207
　●看取り　206
医療ソーシャルワーカーの業務　107
医療倫理領域の重要原則　216
院外連携　191
院内連携　190

う
植え込み型除細動器　49
うっ血に対する治療　45
　●抗バソプレシン薬　45
　●ループ利尿薬　45
うつ病　81
　――・適応障害の診断基準　103
運動　74

え
疫学　31
エリスロポエチン製剤　86
エンド・オブ・ライフケア　131
　――・プランニング　127

お
悪心，嘔吐　81, 87
オピオイド　80, 85, 173

か
介護負担感尺度　172
拡張機能障害　33
家族　206
合併症　149
ガバペンチン　86
カヘキシー　40
　――の診断基準　40
簡易倦怠感尺度　70
簡易疼痛尺度　70
簡易表現スケール　67
環境調整と日常生活援助の工夫　74
がん倦怠感スケール　70
看護の視点　154
患者会　109
患者との関わり　206
患者のニーズとギャップ　26
冠動脈疾患　46
緩和ケア　152
　――実践の流れ　203
　――の概念　9

●マークは関連項目を示す．

索引

緩和ケアの実際　159
緩和ケアの特徴　149
緩和ケアのニーズ　1, 23
緩和的鎮静の倫理原則　221

き

気道分泌過剰　134
機能的指標　54
強心薬投与　86

く

苦痛の緩和のための鎮静　135
グリーフケア　139
　●死別後のグリーフケア　142
　●終末期におけるグリーフケア　141
　●悲嘆のプロセス　140
　●臨終時のグリーフケア　142
グリーフワーク　209

け

ケアの環境　207
経口強心薬　45
検査項目　186
倦怠感　70, 81, 86
　●強心薬投与　86
　●ステロイド　86
　●鉄剤，エリスロポエチン製剤　86

こ

抗アルドステロン薬　44
交感神経系　34
口腔乾燥　81
抗バソプレシン薬　45
高齢者心不全の在宅療養の典型的な経過　173
呼吸訓練と運動　74
呼吸困難　67, 80, 81
　●オピオイド　80, 85
　●ベンゾジアゼピン系薬剤　82, 95
呼吸困難時の非薬物療法　73
　●環境調整と日常生活援助の工夫　74
　●呼吸訓練と運動　74

　●体液バランスの評価と教育　75
　●非侵襲的換気　73
　●補完的代替療法　75
　●ポジショニングと送風　74
心のケア　93, 94
コミュニケーション　125

さ

サーボ制御圧感知型人工呼吸器　48
サイコオンコロジー　93
在宅医療での症状緩和　172
　●症状緩和で大切なこと　172
　●症状緩和の具体策　173
在宅医療と心不全　14
在宅管理の役割　169
在宅ケアで行うこと　171
　●介護負担感尺度　172
　●重症度分類　171
在宅で可能な管理・治療　171
在宅で測定可能な検査　171
在宅における心不全緩和ケア　147, 152
　●合併症と死因　149
　●緩和ケアの特徴　149
　●在宅療養者の心不全の特徴　148
　●終末期の軌跡　150
　●心不全患者の苦痛　152
　●心不全の評価　151
　●心不全の頻度　147
　●在宅末期心不全患者の意思決定の実際　22
左室収縮機能低下に対する治療　41
　●ACE阻害薬，ARB　42
　●β遮断薬　43
　●抗アルドステロン薬　44
サポーティブケア　91

し

死因　149
視覚的評価スケール　67, 70
支持療法　91
事前指示　118
　――書　118

索　引

死前喘鳴　134
死別後のグリーフケア　142
死亡統計　12
社会的 well-being の推移　26
社会的苦痛　107
　● 医療ソーシャルワーカーの業務　107
　● 心不全患者が利用できる制度　108
　● ピアサポート　109
収縮機能障害　33
重症心不全患者の在宅管理　169, 176
　● アドバンス・ケア・プランニング
　　　　　　　　　　　60, 118, 136, 175
　● 在宅医療での症状緩和　172
　● 在宅管理の役割　169
　● 在宅管理を行うにあたり　170
　● 在宅で可能な管理・治療　171
　● 在宅で測定可能な検査　171
　● 重症心不全の在宅管理の実際　176
　● 心不全の在宅ケアで行うこと　171
　● 病院と在宅医療の違い　170
重症度分類　171
重症例検討制度　7
終末期　3, 220
　──せん妄　99, 134
　──における意思決定を困難にしている要因と混乱　215
　──におけるグリーフケア　141
　──における輸液管理　134
　──に考慮すべき事項についての勧告　194
　──の患者の抑うつ　106
　──の軌跡　150
　──の軌跡モデル　15
終末期の主要症状マネージメント　133
　● 気道分泌過剰（死前喘鳴）　134
　● 苦痛の緩和のための鎮静　135
　● 終末期せん妄　99, 134
　● 体液貯留と終末期における輸液管理　134
循環器専門医　169
症状緩和　172, 173
　● オピオイドの使用　173
　● せん妄への対応　174

症状指標の設定　186
症状評価　63, 64, 133
　● 呼吸困難　67, 80, 81
　● 倦怠感　70, 81, 86
　● 症状評価のポイント　64
　● 症状評価前の留意点　63
　● せん妄　96
　● 多面的評価と評価ツール　64
　● 疼痛　69, 81, 83
　● 認知症　100
　● 不眠　94
　● 抑うつ　71, 102
　● 不安　71
食思不振　87
心筋リモデリング　38
神経体液因子説　33
　● 交感神経系　34
　● ナトリウム利尿ペプチド系　36
　● レニン―アンジオテンシン―アルドステロン系　35
侵襲的治療　126
心臓移植　50, 127
　──の適応　116
心臓外科手術　126
心臓再同期療法　48
心臓性疼痛　84
心臓リハビリ　47
身体機能，社会的，心理的，スピリチュアルの軌跡　25
身体的 well-being の推移　25
心不全患者の苦痛　152
　──緩和　132
心不全患者の社会的苦痛　107
心不全疾病管理プログラム　47, 182
心不全の原因　31
心不全の診断がついたとき　124
心不全の評価　151
心不全の頻度　147
心不全の病みの軌跡　23, 24
心不全レビュー　123
心房細動に対する治療　46

索引

心理的 well-being の推移　26

す

睡眠障害対処の 12 の指針　97
睡眠薬に共通して認められる副作用　96
数値評価スケール　67, 70
ステージ分類　114
ステロイド　86
スピリチュアル well-being の推移　26
スピリチュアルペイン　109

せ

精神的苦痛　93
　● 心のケア　93, 94
制度　108
生命倫理的検討　7
生理学的指標　55
全人的苦痛　91
　● 社会的苦痛　107
　● 精神的苦痛　93
　● 霊的苦痛　109
せん妄　96
　● 終末期せん妄　99, 134
　● せん妄の診断基準　96, 98
　● せん妄の薬物療法　97
　● せん妄への対応　174

そ

臓器不全モデル　15
ソーシャルペイン　107
蘇生の意思確認　124

た

体液貯留　134
体液バランスの評価と教育　75
代理人指名型　118
多職種カンファレンス　186
他職種との関わり　207
多職種連携　181
　● 心不全疾病管理プログラム　47, 182
　● 多職種連携で行うこと　188
　● 多職種連携に必要な準備　182
多職種連携の実践　190
　● 院外連携　191
　● 院内連携　190
多面的評価と評価ツール　64

ち

地域連携　106
中枢性睡眠時無呼吸　48
治療　46, 126, 152, 171
　――選択肢　80

て

適応障害の診断基準　103
鉄剤　86

と

疼痛　69, 81, 83
　● NSAIDs　85
　● オピオイド　80, 85
　● ガバペンチン, プレガバリン　86
　● 心臓性疼痛　84
　● 非心臓性疼痛　84
　● 疼痛時の非薬物療法　76
特異的指標　55
突然死予防　126

な

内容指示型　118
ナトリウム利尿ペプチド系　36
難治性終末期心不全に対する勧告　194

に

二項対立　117
日米比較　221
認知症　100
　● 意思決定能力の問題　101
　● 認知症が引き起こす問題　100
　● 認知症・老衰モデル　15
　● 認知症高齢者の心不全の疾病管理における問題　101

● 索　引

　　●認知症の原因疾患　100

は

バーンアウト　208
　●バーンアウトとの関連要因　209
　●バーンアウトの対策　209

ひ

非悪性疾患の終末期の倫理的判断　222
ピアサポート　109
非がん疾患の緩和ケアの世界的な動向　10
非がん疾患の苦痛　19
非侵襲的換気　73
非心臓性疼痛　84
悲嘆のプロセス　140
皮膚トラブル　81
皮膚の管理　87
非薬物療法　73
　●呼吸困難　73
　●疼痛　76
病院と在宅医療の違い　170
病期の共有　115
病態の変化に対応した話し合い　124
　●心臓外科手術　126
　●侵襲的治療　126
　●心不全の診断がついたとき　124
　●蘇生の意思確認　124
　●特殊な治療（補助人工心臓，心臓移植）　127
　●突然死予防のデバイス（ICD，CRT-D）　126
　●補助循環（IABP，PCPS）　127
病態の変化をきっかけとするコミュニケーション
　　　　125

ふ

不安　71，87
フェイススケール　67
副作用　82
不眠　94
　●睡眠障害対処の12の指針　97
　●睡眠薬に共通して認められる副作用　96
　●ベンゾジアゼピン系薬剤　82，95

プレガバリン　86

へ

閉塞性睡眠時無呼吸　48
併存疾患　54
ベンゾジアゼピン系薬剤　82，95
便秘　81，87

ほ

訪問看護アセスメント・計画シート　159，160
訪問看護師の役割　154
補完的代替療法　75
ポジショニングと送風　74
補助循環　127
補助人工心臓　49，127
ボルグスケール　67

ま

末期状態　3
末期心不全患者の苦痛　20
　●主要症状のマネージメント　133
　●症状評価　133
末期心不全に認められる低栄養　40
　●カヘキシー　40
末期心不全の緩和ケアの実際　21
末期の定義　4
慢性心不全患者の軌跡　17
　●社会的 well-being の推移　26
　●身体的 well-being の推移　25
　●心理的 well-being の推移　26
　●スピリチュアル well-being の推移　26
慢性心不全患者の予後と予後予測　17
　●機能的指標　54
　●生理学的指標　55
　●特異的指標　55
　●背景　53
　●併存疾患　54
　●予後予測スコア　57
　●予後予測の意義　60
　●予後予測のタイミング　60
慢性心不全のステージ分類　193

索引

慢性心不全の治療　40
　●ASV　48
　●CRT　48
　●ICD　48
　●うっ血に対する治療　45
　●冠動脈疾患に対する治療　46
　●左室収縮機能低下に対する治療　41
　●心臓移植　50
　●心臓リハビリ　47
　●心房細動に対する治療　46
　●中枢性睡眠時無呼吸に対する治療　48
　●補助人工心臓　49

み

看取り　206
　──のパス　143

や

薬物療法　79
　●悪心，嘔吐　81, 87
　●倦怠感　70, 81, 86
　●呼吸困難　67, 80, 81
　●食思不振，悪液質　87
　●疼痛　69, 81, 83
　●皮膚の管理　87
　●不安，抑うつ　87
　●便秘　81, 87
　●薬物療法の留意点　79
　●抑うつの薬物療法　104
薬物療法の留意点　79
病みの軌跡　21

ゆ

輸液管理　134

よ

抑うつ　71, 102
　●うつ病の診断基準　103
　●終末期の患者の抑うつ　106

　●適応障害の診断基準　103
　●運動療法　106
　●段階的治療　104
　●薬物療法　104
予後　52
　──不良の指標　18
予後予測　17, 52, 53, 60
予後予測スコア　57
　●エフェクト研究　58
　●シアトル心不全モデル　57

り

臨終時のグリーフケア　142
臨床倫理アプローチ法　219
倫理的問題　213
　●医療倫理領域の重要原則　216
　●緩和的鎮静の倫理原則　221
　●疾患の悪性・非悪性で倫理的アプローチは変わらない　213
　●尊厳をもった終末期を迎えられない原因　220
　●日米比較　221
　●非悪性疾患の終末期の倫理的判断において重要な指針　222
　●臨床倫理アプローチ法　219

る

ループ利尿薬　45

れ

霊的苦痛　109
　●霊的ケア　110
レニン─アンジオテンシン─アルドステロン系　35

わ

和温療法　78
悪い知らせの伝え方　121

欧 文

ACE 阻害薬　42
ACP　118
adaptive servo-ventilation　48
Advance Care Planning　118
AHA/ACC ステージ分類　32
ask-tell-ask アプローチ　120, 121
ARB　42
ASV　48
β遮断薬　43
BDI-TDI　69
borg scale　67
Brief Fatigue Inventory　70
Brief Pain Inventory　70
Cancer Fatigue Scale　70
cardiac resynchronization therapy　48
central sleep apnea　48
CFS　70
Chronic Heart Failure questionnaire　68, 69
CRT　48, 126
CSA　48
HADS　72
Hope for the best and prepare for the worst　117
Hospital Anxiety and Depression Scale　72
IABP　127
ICD　48, 49, 126
illness trajectory　23
Implantable cardioverter defibrillator　49
instructional directives　118
Kansas City Cardiomyopathy Questionnaire　65
KCCQ　65

Liverpool Care Pathway　143
LCP　143
Medical Outcome Study Short Forum 36-Item Health Survey　64
Minnesota Living with Heart Failure questionnaire　64
MLHF　64, 65
MSAS　68, 69
New York Heart Association　32
Nohria-Stevenson 分類　39
NRS　67, 68, 70
NSAIDs　85
numerical rating scale　67
NYHA 分類　32, 54
obstructive sleep apnea　48
OSA　48
PCPS　127
Patient Health Questionnaire-9　72
PHQ-9　71
proxyconsent　118
SF-36　64, 65
Shared Decision Making　122
SHFM　57
SOB-CHF　69
STAS　65, 66
Support Team Assessment Schedule　65
VAS　67, 68, 70
verbal rating scale　67
visual analogue scale　67
VRS　67
Wong-Baker FACES Pain Rating Scale　67
YHC 分類　171

索　引

本書の内容に関連する臨床研究

ADHERE　32
ATTEND　32
CHARM　42
CHART　31, 54
CIBIS Ⅱ　54
CONSENSUS　42
ELITE Ⅱ　42
JCARE-CARD　31
RSCD　11
SOLVD　42
SUPPORT 研究　11
Val-HeFT　42
エフェクト研究　58
シアトル心不全モデル　57
フラミンガム研究　38

心不全の緩和ケア
心不全患者の人生に寄り添う医療　　　　　　　Ⓒ 2014

定価（本体 3,800 円＋税）

2014 年 6 月 15 日　1 版 1 刷
2015 年 8 月 31 日　　2 刷

編　者　　大石　醒悟
　　　　　高田　弥寿子
　　　　　竹原　　歩
　　　　　平原　佐斗司

発行者　株式会社　南山堂
　　　　代表者　鈴木　肇

〒113-0034　東京都文京区湯島 4 丁目 1-11
TEL 編集(03)5689-7850・営業(03)5689-7855
振替口座　00110-5-6338

ISBN 978-4-525-24161-2　　　　　　　　Printed in Japan

本書を無断で複写複製することは，著作者および出版社の権利の侵害となります．
JCOPY ＜(社)出版者著作権管理機構 委託出版物＞
本書の無断複写は著作権法上での例外を除き禁じられています．複写される場合は，
そのつど事前に，(社)出版者著作権管理機構（電話 03-3513-6969，FAX 03-3513-6979，
e-mail: info@jcopy.or.jp）の許諾を得てください．

スキャン，デジタルデータ化などの複製行為を無断で行うことは，著作権法上での
限られた例外（私的使用のための複製など）を除き禁じられています．業務目的での
複製行為は使用範囲が内部的であっても違法となり，また私的使用のためであっても
代行業者等の第三者に依頼して複製行為を行うことは違法となります．